毒薬の手帖

クロロホルムからタリウムまで
捜査官はいかにして毒殺を見破ることができたのか

デボラ・ブラム
五十嵐加奈子 訳

The Poisoner's Handbook

Murder and the Birth of Forensic Medicine in Jazz Age New York

Deborah Blum

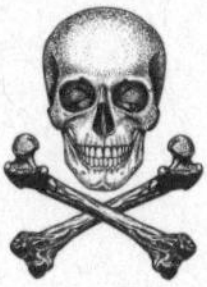

青土社

毒薬の手帖　クロロホルムからタリウムまで　捜査官はいかにして毒殺を見破ることができたのか　目次

プロローグ　いたちごっこ　7
第1章　クロロホルム($CHCl_3$)一九一五年　12
第2章　メチルアルコール(CH_3OH)パート1　一九一八〜一九一九年　38
第3章　シアン化合物(HCN, KCN, NaCN)一九二〇〜一九二二年　67
第4章　ヒ素(As)一九二二〜一九二三年　99
第5章　水銀(Hg)一九二三〜一九二五年　133
第6章　一酸化炭素(CO)パート1　一九二六年　163
第7章　メチルアルコール(CH_3OH)パート2　一九二七年　191
第8章　ラジウム(Ra)一九二八〜一九二九年　219
第9章　エチルアルコール(C_2H_5OH)一九三〇〜一九三三年　242

第10章　一酸化炭素（CO）パート2　一九三三～一九三四年　277
第11章　タリウム（Tl）一九三五～一九三六年　302
エピローグ　最も確実な毒　337
著者あとがき　342
謝辞　345
手帖のための手引き　349
原注　353
訳者あとがき　382
索引　i

毒薬の手帖

クロロホルムからタリウムまで　捜査官はいかにして毒殺を見破ることができたのか

ホーゲン家の人たち――デイヴ、ヘレン、ピーター（いつものように）、トリーカ――そして、パメラの愛しい思い出に。

プロローグ　いたちごっこ

一九世紀初頭まで、死体から毒物を検出する手段はほとんど存在しなかった。死に至るまでの苦悶のようすから捜査当局が毒物を疑う、あるいは被害者が最後に食べたものを動物に食べさせ、毒殺事件として立件に持ちこむケースもあるにはあったが、多くの場合、毒殺者は無罪放免となり、その結果、毒殺事件が頻発した。邪魔な存在、たとえば長生きしすぎる裕福な親などを排除する手段として毒がたびたび用いられたことから、フランス人は半金属元素のヒ素を〝相続の粉薬〟と呼んだ。

ところが一八〇〇年代の化学革命により、比較的安易に毒殺が行なわれていた状況に変化が生じる。地球上の生命体をかたちづくる基本元素や化合物を単離・同定する方法が発見され、そのカタログとも言える《元素周期表》が徐々につくりあげられた。一八〇四年にパラジウム、セリウム、イリジウム、オスミウム、ロジウムが発見され、一八〇七年にはカリウムとナトリウム、一八〇八年にはバリウム、カルシウム、マグネシウム、ストロンチウム、そして一八一〇年には塩素が単離された。こうして個々の元素が解明されると、次はその組み合わせ、すなわち元素どうしがどう結びついて新種の化合物が、あるいは塩素とナトリウムが結合した食塩（NaCl）のような身近な物質が生まれるのかが研究テーマとなった。

元素化学の先駆者たちは、とくに毒物に目を向けていたわけではなかったが、一方で毒物を専門に研究する者たちもいた。一八一四年、新たな物質が次々に発見されるなか、スペインの化学者マチュー・オルフィラは、毒物とその検出方法に関する本を出版した。この分野では世界初の文献である。ヒ素などの金属元素は体組織から最も検出しやすいはずだと見当をつけ、その方向で研究を進めたのだ。一八三〇年代の後半には、ヒ素を検出するための初の試験法《テスト》が開発され、その後の一〇年間でより信頼性の高い試験法がいくつか考案され、刑事告発に役立てられていた。

しかし、ヒ素など古くからある毒物の特定を可能とした科学は、一方で数々の新たな猛毒を世にもたらした。一八〇三年にモルヒネが単離され、同じ年にパラジウムが発見された。一八一九年にはマチンの種子からストリキニーネが抽出され、同じ年、ドクニンジンから致死性の化合物コニインが分離された。一八二八年、化学者たちはタバコの葉からニコチンを抽出することに成功。一八三二年には、ある毒物学者いわく「純粋な状態では、これまでに知られる毒物のなかでおそらく最強」のアコニチンが、美しい花をつけるトリカブトから発見された。

しかし、これらアルカロイド——窒素を含む有機（炭素ベースの）化合物——の分離方法はすでに習得していた研究者たちも、それを体組織から見つけ出す方法となると皆目見当がつかなかった。検出方法に関する著書をもつオルフィラですら、何度も試みては失敗し、検出は不可能なのではないかと頭を悩ませていたのである。一九世紀なかばに行なわれた、モルヒネを使ったある殺人事件の裁判で、フランス人の検察官が腹立ちまぎれにこう訴えた。「毒殺をもくろむ者たちに言っておこう。金属性の毒はやめたほうがいい、痕跡が残る。使うなら植物の毒だ……心配は無用、お咎めなしだ。罪体（物的証拠）がない、なにしろ見つけようがないんだから」

こうして科学者と毒殺者との知恵比べ——危険ないたちごっこが始まった。銃は一瞬の怒りで発射され、石は思わず投げつけられ、シャベルは突然の激情で振りおろされるかもしれないが、毒殺には緻密な計算が必要だ。当然ながら、ヒ素など金属性の毒が検出可能になると、殺人者たちはそれに背を向けた。イギリスで起きた毒殺事件の裁判に関する調査から、一九世紀なかばにはヒ素を使った殺人が減少しはじめ、殺人者のあいだでは、より発見が難しい植物性アルカロイドの人気が高まっていたことがわかる。

それに応えるように、科学者のほうもアルカロイドの検出に力を注ぎはじめた。そしてついに一八五一、ひたむきに研究に取り組むフランスの孤高の化学者ジャン・セルヴェ・スタースが、タバコの葉由来のアルカロイドであるニコチンを死体から検出する方法を発見した。まもなく、ほかの植物由来の毒も検出可能になり、化学は犯罪捜査にとっての新たな戦力となった。こうして、とりわけヨーロッパにおいて、毒物学は一目置かれる学問分野となりつつあった。

毒物に関する知識とその科学的鑑定方法は、やがて大西洋を渡りアメリカ合衆国へと伝わった。一八九六年に刊行された、ニューヨークの化学研究者と法律学教授との共著『Medical Jurisprudence, Forensic medicine and Toxicology（法医学、法病理学および毒物学）』には、いまだ勢いの衰えぬ科学者と殺人者との熾烈ないたちごっこについて記されているが、そのひとつが、ニューヨークの医者が妻をモルヒネで殺害したあと、証拠となる瞳孔の収縮を妨げるために妻の目にベラドンナを数滴垂らしたという驚愕の事件だった。医者が有罪判決を受けたのは、前述の本の共著者のひとり、コロンビア大学の化学研究者ルドルフ・ウィットハウスが法廷で同じように身の毛もよだつ殺害プロセスを再現し、陪審員の前で猫を殺して、見せたあとだった。このように学問に劣らず演出術にも長けたウィットハウスだが、毒物学はまだまだ未開の研究分野で「答えの出ていない問題」だらけだと認めている。

二〇世紀初頭の産業革新は、アメリカ社会を近代的な毒物であふれさせ、巧妙な毒殺者には新たな機会を、誕生して間もない科学捜査にたずさわる者には新たな難問を生み出した。モルヒネは乳歯が生える時期の不快感をおさえる薬にまで使われ、アヘンは鎮静剤として日常的に処方され、ヒ素は農薬から化粧品に至るまで、さまざまな製品の原料となった。水銀、シアン化合物、ストリキニーネ、抱水クロラール、硫酸鉄、鉛糖（酢酸鉛）、石炭酸……診療所や事業所、一般家庭、薬局、食料雑貨店の棚には、新たな化学製品が並んだ。また、第一次世界大戦では毒物が兵器として定着したことから、この戦争は〝化学者の戦争〟の異名をとった。そして禁酒法時代が始まると、今度は酒の密造者たちと、密造酒を死に至らしめる危険な混合物にするために尽力する政府の化学者との新たな〝化学者の戦争〟が勃発し、タバコ臭いニューヨークのジャズクラブで飲むカクテルは、一杯一杯がロシアンルーレットと化したのである。

このような毒の氾濫に、生まれたばかりの毒物学がついていけようはずがない。ごく一部の根気強い研究者たちが毒物マニュアルを作成し、テキストにまとめあげようとしていたが、分析が必要な新しい化合物がまだまだある一方で、医者たちの多くが、毒に関する教育をほとんど、もしくはまったく受けていなかった。

しかし、ニューヨーク市は一九一八年、抜本的な改革に乗り出した。〝ポイズンゲーム〟すなわち毒物をめぐるいたちごっこの形勢を一転させ、毒物学を新聞の第一面に躍り出させるほどの大改革である。腐敗した検視官（コロナー）がらみの一連のスキャンダルや、未解決殺人事件の数々に背中を押されるように、市はしかるべき教育を受けた監察医（メディカル・エグザミナー）の第一号として、カリスマ的病理学者チャールズ・ノリスを雇い入れたのだ。監察医務局長の座についたノリスはすぐさま、並外れた意欲の持ち主である有能な化学者アレグザンダー・ゲトラーを採用し、ニューヨーク市初の毒物学研究所を創設し運営してほしいと説きふせた。

　ノリスとゲトラーは力を合わせ、アメリカにおける法化学を誰もが認める科学へ昇華させた。ふたりは科学捜査の先駆者となり、法廷における地位を獲得し、人々の健康をむしばむ危険な化合物と戦い、〝ジャズ・エイジ〟と呼ばれる狂騒の一九二〇年代、数多の毒殺を未然に食い止めた。新たな事件が持ち上がるたびに、目の前に立ちふさがる障壁を敢然にはねのけながら、人体組織から毒物を抽出する革新的な方法を編み出していったのである。そして彼らが科学に果たした貢献は、未来への遺産《レガシー》として、のちの世代へと引き継がれていくことになる。

　しかし、この物語の始まりは、チャールズ・ノリスやアレグザンダー・ゲトラーが仕事に乗り出す以前、法毒物学がれっきとした科学として扱われる前にさかのぼる。灰色の空に覆われた凍てつく一月のある日、連続殺人犯《シリアル・キラー》のイメージとはほど遠いある人物が、ポイズンゲームの火蓋を切った——。

第1章　クロロホルム（$CHCl_3$）　一九一五年

　一九一五年、ニューヨークは苛酷な冬を迎えていた。すべてを氷結させる冷たい嵐が街全体を覆いつくし、[1]〝腸チフスのメアリー〟が人知れず舞い戻り、[2]マンハッタン区の検視官の酔っ払った姿があちらこちらの事件現場で目撃されたその冬。頭のいかれたさえない雑役夫が八件の毒殺を自白したのは、そんな冬の日だった。

　自白は当初、街に急激にはびこりつつある狂気のひとつとして受け止められたようだ。冬のニューヨークは雪にとざされ、吹きだまりができたブロードウェイを馬車が突っ切り、ブロンクスからコニーアイランドへの道では何台もの手押し車が立ち往生し、電線は氷の重みでたわんでしまう。市の道路管理局は、雪かき要員として総勢一万五〇〇〇人の〝スノー・ファイター〟を雇っていたが、ファイターたちが雪をかきシャベルで崩していくそばから、また新たな雪やみぞれが降り積もり、危険な層をなしていった。

　空は暗く、通りという通りが氷に覆われたその時期、市は腸チフスの急激な蔓延を食い止めようと必死だった。ニューヨークで最も悪名高きチフス菌保菌者、〝腸チフスのメアリー〟ことメアリー・マロンが、隔離病棟を出るさいの条件を破り、地元の病院で料理人として働きだした。その結果、市がようやく所在を突きとめ、大声でわめき、これは迫害だと当局者をののしるメアリーをふたたび隔離したときには、すでに二五人が発病し、二名の死者が出ていた。

この捜査に、市の検視官はなんの貢献もしなかった（一度でも役に立ったためしがあるのか、あやしいものだが）。

パトリック・リオーダン[3]は、泥酔して現場にやってきては、非難をまぬがれるために言葉巧みに言い逃れをした。怒りを覚えたある目撃者によれば、彼は「とろんとした目をして、薄ら笑いを浮かべながら」死亡現場によろよろと入ってくると、遺体を見て鼻で笑ったという。この告発がなされたのは、民間の鉄道会社インターボロー・ラピッド・トランジット社が運営する、通勤客で混み合う九番街高架線で起きた事故のあとだった。

その追突事故が起きたのは数週間前、一二月の終わりのことだ。新聞各紙は、まるで地獄の連鎖のような事故の模様を伝えた。ローカル列車のブレーキが故障し、八番街と一一六丁目の交差点に位置する駅に停車中の急行列車に後ろから激突。金属が炸裂し、炎が燃え広がり、追突の衝撃で木造車両が押し上げられ、燃えさかるピラミッドと化した。火花が散り、プラットホームに火が回った。乗客たちは茫然として血まみれになりながら、高さ七五フィート（二三メートル）の高架線路から転がるように階段をおりて通りへ逃げた。彼らが転落しても受け止められるよう、炎に照らされた闇のなかにおおぜいが集まった。この追突事故で二名の鉄道員が死亡し、数十人の鉄道員と乗客が火傷や裂傷、精神的ショックにより病院へ運ばれた。

新聞各紙は事故の模様に加え、その晩の検視官の注目すべき姿を伝えた。事故から八時間がたち、時計の針が午前二時を通り過ぎようとしていたころ、リオーダンはようやく、遺体が安置された警察署にのろのろとした足取りでやってきた。警官たちによれば、助手が体を支えてまっすぐに立たせていたが、リオーダンは大男であったため、彼の体重に引っ張られ、ふたりとも左右に揺れていた。リオーダンは遺体を上から見おろし、亡くなった鉄道員――ジョゼフ・コリンズ（五二歳）とゴットリーブ・ミニック（二七歳）――の名前を告げられると、ろれつが回らないながらもはっきりと聞き取れる口調で、「ひどい話だ、つまらん名前のやつらのために、よりによってこんな晩に呼び出されるとは」と言ったという。こうした一部始終が、事故を取材した記者たちのメモに残され、リオーダンの仕事ぶりに正式な調査が入るきっかけとなった。

そんな一九一五の冬――検視官が酔っ払い、街にスノー・ファイターが出動し、病棟ではコレラが流行していたその月――自称シリアル・キラーが地元の検察局へ出頭し、自身が犯した嘘のような毒殺について語った。

フレデリック・モース[4]は、背が低く痩せ型の、気の弱そうな男だった。細いブルーの目に、少しぼさぼさした黒髪、顎ひげにはタバコの灰が散っていた。香りが強いエジプトタバコをひっきりなしにプカプカ、プカプカとせわしなく吸いながら語りだしたが、ウィーンから移住して間もないという彼の英語はたどたどしく、つっかえつっかえ話すので、通訳が呼ばれた。「ああ、もっと英語がうまく話せたら！」最初の取り調べで彼はそう嘆いたが、警官たちはどうにか話の断片をつなげて全体像を理解することができたようだ。

一九一四年の初め、医療関係の仕事を求めてオーストリアからやってきたモースは、ヨンカーズにある〈ジャーマン・オッド・フェローズ・ホーム〉で雑役夫の職を得た。[5] 二五〇人の孤児と、一〇〇人の年金受給者を収容する施設で、雀の涙ほどの給金ではあったが（月給一八ドル、部屋と食事付き）、興味のある医療関係の仕事につくことができた。モースがまもなく「実質的に看護人と変わらない」仕事をするようになったのは、「上の人たちがみな、私には看護の心得があるし、並みの雑役夫より学があると気づいたから」だった。その後、モースは施設長からもうひとつの仕事を依頼される。それは、重い病気の入所者や金のかかる入所者を「片付ける」手伝いだった。

取調室で、モースは肩をすくめて新しいタバコに火をつけると、続きを語った。施設長には横暴なところがあるから言われたとおりにしたほうがいいと思ってやってみると――モースは言葉を選びながら言った――さほどいやな仕事ではなかった。「本当に良かれと思ってやっていたんです。[6] 解放されない痛みに、みんなひどく苦しんでいました。もう治る見込みはなかったし、あのまま生きていても心身ともにつらいだけです。本人だけじゃなく、まわりもみんな大変でした」問題はただひとつ、その任務をどう遂行するかだ。可能な方法をいくつか検討したのち、毒が最も良さそうだと彼は判断した。老人や病人が多い場所なので、寿命で死んだと見せかけるのは容易だろうと考えたのだ。

ホームの医務室には、魔女の薬品庫のようにずらりと毒薬がそろっていて、孤児のひとり、一四歳の少女が小遣い稼ぎにその管理をしていた。何本もの瓶を満たしているのは鉛糖、発疹の治療に用いられる銀色がかった結晶体だ。鎮痛剤のコデイン、モルヒネ、アヘン散もある。ナス科植物から抽出したアトロピンは、減速する心拍数を上げるための薬だ。甘い香りがするクロロホルムは麻酔薬、白い粉末のヒ素は、梅毒から乾癬までなんにでも効く万能薬だ。ストリキニーネは強壮剤、水銀は感染症に効く。問題は、彼の目的に最も合う毒薬はどれか、である。

モースはまずヒ素を試したが、実験台に選ばれた初老の男の死にかたは、きれいなものではなかった。猛烈な下痢や嘔吐に苦しんだあと徐々に麻痺がしのびより、ひどい状態で数日間生きつづけ、その間モースはつきっきりの介護でへとへとになった。死んだ当人にとっても自分にとっても悲惨だったとモースは語った。やっと死んであの男を――モースは名前を覚えていなかった――埋葬したときには、みんなやれやれと胸をなでおろした。

そしてモースは、ふたたび医務室へ行く。決め手となったのは、においだったのかもしれない。空気中に漂う薬物のにおい、砂糖のような甘い香りが、これならば大丈夫と彼に思わせたのではないだろうか。モースは刑事たちに向かって微笑み、次なる選択肢に大満足した理由を告げた。「年寄りにクロロホルムを嗅がせると、子どもみたいにあっけなく眠るんです」

その部屋にいる刑事の誰ひとり、クロロホルムを子守歌と考えたことはなかった。[7]

彼らの認識とはまるで違っていた。クロロホルムといえば毒物以外の何物でもなく、犯罪者、とりわけ泥棒が在宅中の家から盗みを働くときに使う便利な道具だ。二〇世紀に入ってから、こうした手口が急増していた。泥棒がアパートのドアをノックし、誰かが出てくるとクロロホルムを浸した布を顔に押しつけ、気を失っているあいだに目ぼしいものを盗む。「強盗、クロロホルムを使う――アパートで女性に襲いかかり、金品を盗み女性の髪を切り取る」一九〇〇年三月のニューヨーク・タイムズ紙には、こんな見出しが躍る。かつらの材料になる美しい髪には、ある種の宝石と同等の価値がある、とその記事は指摘していた。ほかにも、一九〇七年に「一家全員を麻酔で眠らせ」一切合財を持ち去った強盗や、快適な寝台車《プルマンカー》の乗客全員に薬を盛り、ポケットやハンドバッグの中身を空っぽにした列車強盗、招待客の飲み物にクロロホルムを入れ、財布をあさって三〇〇〇ドルとともに消えたパーティー主催者、一九一〇年ににぎやかなマンハッタンの路上で弁護士にクロロホルムを嗅がせ、ゴールドとダイヤモンドの太い指輪を引き抜いて人混みに消えた強盗団などもいた。クロロホルムはときに浮世の悲劇に登場することもあった。一九一一年、ロングアイランドに住むある父親は、息子とふたりの娘をクロロホルムで殺したのち、遺書を残してそのまま灰色の大西洋へ身を投じた。

モースがクロロホルムを好んだのは、効率的だったからだ。彼はそれを使ってさらに七人の入所者を難なく殺した。クロロホルムはすばらしい毒だと彼は絶賛した。甘すぎるにおいがやや鼻につくが――それでもまちがいなく、確実に殺してくれる。

伝えられるところでは、クロロホルムを最初に麻酔薬として使った医者は、自分自身が完全に気を失ったことで、その効果に気づいたという。エディンバラの産科医ジェームズ・ヤング・シンプソンは、手術や出産の痛みを取り除くのに、エーテルよりもいい麻酔薬がないかと探していた。エーテルは効果が出るまでにいやになるほど時間がかかることがあった。そのうえ強烈な臭気が肺を刺激し、引火もしやすく、当時はろうそくの明かりで手術が行なわれることも多かったため、かなり危険だった。

シンプソンとふたりの研究助手は、自分たちが実験台となり、いい麻酔薬を見つけようとしていた。すでにアセトンやベンゼンを含む化合物を試して却下していた彼らは、一八四七年一一月四日の晩、コップにクロロホルムを注ぎ、そこから立ちのぼる気体に顔を近づけた。すると二分後には、三人とも意識を失ってテーブルの下に横たわっていた。そのときのことを、シンプソンはのちに「いつのまにかマホガニーのテーブルの下にいた」と記している。三〇分ほどたって目覚めたときには頭がくらくらしていたが、なんの害もなく元気だった。「これは世界を変えるぞ」とシンプソンは思った。

それから五〇年にわたり、クロロホルムは不動の人気を博した。クロロホルムを置いていないドラッグストアはなく、ごく少数の慎重派を除いてほとんどの医者が大量に処方した。クロロホルムは咳止めシロップや塗布剤の成分となり、鎮静剤や睡眠薬、鎮痛剤として使われ、アルコール中毒による手足の震えや意識障害の治療、しゃっくり、船酔い、疝痛、嘔吐、下痢などにも用いられた。何にどう作用するのかは誰もよく知らなかったが、体の動きが鈍り脳が鎮静化して、患者はいい具合に昏睡状態に入るようだった。

ところが、クロロホルムを使う医者が増えるにしたがって、それが気まぐれな麻酔薬であることに彼らは気づきはじめた。執刀医がメスを持ちもしないうちに、患者が手術台の上でなぜか急に死んでしまうケースが何例も報告された。また、ある患者はクロロホルムで意識を失ったあと、そのまま深い昏睡状態におちいり、咳きこむような速い呼吸をしたかと思うと、やがてかすかな喘ぎとなり、鼓動がどんどん遅くなっていった。不安になった医者たちが死亡事故の記録をとりはじめたところ、クロロホルム麻酔によって、平均して少なくとも三〇〇〇人にひとりが死亡していることがわかった。

しかし、原因がはっきりしない以上、誰にも解決策はわからない。

クロロホルムはいたってシンプルな化合物で、炭素、水素、塩素が複雑ではない配列で結びついている。だがどういうわけか、その整然たる混合物が思わぬ凶器となり、予告も明白な理由もなく人を殺しはじめたのだ。医者たちは安全な投与量すらまともに把握しておらず、ある患者はわずか一〇ミリリットルほどで死に至り、一方でクロロホルム中毒者として知られる男は、一リットル近い量を摂取してあの世行きになった。当然ながら、最もリスクが高いのは子どもや老人、アルコール中毒者だが、健康な成人でも予期せぬ死を招くことがあった。

二〇世紀に入ると、英国医師会はクロロホルムを「現存する最も危険な麻酔薬」と呼び、米国医師会は病院に対し、クロロホルム使用の全面停止を呼びかけた。しかし薬局の棚からクロロホルムが消えるまでには、さらに数十年を要することになる。フレデリック・モースが医務室の棚から瓶を取り出したとき、クロロホルムはまだ広く使用されており、人を殺す危険な薬というよりは、むしろ奇跡の薬として知られていたのである。

オッド・フェローズ・ホームでは、黒っぽいウールのスーツを着た刑事たちの姿が目につくようになった。彼らは木の廊下に足音を響かせながら歩きまわり、クロゼットを開け、ベッドの下をのぞきこみ、聞き込みをし、モースの話の裏を取った。ほうぼう見てまわればまわるほど、話を聞けば聞くほど、あのいかれた小男の話は真実かもしれないと思えてくるのだった。

たとえば、モースのクロゼットの陰から、毒物に関するドイツ語の手引書が見つかった。また、彼の話を裏付ける証人も集まった。そのひとりが、オッド・フェローズ・ホームが使う葬儀場で遺体に防腐処理を施すエンバーマーだった。モースは警察に、ある初老の男を殺すさい、布にクロロホルムを多く含ませすぎたと語っていた。クロロホルムは焼灼性《しょうしゃく》をもつため、男の口のまわりが赤く焼けただれたようになった。エンバーマーにその傷のことを尋ねられて慌てたモースは、以来、クロロホルムを嗅がせる前に、病人の口のまわりにワセリンを塗るようにしたという。

エンバーマーからは、すぐにその裏が取れた。皮膚にでこぼこした赤いひっかき傷のようなものができているのを見てぎょっとしたのを彼は覚えていた。以前、手術中に亡くなった患者の顔にできたクロロホルム火傷を見たことがあったのだ。死んだ男の口を閉じるのに使った布がこすれて顔がただれたのだとモースは弁解したが、エンバーマーはおかしいと感じた。ホームでそのような処置が行なわれたことは一度もなかったし、布がこすれてできた傷には見えなかったからだ。とはいえ、死んだのはただの老人であり、次の遺体にはそのような損傷が見られなかったため、そのままにしていた。

この証言が、もうひとりの証人へとつながった。雑役夫のひとりが、ある老人が死んでいるのが発見される二時間前に、モースがその老人の顔にワセリンを塗っているのを目撃していた。そのさいモースは、こうしてワセリンを塗っておくと、葬儀屋が遺体のひげを剃りやすいのだと説明した。雑役夫は驚いた――なにしろ、老人はまだ息をしていたのだから。モースが警察に語ったところでは、この気まずい一件のあと、彼は選び出した次なる犠牲者の鼻腔にクロロホルムを含ませた脱脂綿を押しこむ方法に切り替えたといい、彼の部屋を捜索すると、実際にコートのポケットから脱脂綿とピンセットが発見された。

エンバーマーはモースのことが好きになれなかった。有能だが冷たく、「ホームにいる人たちの病苦や死に無関心」だと感じていたのだ。高齢の入所者たちもまた、彼に好感を抱いていなかった。不平が多い入所者や、もっと気にかけてほしいと要求する入所者をモースが脅しつけるのは有名な話で、医務室の管理を任されている少女によれば、彼は入所者について、生きていてもなんの役にも立たない、何人か排除するのは「良いこと」だと語ったという。また、「これ以上面倒をかけるなら、いやというほど〝熱い〟ところへ送りこんでやる」と吐き捨てるように言われた九一歳の男性もいた。

高齢の入所者たちは、モースはきっと自分をわずらわせる者たちを順番に消していったのだと警察に語った。何度もベルを鳴らして介助を求める女性に、今度また呼んだら後悔することになるぞと警告していたのを彼らは覚えていた。翌日、その女性は亡くなった。

しかし、また別の雑役夫は、モースは上からの指示でやっていたはずだと語った。あるときその雑役夫は、亡くなった入所者を部屋から運び出すのを手伝ってほしいと呼び出された。その部屋へ行くと、モースと施設長のアダム・バンガーがベッドのそばに立って話をしていた。ベッドには遺体があり、室内には化学薬品特有の鼻につんとくる甘いにおいが漂っていた。少しむせながら、「なんのにおいですか？」と訊いたのを彼は覚えていた。その問いに答えるように、モースは窓を大きく開け放った。施設長がタバコに火をつけると、刺激の強い煙のにおいが空気を満たし、ほかのにおいの痕跡を消し去った。

地区検事は、こうした聞き込み捜査の結果を見るかぎり確かにモースはあやしいと感じていた。だが検事としての立場から言えば、それでは証拠にならない。モースが勾留され、施設長が敵対的かつ非協力的な証人として拘束されると、オッド・フェローズ・ホームは当然ながら恐慌状態におちいった。モースの供述の一部はまちがいなく真実だが、一部は誇張の可能性もある。高齢の入所者たちが毒殺されたと立証するには、確かな証拠が必要だった。

だが誰ひとり、モースを嫌っていた人々ですら、彼がクロロホルムで病人を殺している現場を目撃したとは言っていない。噂、疑念、奇聞、正気かどうか定かでない容疑者の自白——ひとりの男を殺人罪に問うには、それだけでは不十分だった。

「ヒ素からクロロホルムに切り替えた理由は？」郡保安官がモースに訊ねた。

「病人にヒ素を与えると、よけい手がかかるようになったからです」聴取のさい、モースはそう答えた。「殺したのはみな、もうじき死ぬ人ばかりでした。苦しみを終わらせてやったんです」

捜査官たちは当初、ヒ素を使った殺人については立件できると考えていた。ヒ素は分解しにくい半金属性の物質で、死後数年たった死体からでも痕跡が見つかる可能性があったからだ。最初は、モースがヒ素で殺した男の死体をブロンクスの共同墓地から掘り起こし、残っている組織でテストをするつもりだった。ところが、オッド・フェローズ・ホームでは日頃から病人にヒ素入りの強壮剤を与えていたことが判明した。つまり、たとえ死体の組織からヒ素が検出されても、必ずしも殺人の証拠にはならないということだ。

一方のクロロホルムについては、残念だが死体からその痕跡を見つける方法はない、そんな方法はひとつも存在しない。検視官はそう断言していた。だから解剖などしても時間の無駄にしかならないのだと。「解剖するケースもあるが、モースの場合はクロロホルムを嗅がせて殺したと言っており、実際にクロロホルムを吸ったかどうかは解剖では確認できない。ゆえに、死体を掘り起こしたところで何も立証できない。モースが被害者たち全員に一リットル近いクロロホルムを投与したとしても、解剖ではそれを証明できないだろう」

クロロホルムによる死のあとに行なわれた解剖が失敗に終わった最悪のケースが、ニューヨーク市の刑事裁判史にはある。それは、テキサスの億万長者ウィリアム・ライスの事件だ。[8] 彼はマンハッタンのアパートメントで寝ていたあいだにクロロホルムで殺された可能性があるのだが、そうでない可能性もあった。

ライスが死亡したのは、一九〇〇年の秋。殺害されたとすれば、動機はその何年も前に彼が下した、ヒューストンに教育機関を設立するという決断だった。それにより彼の財産はゆくゆくライス大学に寄贈されることになったが、親族たちは、それでは自分たちの相続分がなくなると考えたのだ。じつは、ライスよりも数年早く亡くなった妻は、財産のうち自分の持ち分については自身の親族に遺すという遺言書を密かに作成していた。テキサス州では夫婦共有財産制をとっているため、夫人の死後、親族はライスの財産の半分を要求した。

当時、ライスは八四歳。病弱で気難しく、ひきこもるように贅沢な隠遁生活を送っていた。しかし彼は自分の名を残したかった。多額の財産は教育への夢に捧げたい。妻の貪欲な親族などには、びた一文払うつもりはなかった。そこで弁護士を通じ、自分はもう何年も前からテキサスの住民ではなく、夫婦共有財産制をとらないニューヨークで暮らしていると表明した。貪欲な連中がどう出てこようと、勝手に吠えさせておけばいい。

すると夫人の親族たちも負けてはおらず、ニューヨークの弁護士を雇って対抗する。アルバート・パトリックというその弁護士は、卑劣な手を使うことで有名だった。依頼人ははるか遠くに住んでいることだし、ライスの財産を少し搾り取ってやろうと彼は考えた。そこでライスの身のまわりの世話をする従者チャールズ・ジョーンズと手を組み、強欲な相続人たちと、従者ジョーンズ、そしてもちろん弁護士である自分自身とでライスの財産を山分けするという内容の遺言書を偽造した。そしてさらにふたりは共謀し、ライスを亡きものにした。

というのが、パトリックの指示を受けてクロロホルムでライスを殺害したかどで勾留されたジョーンズの主張である。彼は最初、水銀入りの錠剤を使った毒殺を試みたが、ライスには効き目がなさそように思えた。そこで、クロロホルムはすぐに消散し、なんの痕跡も残らないと聞いた彼は、兄が医者から睡眠剤として処方されたものを少々「拝借」した。供述によると、ジョーンズはクロロホルムを含ませたスポンジを眠っている主人の顔の上に置き、分厚いタオルをのせて固定し、しばらく待った。するとライスはもがき苦しむこともなく死んだため、スポンジやほかの道具を燃やして処分したという。その後、パトリックが遺体を急いで火葬場へ運ぶ手配をした。

どうやらそのあたりから、すべてが思わぬ方向へ進みはじめたようだ。葬儀屋は、火葬する代わりに遺体に防腐処理を施した。銀行はパトリックが提出していた偽の遺言書を疑い、警察に通報した。疑念を抱いた検視官が解剖を要求。市は訴追に踏み切った。警察には偽造文書に加え、死んだ億万長者の遺体もある。ジョーンズの供述も取れた。有罪判決へ持ちこむのは容易に思われた。警察はパトリックとジョーンズを殺人容疑で起訴した、ライスの遺体は、市の弁護人によって医療専門家のもとへ送られた。あとは簡単な分析をすればすむはずだった。

ところが、このライス事件は、関係者全員にとって最悪の結果を招くことになる。ジョーンズは保身のためにパトリックに罪をなすりつけようとしたのではないか、彼は情緒不安定で、ありもしない殺害計画をあると思いこんだのではないかという噂が広まった。遺言書は明らかに偽造されたものだったが、多くの人々が、天寿を全うしたライスの死をめぐり、世間の注目を浴びそうな架空の物語をジョーンズがでっちあげたのではないかと思いはじめていた。尋問されると、ジョーンズはヒステリーを起こし、独房内でハンガーストライキに及んだが、それがまた情緒が不安定だという噂にいっそうの真実味を添える結果となった。

一方、解剖の結果、相反する見解がずらりと出そろった。遺体はすでに傷みはじめており、腐敗が体内にあるクロロホルムの化学的性質にどう影響したかという点で医師たちの意見は分かれた。防腐処理がどのような変化を及ぼしたかについても同様である。こうして、裁判が終わるころには、何ひとつ見解の一致がみられない専門家たちに、三万ドル以上が費やされていた。

たとえば、解剖の結果、ライスの肺に水がたまっているのが判明した。被告人側は、一九〇一年九月に暗殺されたウィリアム・マッキンリー大統領の医師団のひとりを召喚し、クロロホルムは炎症を起こし肺に水がたまる原因となるような有害物質ではないと陪審員に納得させようとした。証言台に立ったその医師は、ポケットからクロロホルムが入った小さな瓶を取り出すと、舌を出してその下に、次に目のあたりにしばらく掲げ、何も感じなかったと宣言した。ご老人は肺炎で亡くなられたのです、肺に水がたまっていても不思議もありません、と医師は言った。これに対し、コーネル大学の病理学者は、クロロホルムは激しい炎症を引き起こす物質であり、肺がたちまち腫れ上がる可能性もあると反論し、ライスの肺がうっ血していたのはクロロホルムのせいで、それが唯一の原因だと主張した。

次の証人は、コーネル大学の病理学者に異を唱えた。こうした応酬が延々と続いたため、陪審員は医学的証拠を却下し、従者の宣誓証言と偽造文書のみにもとづき有罪の評決を下した。ジョーンズは終身刑を、パトリックは死刑を宣告されて一九〇二年にシンシン刑務所に送られたが、この有罪判決にはまだ不確実性がつきまとっていた。ニューヨークでは通常、死刑執行の日はスイス時計さながらの精度で刻々と迫ってくるのだが、電気椅子によるパトリックの死刑執行は何度も延期された。そして四年後、州知事は医学的論争を理由に彼の判決を終身刑に減刑した。

さらに一九一二年、パトリックは赦免されたが、その大きな根拠となったのは、医療専門家による新たな陳述だった。医師たちは、問題の毒物に関する解剖結果は決定的な証拠にならないと述べたのだ。ニューヨーク各紙は、「ライスの死因はクロロホルムではなかった――医師ら主張」と報じた。はたしてニューヨークは無実の人間に誤って有罪判決を下したのか、それとも殺人犯を解放してしまったのか――長い年月が経過したあとでは、もはや知る由はなかった。

フレデリック・モースに対しても、検察は同様の立場で臨んだようだ。彼が殺人犯だと証明する方法はなく、そうではないという確証もない。ブロンクス地区検事は、とりうる手段はあとひとつしかないと判断した。みずから殺人を認めた男が本当に精神を病んでいるならば、そして彼を診断できる優秀な精神鑑定医がいれば、クロロホルムに関する証拠はいらないかもしれない。つまり、男を安全な場所に隔離してしまえばいいのだ。こうして、奇妙な容疑者はベルビュー病院へ送りこまれた。そこはニューヨーク一の、いや、アメリカ一の精神病棟をもつ総合病院だった。

その年の二月、ベルビュー病院（ベルビュー・アンド・アライド・ホスピタルズ）は、ニューヨークのあらゆる建物と同様、なめらかな氷のコートをまとっていた。凍ったレンガと石はきらめきを放ち、錬鉄製の門やらせん階段はつるつるになり、悠然たるヴィクトリア朝様式の建物は寒々しい冬の装いに包まれていた。

イーストリバー沿いに四ブロック分にわたって広がるベルビュー病院の建物は、水辺の美しい眺望から、かつてベル・ビュー（美しい景色）と呼ばれた農場があった土地に建っている。そこに病院の最初の建物ができたのが一八一一年、そのわずか八年後、ベルビュー病院は全国で初めて、資格のある医師による正式な死亡宣告を義務づける病院となった（そうなったのは、ある瀕死の患者が、多数の死体とともに死体安置室《モルグ》のワゴンに積まれているのが発見されたあとのことだった）。さらに一八六九年には救急システムを発足、一八七四年には（国内初の）小児診療科を、一九〇三年には結核と闘う胸部診療科を新設した。ベルビュー病院は開業当初からの公立病院であり、一九一五年の冬には、一日に一〇〇〇人近くの患者を扱っていた。「川や街の通りから死者や死にかけた人々が集まってくる一方で、苦痛や貧困に喘ぐ生者たちで昼も夜も忙しい」ニューヨーク・タイムズ紙のある記者は、この病院がもつどこか不吉な雰囲気をこの一文に込めている。

黒い柵のあいだから、アーチ形の窓とコリント様式の柱をもつ石造りの建物をのぞき見て、病院全体が悪霊にとりつかれていると断言する者もいた。一九世紀後半に極貧の患者をふるいにかけるために使われていたとされる謎の飲み薬が入った「ベルビュー病院の黒い瓶」の噂が、いまだまことしやかにささやかれていた。モルグについても、ある大惨事のあと、死体が文字どおり〝あふれ出した〟という話が伝えられる。一九一一年、マンハッタンのワシントン・スクエアにあった〈トライアングル・シャツウエスト工場〉で起きた火災で一〇〇人以上の若いお針子たちが命を落とし、モルグに入りきらない黒焦げの死体が病院の裏手にある桟橋に薪材のように積み上げられていた。病院のすぐ南に位置するガス・ハウス地区と呼ばれるごみごみした治安の悪い一角では、子どもが言うことをきかないと、母親は病院の名を出して脅しつけた。子どもたちにとっての「ベルビューに放りこむよ」は、親にとっての「ゲリー・ソサエティに通報するよ」に匹敵する恐ろしい脅し文句だった。設立者のひとりの名前をとってゲリー・ソサエティと呼ばれていたニューヨーク児童虐待防止協会は、容赦ない取り締まりで恐れられていた。

ベルビュー病院が誇る精神病棟には、精神病質者や精神障害者、自殺の恐れがある者や殺人癖をもつ者などが収容され、それがさらなる噂を呼んだ。[10] 窓には鉄格子がはまり、石の壁をツタが這い——

冬になると、その蔓《ツル》がからみあって古い骨のように見えた。そばを通りかかった人々は、夜になるとガラス越しに叫び声が聞こえ、窓々の向こうを歩きまわる、鎖を解かれた獣のような影が見えると口々に言った。

当時、この病棟の責任者だったメナス・グレゴリーという精神科医は、悪評がつきまとうこの状況を変えようと何年も努力してきた。彼は憤然として患者を擁護し、彼らの多くは家族によって偏執症の烙印を押され、意に反してここへ連れてこられたのだと訴えた。行き場のない患者たちに必要なのは救済であり、あざけりや、根拠もない恐れではない。それが世間に――病院内の人々にさえ――なかなか理解してもらえないことに彼は心を痛めていた。「現時点で、患者たちが適切な治療を受けられる場所はどこにもない」のだ。

深夜に精神病棟へやってくる患者にしてはめずらしく、モースはうれしそうなようすだった、とグレゴリー医師は警察に語った。本をたくさんの持ちこむことを許されたモースは――英語がうまくなりたいと、彼は独学で勉強していた――一日の大半を簡易ベッドに横たわって過ごし、本を読み、ぶつぶつと発音の練習をしていた。こうして一〇日が過ぎた時点で、グレゴリーもやはり、モースは「健全な精神状態ではない」と判断した。彼は明らかに猜疑心が強く、やや妄想症《パラノイア》気味だった。普段は冷静で、物静かで、礼儀正しいようだが、冷たく、打算的で、どことなくずれていて、受け答えにはわずかに非人間的なところがあった。しかし、殺人を自白したこの男が妄想癖をもつ証拠は見当たらない。また、彼が殺人をでっちあげた可能性はきわめて低く、殺人癖のある精神障害者とも思えない。では、モースには複数の殺人を計画する能力があるだろうか？　ベルビュー病院の専門家たちは、はっきり「イエス」と答えただろう。だが、それが検察の求める証拠になったかといえば、答えは

「ノー」である。

イエス、ノー、メイビー――どの答えも、八件の不審な死をともなう事件の捜査には、なんの進展ももたらさなかった。毒殺事件で手こずっているのは、モース事件の捜査官だけではなかったが、それを知ったところで、なんのなぐさめにもならない。それどころか、新たに公表されたある調査結果で、ますます分が悪くなりそうだった。

その一月、ニューヨーク市政府はある報告書を公開した。[11] それは、ろくな知識ももたず、腐敗し、ときには酩酊状態であらわれる検視官のせいで、ニューヨークではかなりの数の殺人犯が法の網をすりぬけているというものだった。たとえば、乳児殺しはほぼ罰せられたためしがなく、また、「毒殺もうまくやれば、ほとんどお咎めなし」の状況だった。

この報告を行なったのは、ニューヨーク市の財務局長をつとめる改革派の熱血漢レナード・ウォールスタインだ。彼は丸一年かけて、長い伝統をもつ行政主導の検視官制度について調べ、それがジョーク、茶番、恥辱、公然のスキャンダル、完全なる税金の無駄遣いであると結論づけた。こうした表現は、彼が並べたもののほんのさわりにすぎない。当時の検視官パトリック・リオーダンについて、個別に批判を加えることもできただろう。刑事裁判の最中に、尻ポケットにしのばせたフラスクからこっそり酒を飲んでいるところが目撃され、ちょうどマンハッタンの二つの市民組織がリオーダンの罷免を要求していた。

しかし、一九一五年一月に出されたウォールスタインの報告書は、ひとりの検視官の悪癖よりも、検視官制度全体の不首尾に目を向けたものだった。問題の根源は、検視官が選挙で選ばれる役職である点にある、とウォールスタインは主張した。ニューヨーク市では、政党のボスたちが選挙を不正に操作し、忠実な支援者をご褒美として実入りのいい役職につけるといったことが恒常的に行なわれていたのである。当時、ニューヨーク州で最も有力な民主党派の政党マシン（集票組織）が、タマニー・ホールという建物に本部を構えていた。東一四丁目にある、意外に地味なレンガ造り三階建ての建物である。政党のボスたちは、一八三〇年に建てられたこのビルを長きにわたり拠点としてきたため、ニューヨークの人々はこの政党マシンそのものをタマニー・ホールと呼んでいた。

東一四丁目で政治をあやつる黒幕たちが、清廉潔白な政治改革者レナード・ウォールスタインに権力を与えたわけではない。タマニー・ホールが彼の存在を望んだのでもない。だが、一九一四年の選挙で、有権者はめずらしく反旗を翻し、政治改革を公約に掲げる共和党の市長を選出していた。ウォールスタインが行なった検視官に関する調査は――パトリック・リオーダンの行為に後押しされた部分もあるが――当時のジョン・パーロイ・ミッチェル市政が掲げたある公約を実行したものだった。じつはミッチェル市長の友人が、ある葬儀屋と検視局とのリベート問題に巻きこまれたのである。

検視官制度は政党マシンが及ぼす悪影響のひとつにすぎないが、ウォールスタインに言わせれば、あまりにもひどすぎた。もっぱらタマニー・ホールの影響力で職を得たリオーダンは、検視官制度の病んだ部分をひときわ顕著に体現していた。ウォールスタインの見積もりでは、「時間の大半を私事に費やす不適格な検視官たちと、彼らが使う二流の医者や個人付きの事務官」に、ニューヨーク市は年間一七万二〇〇〇ドルを支出していた。

検視官は給与を受け取るほか、歩合制でも仕事をした。死体を検分するごとに、市に費用を請求することができ、たいていは請求した。ある検視官補は、同じ溺死体を十数回も〝検分〟し、その都度、ハドソン川の別の水域に浮かび上がったものとして請求していた。検視官たちはまた、自分にリベートを払ってくれる葬儀屋を使わなければ遺族に遺体を引き渡さないことでも知られていた。収入源はほかにもあった。彼らは偽の死亡証明書を売ることで、殺人や違法な堕胎、自殺の隠蔽に加担していたのだ。ウォールスタインがよく引き合いに出したお気に入りの例に、次のようなものがある。ある男が、ベッドで死んでいるのが発見された。口のなかに銃創があり、右手にはリボルバーが握られ、銃には弾薬入りカートリッジが三発と、すでに発射済みのものが一発入っていた。これに対する検視官の見立ては、「胸部動脈瘤破裂」による死だった。

死因を特定する役目を担うにもかかわらず、市は検視官に医学の知識や教育を求めなかった。一八九八年から一九一五年までのニューヨーク市検視官のリストには、葬儀屋が八名、政治家が七名、不動産業者が六名、酒場の経営者が二名、配管工が二名のほか、弁護士、印刷業者、競売人、木彫り師、大工、ペンキ屋、肉屋、大理石加工業者、牛乳屋、保険業者、労働組合幹部、それに音楽家が含まれていた。医者も一七名いたが、パトリック・リオーダンと同様、すでに廃業して政治の世界に転向した者たちだ、とウォールスタインは指摘している。検視官の役職につくにあたっては、試験に合格することも、医師としての専門知識を披露することも求められなかった。

その結果、死因究明の努力もなされぬまま死亡証明書が作成されていたことにウォールスタインは気づいたのである。なかには、「自殺もしくは他殺の可能性あり」、「暴行または糖尿病」といった記載もあった。ある検視官は、「糖尿病、結核、もしくは神経性消化不良」を死因としていた。また、たんに「神の御業」と書かれた死亡証明書も二、三ある。だが、もちろんこれはニューヨークに限った問題ではない。全米研究評議会（National Research Council）の調査では、アメリカのどの地域においても、平均的な検視官は「適切な知識をもたず教育も受けていない個人で、民選により就任し、平凡な能力のスタッフと不十分な設備をそなえた地味な事務所において短期間従事する」という結果が得られた。研究評議会は、「時代錯誤的な制度であり、通例求められる機能を果たしえないことは実証済み」とし、検視官制度を全廃すべきだと提言している。

ウォールスタインは自身の権限のもと、市の保健局に依頼し、膨大な数の検視報告書のなかから無作為に選んだ八〇〇件について分析を行なった。すると保健局の医師たちは、死亡証明書のほぼ半数について、死因の特定がかなりいいかげんで、あまりにもまちがいが多く、「証明された死因を裏付ける根拠が完全に欠如している」ことを発見した。なかには死亡証明書に何も記入せず、サインだけして提出している検視官もいたほか、提出までに三年もかかったケースもあったと保健局は報告している。

地区検事の多くが検視官との連携をいやがると知っても、ウォールスタインは驚かなかった。へまな専門家たちのせいで、起訴の根拠を一気に失いかねないからだ。一九一五年当時、毒殺者やその他の犯罪者たちがのうのうとしていられたのも無理はない、とウォールスタインは記している。だが、乏しい設備に、ろくに教育も受けていない捜査官、小さな町ならばそれもしかたがないだろう。「ニューヨーク市は事実上、法医学という科学があるにもかかわらず、その力を借りられずにいる。世界有数の大都市にあるまじき状況だ」

いまにして思えば、モースの事件は、ウォールスタインのこの主張をほぼ完璧に例証していた。モースは、自分が手にかけた何人かはほんの数分で死んだと言った。ところが検視官は、それはありえない、クロロホルムで人をひとり殺すには最低でも一〇分はかかると検察側に伝えていた。その情報があったため、検察官はモースの自白を信じるのをためらった。

ところが、モースの自白の裏付けとなる科学論文が存在した。[12] つい数年前に行なわれたある研究で、クロロホルムによる五二件の死のうち、四人は一分以内に、二二人は五分以内に死亡したという結果が得られていたのだ。

検視官はまた、死体からクロロホルムを検出する方法はない、とくに埋葬後は絶対に無理だと言っていた。これにもとづき、検事長は死体の掘り起こしをすべて拒んだ。検視官はさらに、たとえ一リットル近いクロロホルムが体内にあったとしても、それを発見することはできないとも断言していた。どうせ証拠は見つからないのだから、解剖などしても時間の無駄だと。

しかし今度もまた、既存の科学的知識が、ほぼ真逆の事実を告げていた。「クロロホルムは分解されにくいばかりでなく、死体の腐敗を遅らせる」ある有名な毒物学の本にはそう書かれていた。クロロホルムで殺した動物の体組織からは、死後少なくとも四週間はクロロホルムが検出された。とりわけ脳に集まり濃縮される傾向があるため、脳の組織からは死後数カ月たっても発見が可能である。さらに、クロロホルムは揮発性の物質であり、埋葬によって蒸発が防げられる場合が多いのだ。

テキサスの億万長者ウィリアム・ライスの裁判で生じた混乱とは対照的に、クロロホルムは炎症を起こす刺激物であるという点で、毒物学者たちの見解は完全に一致していた。クロロホルムを飲みこんだ――そして生き残り、そのときのことを語れた――人物によると、口が焼けるような感覚に衝撃を受けたという。数々の検死解剖の結果、口と胃、腸の粘膜が真っ赤に炎症を起こすことがわかった。クロロホルムは焼灼《しょうしゃく》性をもつため、喉や咽頭の表皮は見るからに軟化し、病理学者が手袋をはめた指で軽く触れただけで簡単に剥がれ落ちた。

また、吸引した場合も飲みこんだ場合も、クロロホルムは明らかな痕跡を残した。黒っぽく変色した血液が、脳、肺、肝臓、腎臓に集まって丸い塊をつくり、血管を詰まらせるのだ。クロロホルムで死んだ人の皮膚がやや黄色く見えることがあるが、それは毒が肝臓内で大暴れし、黄疸が起きたしるしである。アルコール中毒者は日頃から肝臓にダメージを受けているため、クロロホルムで最も早く死に至りやすく、手術中の麻酔で死亡する率も最も高い。

ライスが死亡したのは一九〇〇年だが、その時点でもすでに体組織内のクロロホルムを検出する方法は存在しており、モースの事件が起きた一九一五年にはより優れた方法が確立していた。一八九〇年代にも、次のような手引きがあった。組織を細かく刻み、蒸留し、得られた〝シロップ〟に苛性アルカリ溶液とベンゼンを混ぜて熱する。その熱々の化学薬品入りスープにクロロホルムが入っていれば、液体は黄色っぽい赤色に変わり——そのテキストによれば——紫外線を当てると〝美しい〟黄緑色の蛍光を発する。

また、クロロホルムを基本要素に分解する別の化学的試験法も存在した。クロロホルム分子は、五個の原子（炭素原子一個、水素原子一個、塩素原子三個）が整然と結合してできている。刻んだ組織を温め、結合を分解する要素——たとえば強酸など——を加えると、徐々に分子の結合がゆるんで塩素が分離し、それによってクロロホルムの存在が確認できる。

ブロンクス区の検視官は、明らかにこうした科学的知識を持ち合わせておらず、彼がもしニューヨーク市の他の地区の検視官に助言を求めたとしても、誰も知らなかっただろう。だが、フレデリック・モースが警察署へやってきて自慢げに殺人を自白した、凍てつく二月のあの日、毒物を化学的に検出できた可能性は確かにあった――もしも誰かが、その方法を探っていたならば。

そうした科学的根拠があると知り、警察は憤慨した。本人が主張するとおりモースは毒殺犯だと、彼らは確信していたからだ。

保安官がそう公言し、地区検事を激高させたことがあった。ある記者会見で、検察官はモースが八人、もしかするとそれ以上の「死を早めた可能性がある」と認めたが、警察はそのときすでに、オッド・フェローズ・ホームでさらに九人が疑わしい死を遂げていることを突きとめていた。だが可能性は証拠とはならず、目撃者はひとりもなく、容疑者はパラノイア傾向があると診断され、どの遺体にも毒物の痕跡はないことから、検察官はこの一件を裁判に持ちこめる根拠はないと判断したのだった。

ブロンクス地区検事はこう述べた。「モースの同僚等が状況証拠を提供している。彼らは疑わしい状況下での死について語り、モース自身からクロロホルムのにおいがしたとも言っているが、彼らの証言が、モース本人が語った方法で殺人が行なわれた証拠として裁判官や陪審員に受け入れられることはないだろう」

検察局は、入所者の排除を企てた証拠は不十分だとし、すでにオッド・フェローズ・ホームの施設長の勾留を解いていたが、モースをも釈放する決心はつきかねていた。地区検事は方々に電話をかけ、手を回し、そして――精神障害者とは判定しがたいというベルビュー病院からの報告を無視して――殺人の容疑者をある精神病院に委ねた。精神病院に収容されていたという事実を理由に、オーストリアへ強制送還できるだろうという思惑があったからだ。

モースは、ハドソン川東岸の町ポキプシーにあるハドソン・リバー州立精神病院へ送られた。入院から三カ月ほどたったころ、彼は強制送還の計画を知る。そして一週間後に退院が予定されていた一九一五年五月のうららかな春の日、モースは精神病院を抜け出し、そのまま姿を消した。怒りの苦情を受けた院長は、そもそも精神病院は精神異常の犯罪者を収容する場所ではないし、モースを受け入れたさい、なんの警告も受けなかったと反論。病院のスタッフも、モースを危険人物と思ったことはなかった。彼の態度はベルビュー病院にいたころと同じで、礼儀正しく、物静かで、精神科医メナス・グレゴリーが言ったように、やや「パラノイア気味」ではあったが、監禁が必要な患者だとは誰も思わなかったのだ。

モースの消息がまったくつかめないため、警察は彼がまた名前を変えたのではないかと疑った。モースはオーストリアで生まれ、もともとはメナリックという名前だった。最初に罪を自白したとき、彼はタバコの煙越しに刑事たちをじっと見つめながら、改名について事細かく語った。新しい名前に〝モース〟を選んだのは、ラテン語の意味が理由だった。ラテン語で、モースは「死」を意味した。

フレデリック・モースが春風とともに消えたころ、ニューヨーク市と州政府は、しぶしぶある合意に達していた。レナード・ウォールスタインは、ニューヨーク各紙に語った。「健全な市政運営のためには、選挙による検視官制度の即時廃止が必要である……」

州最大の都市にはびこる腐敗に衆目が集まっている状況を恥じ、州知事はリオーダンに検視官の職を辞するよう求めた。州議会もまた、それまでの会期ではずっと否決されてきた法案を可決した。それは、ニューヨーク市に監察医制度を新設するという法案だった。監察医（メディカル・エグザミナー）になれるのは資格をもつ医師で、病理学の経験があり、医学に関する厳しい試験に合格しなければならない。こうして選ばれる監察医が、経験豊富なスタッフを任命することになる——少なくとも自白した殺人犯くらいは起訴に持ちこめるような、有能なスタッフを。

だが、この法案には落とし穴があった。タマニー・ホールの利口な政治家たちは、三年間の準備期間を組みこんだ。つまり、監察医制度が正式に始動するのは、三年後の一九一八年一月。法案の起草者たちはこう期待したのだ。そのころにはもう改革派は退陣し、市長も変わり——きっとまた、自分たちの言いなりになるだろうと。

第2章　メチルアルコール（CH_3OH）パート1　一九一八〜一九一九年

自慢好きな――実際、ことあるごとに自慢ばかりしていた――〝レッド・マイク〟ことジョン・F・ハイランは、自力でのし上がってきた男だった。[1]

策略家の彼は首尾よくニューヨーク州法を改正させ、ブルックリンに裁判官の座を新たに二つ創設すると、そのひとつに自分がおさまった。本人が指摘するように、彼は資格をもつれっきとした弁護士なのだ。かつてハイランは、法律の学位を取るための勉強をしながらブルックリン高架鉄道の機関士をしていた。その仕事をクビになったのは、列車を運転しながら教科書を読んでいたからだと伝えられる。以前の雇い主を良く思わない彼は、ニューヨークには強欲な鉄道界のボスたちに支配されない公共の交通機関が必要だと声高に主張した。もちろん、ボスたちに代わって新たな交通機関を牛耳るのは、政党マシンである。

タマニー・ホールでは、ハイランを有望株として高くかっていた。大きな体、赤ら顔、赤銅色の髪、大きな口ひげ、轟きわたる怒声――彼はとにかく目立つ男なのだ。市政をつかさどる頭でっかちな改革者たち、とりわけうっとうしいほど説教じみたミッチェル市長とは似ても似つかないタイプだ。一九一七年、民主党はハイランをミッチェルの対抗馬に立てた。この新たな候補者は、有権者に向かって自信たっぷりに断言した。改革派は知的エリート集団で、口ばかりで何もしない。おかげで市庁舎は「ぐうたらの怠け者だらけ。葉巻をくわえて市の車を乗りまわし、役所にいるはずが、なぜか野球の試合で目立っている」

　市の有権者の過半数がこれに賛同した。ハイランが市長選を制したのは驚くべき番狂わせであり、多くの人々がこれを良識ある政府の由々しき敗北ととらえた。時の大統領ウッドロウ・ウィルソンまでが驚愕のあまり、「世界一の大都市がこんな男をトップに据えるとはどういうことだ?」と、政治家としては不用意な発言をしている。しかし、〝レッド・マイク〟は自信満々で市長の座についた。市庁舎の白い大理石の階段に無帽で立った彼は、秋の陽射しを浴び、髪をたいまつのごとく赤々と輝かせながら、「これから、この街に必要な改革をすべて行なう」と宣言した。

　それは口ばかりの宣言ではなく、ハイランはさっそく、党に忠実な者たちの復職に着手した。その第一陣のひとりが、元検視官パトリック・リオーダンだった。落伍者たちの復権にほぼ成功したハイランだが、リオーダンの任命だけは思いどおりにいかなかったとのちに認めている。

　不断の改革者レナード・ウォールスタインは、新設された市民組織〈シティズンズ・ユニオン〉の代表をつとめていたが、すぐさま法的手段をちらつかせ、[2] ニューヨーク・タイムズ紙もこれ見よがしにリオーダンのあきれた過去を詳細に列挙し、「リオーダンは無能なうえ、職務中に酔っ払っていたのも一度や二度ではないと証言する目撃者が絶えなかった」杜撰な証言聴取などについて報じた。

　怒りを覚えた市民グループは、ハイランに——そして一般市民に——リオーダンが法が定める「顕微鏡の使用に熟練した病理学者」という最低限の資格すら満たしていないことを忘れるなと訴えた。

新たな監察医制度は、監察医になるには公務員試験を受けなければならないと定めているが、リオーダンはそれに従うそぶりすら見せていない。さらにまた、病理学の知識をもつ経験豊富な三人の医師が志願し、すでに公務員試験にパスしていた。コロンビア大学の法医学教授オットー・シュルツ、ニューヨーク大学の病理学教授ダグラス・シマーズ、そしてベルビュー病院の研究所所長チャールズ・ノリスの三人である。

ハイランはこのような強敵の出現を予見しておらず、五つの行政区（マンハッタン、ブロンクス、ブルックリン、クイーンズ、スタテン・アイランド）の検視官事務所のドアにはすでに、金箔文字で「監察医務局長ドクター・パトリック・リオーダン」の名を入れさせていた。新市長としては、派閥外の連中に牛耳られるのは本意ではない。そこで彼は、自分に批判的な者たちに誰がボスかを知らしめるためにも、資格過剰の志願者たちをはねつけることにした。そして、必要な審査を実施した結果、三人の志願者全員に違法行為があったことが判明したと発表したのである。

その理屈は、こうだ。医師たちは試験の一環として死体解剖を行なわなければならなかった。だが州法では、引き取り手のいない死体は大学の医学部へ提供し教育に役立てると定められている。ところが志願者たちはこのプロセスを妨げたため、彼らを重罪で告訴するよう公務員人事委員会に指示を出している。三人は懲役刑に処せられる可能性もあり、そうなれば市の役職に就かせるわけにはいかない、とハイランは言った。

一月の下旬、告発された志願者——ダークスーツを着た硬い表情の三人は、市の法廷に立っていた。そこで彼らは、ハイランに任命された人事委員長がパトリック・リオーダンにお伺いを立てるさまをまともに目にする。小声で何やら言葉を交わし、白髪頭でうなずくリオーダンの姿が見えたのだ。この審問の公開記録によると、人事委員長は次に身を乗り出し、医師たちひとりひとりに向かってこう告げた。「ドクター、あなたは違法に死体解剖を行なった罪に問われ、あなたの名が公務員リストから抹消されるべきではないとする正当な理由を示すよう求められています。何か言いたいことはありますか？」三人は問いには答えず、口をそろえて、まずは罪状を書面で提示してほしいと要求した。市が求める試験を受けてなぜ刑事罰に問われるのか、彼らはなんの説明も受けていない。三人を擁護する弁護士団によると、彼らが犯したと人事委員会が申し立てる「恥ずべき忌まわしい行為」は、告訴の法的根拠とはならなかった。

そこで人事委員会は審理を延期し、正式な訴状が用意できたところであらためて行なうと告げた。ところが、繰り延べされた審理の日程も決まらないうちに、それどころか、その週も終わらないうちに、ウォールスタインがまた激しく抗議の声を上げたため、州政府は介入を余儀なくされ、共和党所属のニューヨーク州知事で前マンハッタン地区検事のチャールズ・S・ホイットマンは、ハイランがとった措置は〝監察医は適格な法医学者でなければならない〟と定める法に違反しており、彼のやりかたは「世間の良識に反する」もので、州としても当惑していると苦言を呈し、ニューヨーク市にしかるべき監察医を〝即刻〟配置するよう求めた。

一九一八年一月三一日、ハイランはベルビュー病院のチャールズ・ノリスを監察医に任命し、「このポストにふさわしい一流の人物」を望んでいた自分としては、彼を新たな局の責任者として迎えうれしく思っていると述べた。じつはハイランがノリスを選んだのは、ささやかな抵抗だった。ノリスの試験成績は、コロンビア大の教授に次ぐ二番だった。ハイランもさすがに三番の者を選ぶわけにはいかなかったが、最後は自分が決めると意地を張ったのだ。さらにダメ押しするように、これからの三カ月間は試用期間と思うようにとノリスに告げた。

だがノリスは、ベルビュー病院の研究所から半年間の休暇を得た。正式に任用されるとわかっていたからだ。


チャールズ・ノリスが監察医務局長の職を〝愛していた〟と言っては語弊があるだろう。むしろ彼にとっては人生そのものだった。仕事のために私費も投じた。そして彼は監察医という職業を権威あるものに高め、へとへとに疲れ果て、ついには病を得た。彼の指揮のもと、ニューヨーク市監察医務局は法医学の国家基準を定める部局となるのである。そしてノリス自身もまたちょっとした有名人になり、タイム誌では「かの有名な、シニカルで、ヤギひげを生やした、公共心に富む」監察医で、[3]「純正食品法の成立のために奮闘し、もぐりの医者、禁酒法、不衛生なレストランと闘い、警察を惑わせた多くの自殺や他殺に判定を下し、みずからの名と真相究明能力を国内外の医学界および法曹界に知らしめた」人物と紹介された。

このくどいほど長ったらしい描写におけるキーワードは、「公共心に富む」のひと言に尽きるだろう。ニューヨーク市史上最も〝いやいやながら〟出された仕事のオファーに彼が応じたのも、この公共心ゆえである。だがマスコミは、ノリスという人物の表向きの面――大学でフットボールの選手だった彼の並外れた体格、元気いっぱいの笑い声や頭の回転の速さ、力強い黒い瞳に下がり眉の印象的な顔立ちなど――ばかり強調し、彼の真の特徴である強い目的意識については軽く扱いがちだった。

ノリスが金のために働く必要がないことは誰もが知っていた。[4]父親のジョゼフ・パーカー・ノリスは銀行家の家系で、ペンシルベニア州ノリスタウンは一族が築いた町だ。母親のフランシス・スティーヴンズ・ノリスは、ニューヨーク市にあるバンク・オブ・コマースの初代頭取の娘だった。一八六七年一二月四日にニュージャージー州ホーボーケンで生まれたノリスの学歴は、カトラーズ・プライベート・スクールから始まる。マンハッタンにある上品で小ぢんまりとした学校で、創設者はハーバード大学出身でセオドア・ローズヴェルトの家庭教師をつとめた人物だ。ノリスはその後イェール大学に進学し、科学に重点を置きつつ哲学の学士号を取得した。そこからコロンビア大学医学部へ進み、一八九二年に医学博士号を取得。その後は海外へ渡り、ドイツの医科大学をいくつか経たあとウィーンへ行き、病理学と細菌学を専門にしようと決めた。一八九六年にニューヨークへ戻った彼は、コロンビア大学で病理学の講師となる。そして一九〇四年に大学を離れ、ベルビュー病院の研究所所長に就任した。

犯罪と闘った人物としての印象が強いため、ノリスがどれだけ医学の基礎研究にいそしんできたかを世間は忘れがちだが、コロンビア大学およびベルビュー病院時代、彼は感染症に関する論文を次々に発表している。「犬の胸管から採取したリンパ液の殺菌作用」、「白ネズミのスピロヘータ感染」、「断食が血液の殺菌作用に及ぼす影響」、「脊髄前角炎」、「腸チフス保菌者の発見方法」、さらには「カエルの赤足病」という、血管が破壊され、緑色だった四肢が赤く染まるという、きわめてたちの悪いバクテリア感染症の分析まで行なっている。

研究がいかに魅力的でも、ノリスのエネルギーや公務に注ぐべき労力がそちらに費やされることはほとんどなかった。彼は伝統を重んじる環境で育ち、幼少期には、国に貢献した先祖たちの逸話をさんざん聞かされていた。一八世紀、ノリス家の人々はアメリカ独立戦争で戦い、フィラデルフィアの屋敷から鉛の雨どいや排水口まではずし、大陸軍が使う弾丸をつくる材料にした。また、銀行家だった祖父ジョン・オースティン・スティーヴンスは、連邦政府が南北戦争に資金投入できるよう、真っ先に一億ドルの融資を決めた。

ノリスは法医学に関するある論文で、医者や科学者は犯罪捜査にその能力を提供すべきだという持論を展開している。実入りの良くない仕事で「医学界はほとんど見向きもしないが、（犯罪捜査は）我々医師に門戸が開かれた非常に重要な分野なのである」[5]。研究者たちの貢献がなければ、この分野はどうなるのか。自身が発した問いに、彼はこう答えている。「遺族は、はなはだ不当な目に遭うだろう……正義は無視され、無知と偏見と汚職がはびこる制度の実害をまともに受けるのは、罪のない人々なのだ」

こうした言葉からはいかにも高潔そうなチャールズ・ノリスだが、一方で物事を笑い飛ばすセンスも持ち合わせていた。「ここはカントリークラブと呼ばれていましてね」[6]厳かな口調でそう言いながら、彼はよく監察医務局を訪れる客を、パトリック・リオーダンの置き土産である雑多な品々が置かれたオフィスに招き入れた。

前任者がみずから作成した目録を、ノリスはなかば面白がりながら保管していた。[7]そこには、嫌味なほど事細かに品々がリストアップされていた。真鍮の痰壺（リオーダンのメモによれば、へこみあり）三つ、美術品の飾り棚（ガラス扉は無傷）一台、金庫（大型）一台、電話ボックス二台、敷物四枚、椅子三一脚（うち二脚は足が折れ、一脚は完全に壊れている）、ロールトップデスク一一台（うち一台は状態が悪い）、木製のファイルキャビネット三台、時計二個、扇風機一台、帽子掛け（またはコート掛け）一台、木製の衣装だんす四台（うち一台は分解状態）。敷物（汚れがひどい）は廃棄され、ある殺人事件の捜査後に回収された、わずかに血しぶきの飛んだカーペットがカントリークラブのラウンジの床を覆っていた。

だがノリスには、自身が率いる監察医務局のオフィスと研究室を構えるのにうってつけの新たな場所があった。[8] つい先ごろベルビュー病院内に完成した病理学棟である。御影《みかげ》石造りの荘重な六階建ての建物で、縦長のおしゃれなアーチ窓がついていた。この棟は、科学捜査に関わる市の施設を一カ所にまとめる目的で設計されたものだ。そこには市の死体安置所《モルグ》が設置され、病理学者たちが死体検分を行なう研究室と解剖室もあった。監察医務局のオフィスを置くのに十分なスペースがあり、うれしいことに、三階にはノリスが絶対に設置しようと決めていた化学実験室に充てられる予備スペースもあった。

ノリスがハイラン市長に宛てた手紙に書いていているように、そこは申し分のない場所だった。リオーダンはぼろぼろの家具類はすべて引き渡しても、研究に必要な道具はガラクタひとつ残していなかった。当然ながら「監察医務局の研究部隊は、仕事の大半が行なわれる場所にいるべき」[9] であるし、さらにまた、ノリスが市長にあえて伝えているように、ベルビュー病院は彼のもとで働く医師たちに、病理学棟にあるガラス器具や計器、化学薬品を無料で使わせてくれた。

腹の虫がおさまらない市長は、監察医用の予算を、リオーダンに提示した額から六万五〇〇〇ドルほども減額していた。ノリスはそれに対し、たえずチクチクと予算の増額をせっつく一方で、必要な資材を自腹で購入するという形で応じた。彼には安定した遺産収入があり、在任期間を通じて、職場に十分な資材をそろえるのに費やした。彼が私費を投じて最初に購入したのは、細菌感染症の検査に必要な器材だった。

ノリスは、自身が統括するマンハッタン・オフィスに有能なスタッフをそろえた。ニューヨーク市の五つの行政区すべてにまたがる主要な検分作業は、このマンハッタン・オフィスが担うことになる。ノリスは以前からいた二名の医師を残し、新たに病理学者を数人雇い入れたが、なかでもきわだつ存在が、すこぶる頭の切れるハーレムの医師トーマス・ゴンザレスだった。一方、ブルックリン区、クイーンズ区、ブロンクス区の各オフィスに関して、ノリスは引き継いだスタッフに不安を覚えていた。医師たちが怠慢に思えたのだ。彼は市長に対し、「使い物にならない材木[10]」はある程度入れ替えせざるをえないだろうと予告したうえで、まずは新たな規範に対する医師たちの反応を見ることにした。チャールズ・ノリスを知る人には意外でもなんでもなかったが、彼にはプランがあった——それも山ほど。死体の扱いについて新たなルールを定めること。また、化学実験室をとりしきる責任者と、電話応対を担当する事務員、研究室が扱うすべての死体についてメモをとりタイプする速記者を雇うこと。さらに、案件ごとにファイルをつくり、裁判所で証言をするさいは、これまでのように〝記憶〟に頼るのではなく、記録された情報を参照するよう監察医たちに徹底すること。

「こうした、言うなれば〝組織づくり〟の作業はこれまで行なわれてこなかったようです[11]」とノリスはハイランへの手紙で以前のシステムに対する不満をあらわにし、かつての検視局のようなのんびりした環境はもはや過去のものですと宣言した。

四月を迎えるころには、ノリスは楽しげに他の部局を悩ませていた。法廷で証言するために呼ばれた部下たちが、出番が来るまで裁判所の廊下に立ったまま何時間も待たされた。彼は地区検察局にそう苦情を述べた。また市警本部に対しても、監察医が死体検分の前後に手を洗うための石鹸とタオルが各警察署に用意されていないと文句を言った。

「殺人事件に関する警察管区から監察医務局への連絡に遅滞が生じている点、注意喚起いたします」[12] 彼は市の警察本部長に書簡で伝えた。たとえば、アッパー・ウエストサイドで起きた銃撃事件について彼が連絡を受けたのは、警察が犯行現場に到着してから約二時間後だった。ノリスが監察医務局長に就任して以来、これで二度目だ。今回のケースでは実害こそなかったが、「多くの場合、監察医務局長またはそれを補佐する監察医の立ち合いがなければ、事件捜査に弊害が生じることが大いに予想される」ことから、管区内で殺人または不審死があった場合は、内勤の警官が自動的に監察医務局に連絡を入れるよう徹底してほしいと要請した。

ノリスはまた、ブロンクス地区検事に手紙を書き、一部の警官が賄賂を受け取って殺人を隠蔽しているようだと報告した。[13] あるケースでは、自殺と判定してほしいと言ってきて、彼が断わると、警官たちは開業医を連れてきて死亡証明書を出させようとしたという。「私に言わせれば、弾痕の数と状況からして、自殺の可能性を検討することすらまったくの論外です。なにしろ、四発の弾が体のあちらこちらに撃ちこまれていたのですから」いったいどうやったら、自分の心臓と肩と脚と腕を撃ち抜けるというのでしょう? これまではそんなふうに死亡証明書が発行されていたのかもしれないが、これからはそうはいかない。彼はそのことを、みなに認識させたかった。

今後は遺体をもっと早くモルグへ運びこむよう、ノリスは各病院に通知を出した。[14] ある女性の遺体が到着したのは、亡くなって八時間もたったあとだった。ノリスにしてみれば言語道断だ。彼は病院に対し、不審死の場合は必ず監察医務局が発行した書類に記入し、そのさい細かい指示に従って詳細を漏らさず報告するよう要請した。それに対するある病院長からの返信は、「貴殿の有無を言わさぬご指示は――」[15]で始まっていた。

だが、指示に従わない監察医助手に対して、ノリスはもっと手厳しかった。[16] 検死解剖で化学分析用に取り出した大事な臓器（毒殺が疑われる場合の胃など）は、滅菌したガラス瓶に入れてラベルを貼り、日付を記入して清潔な布袋に入れるようノリスは求めた。こうした証拠物はすべて、そのままベルビュー病院の病理学棟にある化学実験室に運ばれることになる。

ノリスはブルックリン・オフィスに手紙を出し、細部まで綿密かつ徹底的に行なうよう要求した。そのオフィスに所属する監察医助手が、ある男の死因を、水銀入り軟膏の使用が原因の腎障害と判定していた。主治医たちとの協議にもとづきそう判定したのだが、腎臓を取り出して分析することも、ほかの証拠を集めることもしなかった。「その軟膏を手に入れて、確かに水銀が入っていたと確認しようとしたのか？[17]」そう怒りを伝えたが、その医師になかなか改善が見られないので、ノリスは彼をクビにした。

同様に、彼はブロンクス・オフィスの職員をも厳しく叱責した。[18] ノリスがとくに腹を立てたのが、ある男の死を漠然とメチルアルコールのせいにした報告書に対してだった。そこには、倒れる前に男が何時間ものあいだ多量に飲酒していたと書かれていた。彼はまた、昏睡状態におちいる数時間前に急に失明していた（メチルアルコール中毒の典型的な症状だ）。死亡証明書には、メチルアルコール中毒に「まちがいない」と書かれていた。

しかし、「まちがいない」というのはまったく専門家らしくない意見だ、とノリスは言った。医師たちは肝臓と脳を取り出して保管し、診断の裏付けが得られるようテストするべきだった。他の証拠物――たとえば、毒性の高いウイスキーが入っていたと思われるボトルなど――も保管して分析するべきだった。目撃者に話を聞いて供述書を作成するべきだった。そうしなければ、地区検事はメチルアルコール入りの酒を販売した者を起訴できないのだ、と彼は力説した。

それは大事なことだった。監察医務局においてはつねに正しい理解を規範としなければならないからだが、理由はもうひとつあった。メチルアルコールによる死亡件数が増えていることから、ノリスはある懸念を抱いていたのである。ニューヨークはある深刻な健康問題に直面しつつある、彼はそう考えていた。新たに採用した法化学者アレグザンダー・ゲトラーによる最新の調査結果も、その懸念を裏付けていた。ブルックリン出身のゲトラーは、葉巻をくわえたギャンブル狂で、ノリスのように高貴なバックグラウンドは何ひとつもたないが、同じように完璧主義者的な理想を抱き、メチルアルコールに関する危機感も共有していた。


ゲトラーは、チャンスを求めて祖国を離れたハンガリー系移民の子として一八八三年に誕生した。[19]幼いころに化学の魔法に目覚め、高校を卒業するころには、分子がある分子と結びつく不思議や、試験管のなかで色とりどりの輝きを放つ化学物質に魅了されていた。一家には息子を大学に行かせるお金がなかったため、彼は自分で学費を稼いだ。三九丁目でブルックリンとバッテリーを結ぶフェリーの切符係として働きながら、ニューヨーク市立大学でサイエンスの学位を取得。さらにコロンビア大学で修士号を取るために、真夜中から午前八時までのシフトで働くことにした。おかげでフェリーの発着が少ない夜間に予習をして、昼間に授業に出ることができた。

一九一〇年に修士号を取得したゲトラーはベルビュー病院付属の医学校〈ベルビュー・メディカル・カレッジ〉で化学講師の職を得たのち、さらに上を目指し、二年後にコロンビア大学で博士号を取得し、医学校では助教授に昇進した。その後、若き教師アリス・ゴーマンと結婚。アイルランド系カトリックであるアリスの家族はユダヤ人移民との結婚に猛反対したが、ゲトラーはアリスの両親との同居に応じ、ブルックリンにある家の最上階に移り住むことで、反対をあっさりはねのけた。彼は妻とともに日曜礼拝にも出席したが、「告解だけは拒んだようです」と彼の息子の妻がのちに語っている。

ゲトラーは、チャールズ・ノリスのような堂々たる風采の男ではなかった。痩せ型、細面で肌は浅黒く、真面目そうな黒い瞳に、念入りに撫でつけた黒髪。人見知りで、政治には無関心、彼の仕事にたえず向けられるマスコミの関心に辟易していた。詮索好きな記者たちを相手にするとき、ゲトラーはいつも鼻につくほど学者ぶった態度で壁をつくり、何を訊いても無味乾燥な答えしか返ってこないと落胆した記者が、「彼が扱う塩化ナトリウム（食塩、NaCl）に劣らず、なんの面白味もない人物」と評した。

こうしたイメージは、ゲトラーをよく知る人々を面白がらせた。彼は熾烈なボーリング競技に、安い最上階の席からの野球観戦、そして競馬と、賭けができるものならなんでも好きだった。毎週欠かさず職場からブックメーカーに電話をかけ、妻アリスを説得し、休暇旅行でサラトガの競馬場へ行ったこともあった。職場のギャンブル仲間と楽しむ週に一度のトランプゲームにも参加せずにはいられなかった。アリスは冗談めかして、彼が私の両親と同居することにした本当の理由は、自分が男友達と外で遊んでいるあいだ、私をひとりぼっちにさせないためだったのよと言った。

ゲトラーは、その競争心旺盛な性分をそのまま実験室にも持ちこんだ。化学分析で匙を投げるのがいやで、毒殺者が自分を出し抜き野放しになるのはもっといやだった。彼は非常に優秀な化学者だっため、ベルビュー病院は病理学を研究している彼を手放すのを拒んだ。さらに、ゲトラーはニューヨーク大学でも教鞭をとっており、その仕事を心から楽しんでいた。そのため、彼を自分のもとで働かせたければ（ノリスは、絶対にそうしたかった）、〝かけもち〟で妥協するしかなかった。

なかなか骨の折れる仕事だぞ、新たに雇い入れた男にノリスは言った。[20] アメリカ広しといえども、毒物学に特化した研究施設をもつ都市はほかにない。ゲトラーはニューヨーク市監察医務局の研究室を一からデザインし、研究方法を編み出さなければならない。当時は法毒物学の教育プログラムなど存在せず、教本も驚くほど数少なく、大半はヨーロッパでの研究にもとづくものだった。

パトリック・リオーダンら検視官の時代は、耳目を集める毒物関連の事案はニューヨークでも権威ある大学の化学部門に回された。教授たちは往々にして満足のいく仕事をしたが、ゲトラーが指摘するように、彼らには「人間の臓器の毒物学的分析を行なった経験がほとんどなく」、作業そのものに割ける時間もほとんどなかったため、たいていは他の用事の合間に押しこまれた。なかには、教授が臓器を分析するのに一年八カ月かかったケースもあった（その間、教授は三カ月の休暇をとり、ヨーロッパへ行っていた）。

ある意味、そうした仕事──まだ誰も手をつけていない、やりがいのある大変な仕事──は、ゲトラーにぴったりだった。なにしろ彼は、仕事時間にできるだけ多くの作業を詰めこみ、複数の課題を同時にこなすのが好きで、なおかつ化学の力の熱烈な信奉者なのだ。彼のアプローチは、シンプルかつ明快だ。試験方法が存在しなければ、それを生み出す。調べる手段がなければ、自分で確立する。新たな毒物や薬物が市場に出れば、ブルックリンの自宅の近所にある肉屋へ行き、レバーを三ポンド買って、麻ひもで巻かれた血まみれの包みを小脇に抱えてベルビュー病院へやってきた。そして自分の実験室に入ると、買ったレバーをきれいにスライスし、ひと切れごとに異なる薬物を注射してすりつぶす。次に、注射した薬物を組織から抽出する方法をいろいろ試し、注射する量を徐々に減らしながら、ごく少量でも検出できる方法を模索した。

このように最初は大雑把で、血まみれの泥臭いやりかただったが、どんな方法であれ始めることが肝心だ。

レバーを使ったこの実験を、ゲトラーはおもに、新たに生み出された毒物や、いつか問題になりそうな毒物に対して行なった。ちまたに出回っている毒物については、レバーを使わなくとも実験に使える死体が手に入ることが多かった。たとえばメチルアルコールなら、残念なことだが、モルグからの安定供給を当てにすることができた。

メチルアルコールは、ウッド・スピリット（木精）、ヒドロキシメタン、カルビノール、コロニアル・スピリット、コロンビアン・スピリットと数々の異名をもち、数年後にはメタノールとも呼ばれるようになる物質だが、なんら目新しいものではなく、古代エジプト人は死体の防腐処理に用い、何世紀も前から自家製ウイスキーの主原料としても使われてきた。[21] 化学構造が解明されたのは一六六一年、ボックスウッド（ツゲ材）を蒸留して得られたことから「スピリット・オブ・ボックス」と名付けられた。「メチル」という語は、ギリシャ語の「methy」（ワイン）と「hyle」（木、より正確に言うなら、木が植えられた小さな土地）に由来する。

メチルアルコールの化学構造はシンプルで、水素原子三個と炭素原子一個が結合した「メチル基」と呼ばれる塊に、さらに酸素原子一個と水素原子がもう一個くっついている。製法もシンプルで、製造業者や酒類密造者が知っているように、木と熱があれば、あとはほとんど何もいらない。この製造プロセスは「木材乾留」と呼ばれた。厚い木の板と薄くスライスした木材を密閉容器に入れ、華氏四〇〇度（摂氏二〇四度）以上に熱する。すると木材が焼けて炭になる過程で液体が蒸発する。この蒸気を冷却して液化させ、蒸留すると、メチルアルコールとアセトン、酢酸を含む、ややどろどろした液体になる。これをさらに蒸留すると、純粋なメチルアルコールが分離される。ガラスのように無色透明で、氷のように無臭の液体である。

一九世紀の終わりには、東海岸沿いにウッド・ファクトリーと呼ばれるメチルアルコール工場が林立し、その数はペンシルベニア州だけで四〇を超えた。[22] 木炭とその副産物への無限の欲求を満たすため、工場では年に何千本もの木が燃やされた（その多くは、カバ、ブナ、カエデ、オーク、ニレ、ハンノキだった）。メチルアルコールはニスの溶剤、染料の材料、また燃料としても用いられた。イギリスやドイツなど、危険性が高すぎると家庭用品への使用を禁じている国もあったが、アメリカでは多くの家庭用消費材への使用が認められていた。たとえば、ペパーミントエッセンス、レモンエキス、コロン、シトラスの香りの〈フロリダウォーター〉や〈ベーラム〉といったアフターシェーブローション、塗り薬の〈ウィッチヘーゼル〉などである。

メチルアルコールはまた、エチルアルコール（エタノール）の〝変性〟にも用いられた。変性とはようするに、飲用の蒸留酒を有害な工業用アルコールに変えることだ。メチルアルコールは非常に毒性が高いため——子どもなら、おそらく小さじ二杯ほどで死んでしまう——ほんの少量加えただけで飲用のアルコールが毒物に変わった。こうしてできた〝工業用〟アルコールには政府が課す酒税が適用されないかわりに、毒物としての表示が義務づけられていた。

ゲトラーが市の毒物研究員となるずっと前から、メチルアルコールの悪評は広まっていた。それは〝山のアルコール〟、〝貧民街のアルコール〟であり、運が悪ければ命を落としかねない（実際に落としている）ことを誰もが知っていた。このときゲトラーは、メチルアルコールの評判は今後ますます悪くなるかもしれないと懸念していた――いや、必ずそうなると確信していた。

「政府が蒸留酒の製造を禁止すれば、まちがいなく〝密造〟が急増し、混ぜ物をして薄められた酒が人々の口に入ることになるだろう」[23] 一九一八年の《Journal of the American Medical Association（米国医師会誌）》に掲載された記事で、ゲトラーはそう予言している。

彼がこの報告を行なった時点で、禁酒法は制定まであと一歩のところまで来ていた。「酔いをもたらす液体」の製造、販売、運搬、輸出入を禁止するアメリカ合衆国憲法修正第一八条は、一九一七年一二月に上下両院で可決された。法として成立するには、三六の州が修正案を批准しなければならない。一年以内に一五の州が法案を承認、オハイオ州を拠点とする反酒場連盟と女性キリスト教禁酒同盟が、他の州もこれにならうよう求めていた。

反酒場連盟は最も影響力のあるロビー団体で、〝アメリカのリカー・センター〟を自任するニューヨーク市に腕利きの政治オーガナイザーを送りこんでいた。連盟は連邦政府の記録データをそっくりそのまま引用し、ニューヨーク市民は週に七万五〇〇〇クォート〔一クォートは〇・九四六リットル〕のジン、七万六〇〇〇クォートのブランデー、五〇〇〇クォートのアブサンのほか、ビール、ワイン、各種蒸留酒を合わせて五〇〇万クォート以上を消費していると示し、連盟が送りこんだオーガナイザー、ウィリアム・アンダーソンは、こうした見境のないアルコール消費もまもなく終わる、「そのために私は日夜努力を惜しまない。けっして法案を無効にはさせない」と宣言した。

　こうした確約——あるいは脅し——が毎日のように行なわれるなか、連盟に負けず劣らず熱心な飲《ド》酒者《リンカー》たちが、合法アルコールの消滅への対抗手段を講じはじめているのではないかとゲトラーは案じていた。彼らは密かに蒸留器を設置し、アルコールを大量に備蓄しはじめていた。「すでにそういう事態が始まっているのは明らかで、その証拠に、ニューヨークでは最近だけで三〇人以上がアルコール中毒になり、そのうち六人が死亡した」とゲトラーは記述している。彼らの命を奪ったウイスキーには「かなりの量のメチルアルコール」が含まれていた。

　メチルアルコールは驚くほど安く、グラス一杯がたった数セントだった。廃材の木切れやおがくず、挽材《ひきざい》、枯れた植物などからも蒸留でき——まあ問題なく飲み下せる味だった。ゲトラーの記述によれば、「精製したメチルアルコールはエチル（穀物《グレーン》）アルコールと味が似ており、しかも値段がかなり安い。そのため混ぜ物をする悪質な製造者は、毒性が強く、失明や、多くの場合死に至る危険すらはらんでいるとも知らずにそれを購入」していた。

　ところで、なぜ特定のアルコールだけがそれほど毒性が高く、ほかのアルコール（穀物を原料とした蒸留酒）は安全なのだろうか？　それにはメチルアルコールの化学的性質と人体の代謝プロセスの相互作用が関係している。アルコールは炭素、水素、酸素の原子で構成されているが、それが体内の酵素で分解されると、より危険性の高い新たな分解産物が形成される。その毒性の高い化学物質の〝死骸〟は、おもにホルムアルデヒドとギ酸でできている。ゲトラーが指摘しているように、メチルアルコールそのものも毒性をもつが、ギ酸はその六倍は危険である。さらに、メチルアルコールの代謝は比較的ゆっくりで、しばらくのあいだ体内にとどまり、それが〝より危険な毒〟に変わるプロセスには五日ほどかかる場合もある。つまり、メチルアルコールを飲んだ者は、しだいに毒性が増していくカクテルに一週間近くかけてじりじりとむしばまれていくことになる。

ゲトラーは、医師たちにメチルアルコールによる死のパターンを知ってほしかった。そして目を光らせていてほしかった。突然の脱力感、激しい腹痛と嘔吐、失明、意識消失、心不全。さらに、禁酒法の施行に備えて心構えをしておいてほしかった。法が施行されれば、アルコールがらみの新たな、そしてより重篤な問題が発生するのはまちがいない。ゲトラーもノリスも、メチルアルコールによる中毒死が急増すると予測していた。

修正案を支持する人々が語る理想論を、ふたりは真に受けなかった。合法アルコールを禁じたからといって、ビールやワイン、カクテルを味わう喜びをにわかに放棄する社会が生まれるはずがない。彼らはむしろ、「医師や検視官、保健衛生官たちがメチルアルコール中毒の蔓延を警戒し先手を打てるよう、警告を発するべき時が来た」と感じていた。

医師たちに対するゲトラーのメッセージはシンプルだ——これは毒だ。みんなに伝えてくれ、いますぐに！

一九一八年の春、すでに毒は空中を漂っていた。[24] それは比喩でもあり、文字どおりの意味でもあった。死んでいく子どもたち、失明した農村の人々、命を、あるいは手足を失った兵士——いやというほどくり返された惨劇。それらを伝える新聞の見出しには、毒の痕跡が残されている。

一九一七年四月、アメリカ合衆国はドイツに宣戦布告し、第一次世界大戦に参戦した。六月には第一陣のアメリカ兵がフランスに到着、その約二カ月後、ドイツはこの大戦で使われた兵器のなかで最も破壊的な毒ガスの使用を開始し、戦場にはマスタードガスが入った鮮やかな黄色の爆弾が投下された。一一月、イギリス軍は敵のマスタードガス爆弾を大量に分捕って反撃（戦時中、ドイツは一万トン以上のマスタードガスを製造していた）、皇帝《カイゼル》の軍は自前の毒ガス爆弾を浴びることとなった。

マスタードガスは、粘り気のある油性の液体から生じる。含まれる硫黄によって黄色味を帯びたその液体はサルファマスタードと呼ばれ、爆発性をもつ他の化学物質と混ぜると分裂し、黄土色の霧状のガスが発生する。だが問題は〝マスタード〟そのもので、そこに含まれる濃縮された硫黄がほかの成分と混じると、非常に危険な硫酸になる。正式には糜爛《びらん》ガスや発疱《はっぽう》剤と呼ばれるもので、接触すると、軍服や皮革製品を通して、皮膚の奥まで火傷を負い、じくじくした黄色っぽい水疱ができる。目の表面も焼けただれ、角膜損傷により失明するのだ。吸入すると肺の内側全体に血性水疱ができ、呼吸が苦しくなり、激しい痛みをともなう悲惨な状態になる。ドイツの軍事戦略家たちは、マスタードガスは人を殺す道具ではなく無力化するものだと考えていた。すぐに死に至ることはめったにないが（もっとも、のちに強力な発がん性物質だと判明する）、耐えがたい苦痛をもたらした。

軍の医療従事者や兵士は、家族への手紙に毒ガスの作用について書き記した。「どれだけの犠牲を払ってもこの戦争を続けようとする人たちに、マスタードガス中毒で苦しむ兵士たちを見せてやりたい」ある看護士は、ベッドに縛りつけられ、必死に息をしようともがきながら、喉が焼かれてかすれた声で早く死なせてほしいと祈る一〇代の少年たちのようすを綴った。

第一次世界大戦中、奪った人命の数こそ従来型の武器に遠く及ばないが、毒ガスは新たな悪夢をもたらした。

「化学者の戦争」――この戦争を人はそう呼んだ。ドイツはマスタードガス以外の毒ガス兵器の使用も試み、死を招く緑色がかった塩素の煙を放出した。フランスは塩素と一酸化炭素を結合させたホスゲンを導入し、アメリカもまたルイサイトを開発した——塩素とヒ素という、邪悪な組み合わせの毒ガスである。

一九一八年の夏には、アメリカもまたマスタードガスの製造を始めており、ニューヨーク各紙は「史上最も破壊的な戦争の道具」と呼んだ。陸軍の化学兵器部隊長は、(マスタードガスは)最も有用な毒ガスであると説明した。なぜなら、ホスゲンとは違って日光で化学変化を起こさず、ルイサイトのように濡れると分解してしまうこともないからだ。じつはドイツは当初、青酸ガスを使うつもりだったが、簡単に空中拡散しすぎるとの判断がなされたのだった。油分を含む重いマスタードガスの飛沫は、兵士たちが身を隠す塹壕を毒の毛布ですっぽりと覆う。それと比べると、分散した青酸ガスでは効果が薄かった。

軍によれば、アメリカは最初のうちマスタードガスの使用を躊躇していたが、それはほかのどんな兵器よりも拷問めいて見えたからだという。それもおかしな話だ。戦場では毎日のように、男たちが、そしてまだ年若い少年たちが、木っ端みじんに吹き飛ばされていたのだから。だが毒はそれとは異質な、戦いの悲劇を埋め合わせる勇壮さすらない陰険で卑劣な悪に思えたのだった。

そのころ国内戦線のニューヨークでは——当時、世界の大半がそうであったように——戦争がもたらしたもうひとつの残忍な副産物に苦しんでいた。[25] 突如として白いマスクだらけになった通りの風景にそれが見て取れる。郵便配達、配送業者、列車の乗客、オフィスや工場で働く人々は予防用にマスクをかけ、場合によっては着用が義務づけられることもあったが、それは毒ガス対策ではなく、戦場から持ちこまれたと思われる、いわゆるスペイン風邪を防ぐためだった。
流行性感冒《インフルエンザ》はつねに恐れられたが、スペイン風邪はまるでペストのようにとてつもない速さで蔓延し、ありえないほど致命的だった。市の保健局長によると、ニューヨークで最初にスペイン風邪と診断されたのは、九月なかばにマンハッタンで休暇を過ごしていた三人の商船乗組員だった。一九一八年一一月の時点で、アメリカ公衆衛生局が把握する死者はニューヨーク市だけで二万人以上にのぼった。

市は感染拡大を防ぐため、次々とルールを課した。鉄道の駅では、具合が悪そうに見える客はホームで止められて検査され、少しでもインフルエンザの症状が見られると、交通機関の利用を禁止された。ラッシュアワーの混雑を軽減するために、会社や工場は営業時間をずらすよう命じられた。学校はいつもどおり開いていたが、子どもたちはチーズクロス〔チーズを包む目の粗いガーゼ〕で顔を覆い、ニンニクを首に巻いて登校した。母親たちは、そうすれば感染を防げると期待したのだ。市民は劇場や酒場、ダンスホールなど、人が多く集まる場所へは行かないよう注意を呼びかけられた。劇場ではすべての窓を開け放っておかなければならず、閉めてあるのが警察に見つかると営業停止になった。牧師は自発的に礼拝を中止。州の保健局は、「口を覆わずに」咳やくしゃみをするのは軽犯罪で、逮捕・拘留の対象であるとした。

それでもインフルエンザの蔓延は止まらなかった。私立病院ではベッドに空きがなくなるとたびたび患者の受け入れを拒んだが、ベルビュー病院のような公立病院にはその選択肢はなく、かなりの数の医師や看護師が罹患し倒れてようやく、理事たちは病院の閉鎖を検討しはじめた。病室からあふれ出した寝台が廊下を埋めつくし、部屋がなくなると、職員はドアをはずしてパーティション代わりにした。小児病棟では、ひとつのベッドに三人の子どもが詰めこまれた。ベルビュー病院では一日平均一〇人の患者が亡くなり、日によっては五〇人を超えた。「患者の顔を見るのは二度だけでした」あるインターンが当時を振り返る。「一度目は患者さんが病院にやってきたとき――そして二度目は、死亡証明書にサインするとき」

ノリスの部下たちはもっぱらインフルエンザの案件処理に追われ、死者について記録し、正確な数を把握し、血液サンプルを保管しながら、インフルエンザ以外による死亡のケースにも注意を払っていた。ノリスが市長に宛てた手紙に書いているように、病院のスタッフは患者をひとりでも多く助けようと必死で、「亡くなった患者の遺族や友人たちに死亡証明書を出す余裕がなかった」ため、医者から化学者までノリスのスタッフ全員が、死亡証明書の大量生産という嫌な仕事に駆り出されたのだった。そのころノリスはまた、多忙なスタッフが戦地へ送られるのを防ごうとしていた。その年の九月なかばに選抜徴兵制度が実施され、陸軍省は一八歳から四五歳までを徴兵年齢と定め、ノリスが抱える一一人の医師のうち八人がこれに該当した。

「ひとりでも徴兵されれば、病理学を学び、その仕事にも通じた医師を補充するのはほぼ不可能であり、いまよりも人手が減ればとても対応しきれません」[26] ノリスはさっそく軍に手紙を書き、監察医務局では前年に一万二〇〇〇件以上の検死を行ない、しかもそれはインフルエンザが大流行する前であったと指摘した。これ以上少ない人数では「我々が担う重要な任務を果たすことができません」

なかでも三四歳の毒物学者を絶対に手放したくなかったノリスは、また別の手紙を書くのだが、それは穏やかなトーンの裏に痛烈な脅しを含んだものだった。ゲトラーが前年に「兵士の服から採取された毒薬および麻薬」の検査を何度か行なったことに触れ、さらにこう続けた。「彼はまた、ニューヨーク市内で死亡する陸軍兵士や水兵に実際に触れることもありますが、なかには慎重に扱わなければならないケースも多々ありました。なお、おかげさまで、我々は仕事を通じて政府のさまざまな部署と非常に良好な関係を築いております」

ノリスは、その良好な関係を維持したいと願っていた。酔っ払った兵士（たとえば、つい先だって、地下鉄で列車が到着するタイミングでホームから転落した兵士）や、メチルアルコール中毒になった水兵たちに関する報告を公表されて喜ぶ人はいないだろう。彼のファイルには、その両方の事案の記録が入っている。結果的に、これはかなり説得力のある手紙——効果的な脅迫状とも言える——となった。どの文言が効いたのかはわからないが、ノリスにはどうでもよかった。不可欠な化学者が彼のもとにとどまり、引きつづき必要な仕事を続けてくれればそれでいい。

ゲトラーの化学実験室では、床板はこぼれた薬品や焼け焦げで汚れ、白い漆喰の壁は煙と燻蒸気で灰色に染まり、石材のカウンターはガラス瓶やフラスコ、変色した肝臓のサンプルなどが入った皿でごった返していた。

ガスバーナーで焙られる音や蒸留器がたてるシューシューという音、火にかけたフラスコのなかで何かが泡立つ音がバックグラウンドミュージックのこの部屋では、外の世界は毒物を意味した。一般に、ガスランプのやわらかな灯りがともる窓は家族団らんの象徴かもしれない。だがここでは、化学者たちがそのガスランプから送りこまれた一酸化炭素を突きとめようと、血液や組織を調べていた。彼らが意識するのは強壮剤に含まれるストリキニーネであり、写真の現像に使われるシアン化合物であり、ネズミの毒餌に詰めこまれたヒ素だ。ありふれた家庭用品の大半が殺人の道具になりうることは、ここ三階の実験室では常識なのだ。一九一九年一月、ゲトラーは一三歳の少女が赤ん坊を毒殺したと断定した。この少女はただ、ライゾール（クレゾールを含む消毒液）を使って哺乳瓶を洗っただけだった。

このような状況のなか、禁酒法の施行は現実味を帯びていき（一九一九年一月一六日、ワイオミングが修正案を批准する三六番目の州となった）、ゲトラーと数少ない彼の部下たちは、メチルアルコールの人気がまた高まりそうだと感じていた。だがこのときすでに、監察医務局が扱うアルコール中毒の件数は増加しつつあり、ニューヨーク市民はアルコールに代わるものを早急に手に入れようとしていた。

一九一九年の秋も終わりかけたころには、市内で六〇人以上がメチルアルコールを飲んで死亡、一〇〇人が失明していた。同じようなことがアメリカ全土で起きており、たとえばコネティカット・ヴァレーで中毒死が七〇件、シカゴで九件、クリーヴランドで一五件、メンフィスで三件、さらにデンヴァーで一二件の失明が報告されている。実際の件数は公式に報告された数よりも多いはずだとノリスは警告した。医師の多くは、そのときまだメチルアルコール中毒死を判別するすべを知らなかった──化学的な検出方法がまだ確立されていなかったのだ。

ノリスは、この状況を変えたかった。

「一九一八年から一九一九年にかけて、私は人の臓器を七〇〇以上調べ、アルコールの有無を探った」[27]人体組織からのメチルアルコールの検出に関する論文に、ゲトラーはこう書いている。予想されるメチルアルコール中毒事案の殺到に備えて──こういうところに、彼の完璧主義者的な性分がすでにあらわれているのだが――人体組織といわゆる〝ウイスキー〟からメチルアルコールを検出する方法を、ゲトラーは五八通りも検証していた。

彼はまず「代表的な本物のグレーンウイスキー八種」を、次にアルコールを含むリンゴ酒（シードル）と押収された五種類のメチルアルコールを使い、各検出方法の効率性を比較した。さらにメチルアルコールと水を混ぜた五種類のカクテルを使ってテストしたが、そのさい水の量を段階的に増やしてアルコールを薄め、検出の難易度を上げていった。

次に、人間の臓器を使って評価をした。彼のお気に入りは、次のような方法だった。組織の塊をすりつぶし、どろどろになった薄桃色の液体をフラスコに入れ、（泡立ちを防ぐために）鉱油を一滴垂らす。次にフラスコを沸騰したお湯につけて熱すると、黒っぽい泥のようになる。そこへ酸を混ぜてそのまま冷まし、分解・反応しやすい酸素化合物（たとえば、二クロム酸カリウムなど発泡性がある塩《えん》）を混ぜて攪拌しふたたびフラスコを熱すると、活性酸素の働きで、フラスコ内でさらなるアルコール分解が始まる。するとホルムアルデヒドが発生するのだが、ほとんどのアルコール製品ではごく微量である。だがメチルアルコールの場合は圧倒的に発生量が多く、刺激性といい、毒性といい、まちがいようがない。

一本の蒸留酒を調べるには、これと同様の、蒸留や酸化を含む複雑なプロセスを要する。だがゲトラーには、酒場で手早くテストを行なわなければならない検査官がわざわざ蒸留装置を持ち歩くのは、不可能とは言わないまでも不便なのはわかっていた。現場でできる代替方法としては、銅線が真っ赤になるまで熱し、それをアルコールに浸すやりかたがあった。熱い金属の影響でメチルアルコールが空中の酸素と反応し――これも酸化の一種だ――刺激臭のあるホルムアルデヒドが発生する。

どこでもできるこの簡易テストを行なう検査官は、自分の嗅覚が麻痺することを覚悟しなければならず、また、銅線を使ったこの方法で信頼できる結果が得られるのは、高濃度の——少なくとも四〇プルーフ（二〇パーセント）を超えるメチルアルコールが含まれる場合に限られた。アルコールが薄く、香りづけ程度にしか入っていなければ、「多くの人にとって、その存在に気づくのはきわめて難しく、ほぼ不可能」だとゲトラーは書いている。「私は何人もの人で実験を行なったが、同じ酒でも、メチルアルコールが入っていると言う人もいれば、絶対に入っていないと言う人もおり、どちらかわからない人もいた」

このような難問にも、ゲトラーはひるまなかった。そもそも、毒物の検出がそう簡単にいくわけがないのだ。

血と毒と恐怖にまみれた戦争がようやく終結し、一九一八年に休戦協定が結ばれ、一九一九年にはヴェルサイユで講和条約が締結された。兵士たちが船で続々と帰還すると、ニューヨークのいたるところでパレードや祝典、パーティーが催された。

けれども、ハイラン市長の気分はお祝いムードとはほど遠かった。彼はノリスやほかの部局長たちに宛てた手紙で、勤勉であるべき公務員は浮かれすぎてはならないと釘を刺した。「帰還兵たちを乗せた船が通るさい、切りきざんだ紙が大量に川に投げこまれ……そのような行為は条例違法であり、不法に投機されたごみくずの処理で、市によけいな作業と費用の負担がかかるばかりか、紙の無駄遣いでもある点、市職員には十分に周知する必要がある。ついては、悪しき慣習をやめるよう指示を出していただきたい[28]」

一方で部局長たちもまた、担当部署を改善するための無心をやめなければならなかった。いちばん迷惑がられているのが自分であることをノリスは知っていた。「こうしょっちゅううるさくつきまとわれては、まともに公務ができない」とハイランに告げられていたからだ。

しかしノリスは苦情を無視した。一二月、ハイランはふたたびノリスに手紙を出し、スタッフの増員を求める陳情をやめてほしいと懇願した。もしも「あれこれ策を弄して人員を増やそうとするのを」やめれば、その分、組織を内側から改革できる時間的余裕ができるだろう。ハイランはそう書きながらも、同じ手紙のなかで、自分はすでに二年前からそう言いつづけているが、ノリスがアドバイスに耳を貸すと本気で期待しているわけではないとも認めている。

当然ながら、ノリスはスタッフの増員を要求しつづけた。その一方で、ゲトラーとともに〝アメリカのリカー・センター〟の住民にメチルアルコールの危険性について警鐘を鳴らすキャンペーンの立ち上げを決めた。「内臓を化学分析した結果、メチルアルコールによる死亡件数がどれだけ増えているかが明らかになりました[29]」ノリスは市の保健局に宛てた手紙にそう書いた。「この結果は、危険な量のメチルアルコールが含まれている酒が市のいたるところで売られていることを示しています」

一二月、マンハッタン区で四二件、周辺の行政区で九件のメチルアルコール中毒死が発生、さらにアルコール関連の失明も新たに一〇〇件以上報告された[30]。マンハッタンのアッパー・ウエストサイドに本部を置く全国失明防止委員会は、同じパターンがアメリカ全土でくり返されていると指摘した。全国で一〇〇〇人近くが、最近になってメチルアルコール中毒で失明していた。医師たちは、ギ酸が視神経に及ぼす破壊的影響が失明の原因だと考えた。

一二月も終わりに近づき、禁酒法が正式に施行される日が迫ってくると、ノリス、ゲトラー、市の保健局長、ニューヨーク医学アカデミー会長、そして全米失明防止委員会は記者会見を開き、メチルアルコールおよびそれを含むいかなる製品も販売・供給しないよう市民に呼びかけた。[31]「小さじ一杯のメチルアルコールでも、失明を引き起こすには十分なのです」とノリスは警告を発した。グラス一杯分も飲めば数時間で命を落としかねない。

ゲトラー、ノリス、そして彼らの同僚たちは異口同音に、禁酒法はアルコールを消滅させるよりもむしろ、「ウイスキーの代わりとなる数々の有害な代物」を生み出すだろうと予言した。それが的中するのか、それともベルビュー病院の病理学棟での長時間労働がもたらした取り越し苦労にすぎなかったのかは、一九一九年一二月の時点ではまだわからなかった。

第3章　シアン化合物（HCN, KCN, NaCN）　一九二〇～一九二二年

街のあちらこちらで開かれているカクテルパーティーがいよいよ盛り上がるなか、その日最後の鐘が鳴り響き、恐れていた一九二〇年一月二〇日がついにスタートした。[1] 朝になれば禁酒法が正式に施行されるため、人々は黒いカーテンに覆われた部屋で、蓋をあけた棺を空いたボトル入れにして、ひと晩じゅう踊り、飲み騒いだ。タイムズ・スクエアには大勢の人が集まり、真夜中を告げる鐘の音を聞きながら、酒との別れを惜しみ喪に服した。華やかなパーティーウェアを着て浮かれている者も、黒いシルクハットや霞のような薄いヴェールをつけ、喪服に似た装いで厳粛な顔をしている者もいたが、誰もがみな、これ以上ないほどに酔っ払っていた。そしてその場に朝までとどまり、しこたま飲んだウイスキーに勢いづいて、抗議のしるしにブロードウェイにたむろする者がいる一方で、静かに立ち去って、こっそり酒盛りを続ける者たちもいた。

じつを言えば、この日以降も酒を飲んで騒ぐのはさほど難しいことではなかった。合法的に酒を楽しめなくなったとたん、それではこちらをとばかりに密造酒を提供する者たちがあらわれたからだ。[2] だがそうした酒は、ゲトラーが予想したとおり恐ろしいほど致死率の高い醸造酒だった。その年の一月、有毒な酒による死は全米に広がり、ニューヨーク市で八人、コネティカット州ハートフォードで

はたった一日で四人、オハイオ州トレドでは二人が、ワシントンDCでは七人が死亡した。警察はまもなく、危険な酒を巧妙に利用して殺人が行なわれていることに気づいた。典型的な例をひとつ挙げてみよう。禁酒法が施行されて一カ月もたたないころ、ニューヨークの場末バワリー地区にあるいかがわしい店で酒を買ったふたりの男が、数時間後にニューアークで死体となって発見された。当初はアルコール中毒死と考えられたが、検死のさいに行なった化学分析の結果、青酸カリを盛られていたことが判明した。だがそのときには、犯人が何者であったにせよ、とっくに逃亡していた。

禁酒法の施行からたかだか一年で、かつて正規営業していた酒場は、密造酒を飲ませるもぐり酒場《スピークイージー》に取って代わられた。また、ボトル一本あたり二ドルの配達料金で、自宅へこっそりジンを届けてくれる密売者も登場した。「もぐり酒場というのは、まさに新時代のアメリカを象徴するものだ」[3]この種の店をすっかり気に入ったイギリス人の客が、こう書いている。

> 酒を飲みにいくと、そこには必ず胸おどる冒険が待ち受けている。なにしろ海賊や悪党にでもなった気分で、密造酒が飲める洞窟に入っていくのだ。わくわくしないわけがない。まずは、錠とチェーン錠のかかった木製の厚い扉の前に立つ。するとのぞき穴の向こうから、大きな目玉でじっくりと観察され……記名を終えたら、数字のみが書かれた謎めいたカードを渡される。それからようやく入店を許可されて奥のバーに入ると、酒飲みたちがずらりと一列に並んで盛り上がっている。万が一、税務官や警官に室内を見せてほしいと迫られた場合には、入口ドアにあるスイッチが押され、店内にある赤い信号灯が点滅する仕組みになっていた。

その信号灯が点滅すると、常連客は急いで裏口から脱出した。

禁酒法が施行されてわずか半年後の夏の終わりには、ニューヨークの警官たちはすでに、この新法に頭を痛めていた。八月にはブルックリンである強盗事件の裁判があったが、その強盗というのが、表向きは廃業していた酒場に押し入り、ひと晩じゅうジンをがぶ飲みして過ごしたというのだ。事件を担当した裁判官はいらだちを爆発させた。「まるでジョークのような法律だ。禁酒法は貧しい労働者からビールを奪い、この国を殺鼠剤だらけにしてしまった」[4]警察の化学分析官によって、このブルックリンの酒場を含め、ニューヨーク一帯でジンと称して提供された酒の分析がなされた。その結果、ほとんどが工業用アルコールであることが判明した。蒸留してメチルアルコールを除去したとはいえ、完璧とはとうてい言いがたく、有毒なアルコールが残っていたほか、それ以外にもケロシン（灯油）や水銀、さらにはライゾールや石炭酸などの消毒剤が少量ながら検出されたのだ。「こんなものを飲めば、命は落とさないまでも、多大な健康被害を受けるだろう」と警察本部長は警告した。

しかしそうした危険もまた、新たに誕生した〝もぐり酒場愛好家〟にはお楽しみのひとつで、ときには何もかもが楽しく感じられることさえあったようだ。[5]前出のイギリス人が書いているように、薄暗い灯りのもと、ホットなジャズが流れる隠れ家的な場所で夜を過ごすのも、テーブルに運ばれてくるあやしげな飲み物をどきどきしながら試してみるのも、愉快でエキゾチックな体験に思えたらしい。ある常連の酔客は、ナイトクラブの夜についてこう書いている。「バーテンダーが持ってきたのは確かにベネディクティン酒のボトルだったが、グラスに注がれたリキュールは何やら奇妙なものだった。上澄みは透明、真ん中は黄色っぽく、底のほうは茶色……ああ、これを飲んだらいったいどんな夢を見ることになるのやら……。それが、もぐり酒場の常連客が抱える悩みの種だ。朝になったら飲み友達に電話をかけて、まだ生きているかどうか確かめなければならないのだ」

　こうした秘密営業のナイトクラブでは、その日その日のアルコールの味を巧妙にごまかすバーテンダーが、これまでとは違う意味でもてはやされた。彼らが創作する新世代のカクテルは、たっぷりの果汁やリキュールで密造《バスタブ》ジンを割ったもので、ヒリヒリとした口当たりをごまかすためにスパイシーで色鮮やかな添加物が加えられた。[6]その結果、ベネット・カクテル（ジン、ライム果汁、ビターズ）やビーズ・ニーズ（ジン、ハチミツ、レモン果汁）、ジン・フィズ（ジン、レモン果汁、砂糖、セルツァー炭酸水）、サウスサイド（レモン果汁、シュガーシロップ、ミントの葉、ジン、セルツァー炭酸水）といったカクテルが生まれたのである。

　この手の酒は、ニューヨークのちょっと洒落た店、たとえば五二丁目にある〈ジャック&チャーリーズ21〉あたりに行けば十分に楽しめた。また西四五丁目にある〈エル・フェイ・クラブ〉では、〝テキサス・ガイナン〟の名で知られる女主人《ホステス》が枝付き燭台のようにきらびやかな姿を披露し、密造酒の取締官が客にまぎれていると、店の専属バンドが『囚人の唄』を奏でるという手はずになっていた。一方、バワリー地区まで南下すると、人気の酒はスモークという濁った色のカクテルだったが、警察もとっくに承知のとおり、その正体は燃料用アルコールを水で薄めたものだった。[7]スモークが飲めるのは、ペンキ屋やドラッグストアの奥、あるいは市場の奥まった場所で、繊維製品や山積みにされた缶などに埋もれるようにして営業しているもぐり酒場だった。グラス一杯が一五セントと、ありがたいほど安かったが、その実体はほぼ一〇〇パーセントメチルアルコールだ。

　バワリー地区でのスモークによる中毒死は、ひどい時期には平均して一日に一件の割で発生した。

密売元を摘発する取締官によれば、この貧民層向けのカクテルは〝POISON（毒）〟とステンシル印刷された缶から直接注がれていたが、客たちは気にしていなかったという。命は惜しいながらも死なないほうに賭け、とにかく飲んでいたわけだ。

化学分析の需要が高まるなか、ハイラン市政があいもかわらず監察医務局への予算を出し渋っていることに、ノリスは憤っていた。[8] 当初の恨みをいまだにひきずっているのか、市長は予算を年々削っていたのである。

一九二二年にノリスはまた市長に手紙を書いているが、この時点で監察医務局のスタッフはわずか四一人（パトリック・リオーダンの時代は六二人いた）、所属する医師の平均年俸は四〇〇〇ドルに満たなかった。化学者に至ってはさらに低かったため、ノリスが市長にしつこく陳情した結果、ゲトラーの年俸はようやく三〇〇〇ドルを超えたのである。

ちなみにノリス自身の年俸も六〇〇〇ドルにすぎず、彼が指摘するとおり、以前の検視官制度のもとで手にしていたような満足のいく収入が得られるスタッフはひとりもいなかった。だが、ノリスがそれ以上に憤っていたのは、監察医務局そのものへの基本的な支援が欠如している点だった。一九二一年に購入した備品の代金は、すべてノリスやスタッフが自腹を切っていたのだ。試験管から外科用メス、組織サンプル用の重量計、組織の損傷を調べる真鍮製の小型顕微鏡に至るまで、すべてである。とくにゲトラーの場合、独自に行なう実験のための薬品や、毎週必要になる生のレバーの費用を、けっして十分とは言えない給料から捻出していた。

犯行現場に残された証拠の「化学的・生物学的分析が、有罪か無罪かの決め手になりうるという周知の事実」を市当局が認識しなければ、監察医務局は役目を最大限に果たせない、とノリスは訴えた。この言い分に疑問を抱く者がいたとしても、ブルックリンの瀟洒なホテルで起きた痛ましい事件によって、ノリスが正しかったことがまもなく証明されるのである。

ブルックリンの高級住宅地コロンビアハイツに建つ〈ホテル・マーガレット〉は、オレンジ・ストリートの北東の角に位置し、巨大なクリスマスのオーナメントさながらに輝きを放っていた。一八八九年に建てられたこのホテルは、地元の建築家フランク・フリーマンが描いた彩色設計図によると、ライムストーンとレンガ、テラコッタをみごとに融合させた一二階建てで、銅製のバルコニーがあり、凝った装飾のあるひさしまで達する長方形のアーチ窓がついた夢のように美しい建物だった。

一九二〇年代当時、このホテルでは、一泊二〇ドルという高額な料金での宿泊のほか、居住用アパートメントとしても部屋を提供していた。このアパートメントが大変な人気を博したため、オーナーは長期滞在者向けにさらに別館を建てた。本館と同じ赤銅色に赤、金色の優雅な配色で建てられた別館では、白い制服に身を包んだウェイターが部屋まで運んでくれる食事に、制服姿のポーターが手動で操作する蛇腹式エレベーター、メイドによる隅々まで行き届いたサービスと、本館と同等の満足感が得られるようになっていた。エレガントなホテル・マーガレットは、コロンビアハイツに建ち並ぶ優雅な邸宅群になんの違和感もなくみごとに溶けこんでいた。

ところがある日、別館のアパートメントで暮らす引退した織物商とその妻がバスルームの床で死んでいるのが発見された。

「年配の夫婦、怪死」――一九二二年四月二七日付のニューヨーク・タイムズ紙の大見出しからは、捜査官らの当惑が読み取れる。バスルームの白黒タイルの床で発見されたのは、七五歳のフレモント・M・ジャクソンと、その妻で六〇歳のアニー。ふたりとも外出着姿のままで、妻のほうは洗面台のそばで、夫のほうは扉のすぐ内側に横たわっていた。

ジャクソン夫妻の遺体は、見るも恐ろしい状態だった。歯をかたく食いしばり、唇には血で染まった泡がこびりつき、顔色は異様なほど青く、肌一面に赤い斑点が浮き出ている。事件の担当医は、おそらく即効性の毒を飲んで心中したのだろうと考えた。

だが捜査の結果、夫妻の部屋からはわずかな毒の痕跡も見つからなかった。ありとあらゆる容器や小瓶、ボトル、グラスの底に至るまで調べたが、不審な残留物は何ひとつ発見されなかったのだ。遺族もまた、夫妻はなんの悩みもなく健康にも恵まれ、自殺などとうてい考えられないと語った。再婚してまだ一年足らずで、ふたりともひとり暮らしが長かったこともあり、二度目の新婚生活を満喫していたという。マサチューセッツ州で暮らすアニーの息子が送ってきた電報には、まず母親が食中毒で亡くなり、その遺体を見つけたショックでジャクソン氏も亡くなったに違いないと書かれていた。

ノリスの指示を受け、ブルックリン・オフィスの監察医助手が夫妻の検死解剖を行なったところ、シアン化合物（青酸化合物）を摂取した痕跡が見つかった。シアン化合物は窒息を引き起こす化学物質のひとつで、顔色の青さも酸欠によるものだと説明がつく。だが、夫妻はいったいどこで摂取したのか？　シアン化合物は即効性がきわめて高く、どこか別の場所で摂取し、そのあとアパートメントまで歩いて戻ることができたとは考えられない。警察が室内を再度捜索したが、やはりシアン化合物の痕跡は見つからなかった。

「ジャクソン夫妻の死は毒物によるものだが、みずから摂取したのか誰かに飲まされたのかは現時点では見きわめがつかず、飲食物に混入された可能性もある」と監察医務局は発表した。[10] 解剖を行なった医師は摘出した夫妻の胃を検体瓶に入れ、分析のためにブルックリンからマンハッタンにあるゲトラーの実験室に送った。捜査官たちは、その結果が出るまで「夫妻の死因を特定できない」わけだ。だが彼らとしては、本音を言えば、死因は別の何か――シアン化合物ほど忌まわしくないものであってほしかった。

シアン化合物には、他に類を見ない長く暗い歴史がある。[11] それは、あまりにも我々の身のまわりにあふれているせいかもしれない。

その香りは、イチイの葉やセイヨウバクチノキの花、モモやアプリコットの種、あるいはビターアーモンド（苦扁桃《くへんとう》）にたとえられる。もともとはヤスデなど節足動物の分泌腺から発する有毒物質で、これがまずシアノバクテリアに取りこまれる。藍色《らんしょく》細菌とも呼ばれるこのシアノバクテリアは、よどんだ池や湖の縁に浮遊する青緑色の藻のなかに密集しているほか、森や畑に生えている植物にも入りこんでいる。

シアン化合物を多く含む植物のせいで死に至る可能性があることは、太古の昔から知られていた。古代エジプトの象形文字で「桃による死刑」について書かれた文献が発見されたことから、古代エジプトでは果物の有毒な種から毒薬を調合し、シアン化合物による処刑が行なわれていたと考えられている。それから何世紀もの時を経て、シアン化合物を大量に、つまり致死量を入手することが容易になった。その理由のひとつに、あるドイツ人画家が一七〇四年に行なった実験が挙げられる。といっても彼は、それまでにない顔料をつくりだそうとしたにすぎなかった。
その画家の名は、ハインリッヒ・ディースバッハ。根っからの実験好きで、ベルリンの化学者の研究室に何時間も入り浸っては、試行錯誤しながら新しい色調の赤い顔料を生み出そうとしていた。混ぜ合わせる材料はしだいに突飛なものへとエスカレートし、あるとき彼は、乾いた血液とカリ（炭酸カリウム）、緑礬《りょくばん》（硫酸鉄）を混合してフラスコに入れ、火にかけて煮つめた。すると期待していた血のような深紅ではなく、まったく別の美しい色――黄昏時を思わせる濃い青紫色が出現したのである。彼はこの鮮やかな色をベルリンブルーと名付けたが、のちにイギリスの化学者たちによってプルシアンブルーと改名された。

それから八〇年近くたち、スウェーデンの化学者がこのプルシアンブルーと酸性溶液を混ぜ合わせると、魔女の調合した薬のようにぶくぶくと泡立った。続いてそれを熱した結果、無色の気体が発生した。かすかにビターアーモンドの香りが漂わなければ気づかないその気体は、すぐに凝集して透明な液体となったが、水で薄めてもなお、きわめて強力な酸性を示した。この有害な液体こそが、俗に〝青酸〟として知られるようになった毒物だが、化学者はシアン化水素酸（hydrocyanic acid）という名を好んで使った（ギリシャ語でhydroは水、kyanosは青という意味である）。

発生した気体はシアン化水素（青酸ガス：HCN）で、水素と炭素、窒素の原子が結合したものと聞くといかにも単純な化合物に思えるが、実際にはとてつもない猛毒である。このシアン化水素に化学処理を施すと、有毒な白い粉末――通常はシアン化カリウム（青酸カリウム：KCN）かシアン化ナトリウム（青酸ナトリウム：NaCN）――ができる。この三種のシアン化合物はそれぞれ、工業製品の生産に有用であることがまもなく判明した。シアン化水素は殺虫剤や爆薬、製版、鋼鉄の冶金などのほか、殺菌剤や鮮やかな色の染料、ナイロンの製造にも使用されるようになった。シアン化ナトリウムは鉱業にとって便利な道具となり、岩石にエッチング処理を施して不要な部分を取り除き、含有される金を抽出するのに使われた。シアン化カリウムも同様に鉱業に用いられるほか、写真や電気めっき、金属磨きにも使われるようになった。

さてアレグザンダー・ゲトラーだが、彼はニューヨークで発生したシアン化合物がらみの問題を調べはじめ、不慮の中毒事故をリストにまとめていた。たとえば、手に傷がついた状態で銀食器を磨いたようなケースである。ばく露量が多くないため、たいていはひどく具合が悪くなる程度で命に別状はなかったが、一件だけ死亡例があった。ある料理人が、鍋の内側と外側を磨き粉でピカピカに磨き上げたあと、しっかり洗い流さずに調理し、その料理を出された客が中毒死した事故だ。人々はシアン化合物がどれだけ危険な物質かを知らずに使っているのではないか——ゲトラーはそう懸念、いや、確信していた。「いちばんの問題は、シアン化水素酸（青酸）はこの世の生き物すべてにとって毒であるという点だ」と彼は記している。

つまり、シアン化合物は便利で、身近にいくらでもあり、入手も簡単で——おそろしいほど殺傷能力が高いのである。

ところが、シアン化合物を使った殺人を企てる者はほとんどいなかった。あまりにも明らかな証拠が残ってしまうからだ。この毒物による死体は、壮絶な死の見本として知られ、痣のような死斑や、いまわの際《きわ》の痙攣による顔のゆがみに加え、多くの場合、シアン化合物特有の不気味な香り——ほのかに漂うフルーティーなアーモンドの香り——を発する（のちに、遺伝子の突然変異によりシアン化合物のにおいを発しない人が相当数いることが判明する)。

あっという間に死に至ると知れわたったことで、シアン化合物は他殺よりもむしろ自殺の手段として人気を得た。「急性中毒の症状は電光石火のスピードで進行する。[12] 摂取後二分ないし五分で崩れるように倒れ、多くはそのさい大きな悲鳴(断末魔の叫び)を上げる」とゲトラーは書いている。摂取量が少なめだと死ぬまでにもう少し時間がかかるが、それでも他の多くの毒物よりは速く、経口摂取した場合の生存時間は、平均で一五分から四五分である。ただし、絶命までの時間の長短にかかわらず、穏やかな死を迎えられることはけっしてない。最期の瞬間は恐ろしく悲惨なもので、痙攣を起こし、空気を求めて必死に喘いだのち、血で染まった泡と唾液を吐き、意識を失ってようやく苦悶から解放されるのだ。

口からにせよ鼻からにせよ、シアン化合物を摂取すれば、すべて同様の過程を経て死に至る。酸素の運搬・吸収能力が停止してしまうからだ。一八九〇年代の終わりごろ、ある医師が大胆にも、シアン化カリウム(青酸カリ)の影響を調べようと、ごく少量を服用した。[13] そのとき彼が酸素を求めて発した喘ぎ声については、ゲトラーの時代になってもまだ医学論文に引用されていたという。結果的にその医師は死を免れたが、それ以降、同様の実験を試みる人間はあらわれなかった。

シアン化合物の及ぼす作用は、残忍なまでに正確だ。全身に酸素を運ぶ血液中のタンパク分子(ヘモグロビン)と瞬く間に結合し、血流に乗って体内をすばやく循環し全身の細胞に行きわたる。毒は細胞内のエネルギー産生を阻害し、呼吸ができなくなった細胞は酸素不足におちいり急速に死滅する。ゲトラーの表現を借りるなら、細胞の呼吸が一瞬にして〝麻痺〟し、肉体は死へと向かうのだ。酵素の生成が阻害され、電気信号が送られなくなり、筋肉細胞と神経細胞が一気に機能不全におちいるため、多くの場合、体ががたがたと揺れるほどの痙攣が起きる。

死後は、酸欠による青みがかった斑点が皮膚にあらわれる。解剖のさい、血液はかなり黒っぽい赤、ときには紫色に見えることもある。肺から心臓へ通じる血管が鬱血しているのは、体がなけなしの酸素を必死で求め、心臓ができるだけ多くの血液を循環させようとした証拠である。ゲトラーの時代にはシアン化合物が容易に入手できたうえ、毒性も非常に強烈だったため、この毒に特有の徴候がさらに見られた。口から摂取した場合、毒がその通り道を上から下へ焼きつくしていく。遺体を解剖すると、唇や口内の粘膜から食道までが真っ赤に焼けただれ、影響をやわらげる食べ物を同時に摂取していない場合はとくにひどかった。胃は膨張して変色し、胃壁にはどろりとした粘液が筋状に付着するが、これはシアン化合物が胃酸によって分解されて生じたものだ。

　監察医務局に勤務してからの四年間で、ゲトラーはニューヨーク市の五つの行政区で発生したシアン化合物による中毒死七九件を調査したが、そのうちの四九件は自殺で、大半はシアン化ナトリウム（青酸ナトリウム）によるものだった。[14] シアン化ナトリウムはシアン化合物のなかで最も安価で、のちの研究でも示されるように、シアン化カリウム（青酸カリウム）よりも効果が高い（ナトリウム原子はカリウム原子よりはるかに小さく、化合物となった場合に、青酸がより大きな比率を占めるためだ）。一方、自殺以外の死のほとんどは不慮の事故であることがわかった。シアン化水素（青酸ガス）は、建物の燻蒸《くんじょう》消毒や船の殺菌消毒に日常的に使われ、このガスを吸った作業員が死亡するケースも時々あり、とくにガスが完全に消失する前に屋内に戻ってきた場合に事故は起きた。

　こうした状況をふまえ、ジャクソン夫妻の事件を調べていた捜査官たちは、当日ホテル・マーガレットで燻蒸消毒が行なわれていたのではないかと考えた。だが支配人は、夫妻が死亡した時間帯に有毒ガスが発生するような作業は行なっていないと断言した。そうなると、シアン化合物中毒が死因だとすれば、夫妻は口から摂取したことになる。そこでふたりの遺体から胃を慎重に摘出し、監察医務局で化学分析を行なうことになった。

ゲトラーは当初、シアン化合物による一般的な損傷である、消化器に残された無残な破壊の跡が見つかるだろうと考えていたが、予想はみごとに裏切られた。亡くなった夫妻から採取された組織はわずかに崩壊していたものの、ほぼ健康な状態だったのだ。とはいえ、毒物への反応は人それぞれ異なり、必ずしも型どおりの痕跡が残るわけではないというのは、毒物学者にとって常識だ。

そこでゲトラーは、より細かく分析してシアン化合物の存在を確かめようと、胃の内容物と胃の筋組織を別々に調べてみることにした。[15] 胃のなかにシアン化合物があれば、それを飲みこんだことがわかるだけだが、胃壁内に見つかれば、毒が吸収されたこと、さらには体内に入った量までが明らかになるかもしれない。

ゲトラーの残した詳細な記録には、分析の手順がひとつずつ丁寧に記されている。彼はまず、内容物が入ったままの胃をアイスボックス（氷で冷やす冷蔵庫）に保存し、準備が整った時点で内容物を取り出し、筋組織と分離した。その後、夫妻それぞれの胃から約二〇〇グラムもの筋肉を採取し、細かく刻んでピンクがかった灰色のペースト状にした。次に、胃の内容物を容量一リットルのフラスコ二つにあけ、もう二つのフラスコにペースト状になった筋組織を入れる。そしてごく少量の、だが中身の分解を促進するのに十分な量の酸を各フラスコに滴下し、その液体を蒸気加熱装置《スチームバス》で蒸留し、氷で囲った別のフラスコ内で凝結させた。

もしシアン化合物が含まれていれば、この冷えたフラスコにたまった透明な液体に濃縮されているはずだ。

シアン化合物の有無を調べる信頼できる方法は、プルシアンブルー試験と呼ばれた。まず、蒸留した液体をごく少量取り出し、鉄分を多く含む塩《えん》を加えて加熱する。それが冷めると、茶色い泥状のものがフラスコの底に沈殿する。そこに塩酸を一滴ずつ加えていくと、やがてその沈殿物《スラッジ》が溶解しはじめ、高濃度のシアン化合物が含まれていれば、ほぼ瞬時に鮮やかな青い層がフラスコ内にあらわれる。だが、痕跡程度のわずかな量であれば青い光を放つことはなく、沈殿物は緑色に輝いたあと、ゆっくりと青色に変化する。

ゲトラーは、胃の組織と内容物の両方にこのプルシアンブルー試験を行なった。ほかにも六種類の方法を試したが、青色にもならなければ、ほかの反応も起きない。どの試験でも、シアン化合物に関しては陰性だった。つまり、二つの遺体と役に立たない試験結果だけを残し、捜査はふりだしに戻ったのである。

ジャクソン夫妻の事件はまさに、ミステリ作家たちがこよなく愛し、現役の刑事たちが忌み嫌う密室殺人の様相を呈していた。現に夫妻のアパートメントのドアは施錠されており、遺体を発見したのは、室内清掃のためにホテルのマスターキーで入ったメイドだった。

おそらく警察は、巧妙な殺人を暴く手がかりを見逃してしまったのだろう。ニューヨーク州の裁判例だけを見ても、被害者の飲食物に加害者がこっそり毒を盛った事件はいくらでもあり、またその方法もそれぞれに独創的だった。

直近の数年間に限っても、次のような事件が起きている。ウエストチェスター郡に住む男が、ある晩、タバコを持ってきてくれない妻にいらだち、居間のテーブルに毒入りキャンディーの箱を置き、妻がそれに手を伸ばすのを待った。またメイビル郡では、解雇された郡の職員が後任の女性宛てにシアン化合物入りの手づくりキャンディーを送りつけた。さらにホワイトプレーンズでは、うるさく吠えたてる隣家の犬に腹を立てた女が、その家に毎朝配達される瓶入り牛乳の一本を、シアン化合物を入れたものとすり替えた。ほかにも、オーリアンに住む新婚の妻が夫の連れ子をうとましく思い、その六歳の少年がミズーリ州で休暇を過ごしているあいだに毒入りチョコレートを送り、甥がわけてくれたそのチョコをひと粒食べた叔母が危うく命を落としかけた事件もあった。

だがシアン化合物が郵送された全米で最も有名な殺人事件といえば、まもなく二〇世紀という世紀の変わり目にニューヨーク市で起きた次の事件だろう。[16] シアン化合物がからみ、容疑者は南北戦争の英雄の息子で、富裕層向けのアスレチッククラブが舞台だったことから、大きな注目が集まった。

一八九八年のクリスマス直前、〈ニッカーボッカー・アスレチッククラブ〉でアスレチック部門を統括するハリー・コーニッシュの自宅に、送り主が不明の小包が届いた。開けてみるとティファニーの水色の箱があらわれ、中には鎮痛薬ブロモセルツァーの小瓶が、浮き出し模様のある銀製のボトルホルダーにおさまって入っており、なかなか気の利いたプレゼントのように思われた。当時、コーニッシュは家の所有者である伯母を含め数人の家族と同居していたが、クリスマスの二日後、その伯母がひどい頭痛を訴えた。送られてきたブロモセルツァーを思い出したコーニッシュは、グラスの水に混ぜて伯母に飲ませた。すると恐ろしいことに、飲んだ直後に伯母は床に倒れこみ、息をしようと必死に喘ぎながら息絶えたのである。その顔は、青黒く変色していた。

あわてた家族に呼ばれて駆けつけた医者はすぐさま、ブロモセルツァーの薬瓶に漂う特徴的なビターアーモンドのにおいに気づいた。そこで検死解剖を行なった結果、遺体には確かにシアン化合物による典型的な中毒症状が見られたのである。通常、匿名で送りつけられた毒物事件の解決はなかなか簡単にはいかないものだ。だが幸運にも、この事件ではコーニッシュが小包の包装紙を保管していた。さらに、宛名の筆跡には見覚えがあるとクラブの事務員が証言したため、クラブの元会員で、コーニッシュと諍《いさか》いを起こしたのちクラブを退会したローランド・モリノーという三一歳の男がすぐに捜査線上に浮かび上がった。

だが警察には、ローランド・モリノーが容疑者だとはとても思えなかった。気品と教養を兼ね備え、しかも父親は南北戦争の英雄、元北軍少将のレスリー・モリノー。北軍がジョージア州に進攻するさい、リッチモンドとシャーマンでグラント将軍を支え、命運を分ける数々の戦いで活躍した人物である。ローランドは、人々から広く敬愛される父親の威光に守られていた。警察は当初、ローランド・モリノーが殺人犯のはずはないと考えたが、状況証拠が増えていくにつれ、その思いこみは覆されていった。

ローランドはティファニーの顧客であり、一二月の事件前にも五番街の本店で購入していたことから、あのティファニーブルーの箱を入手していたと思われる。また、勤務先は染料を扱う同族会社で、化学を学んだ経験もあり、染料に使用する毒物——水銀、ヒ素、それにシアン化合物を多く含む顔料プルシアンブルー——がずらりと並ぶ自分用の研究室をもっていた。おまけにその会社は、小包が投函された郵便局から数ブロックと離れていない場所にある。さらにローランドは、父親とは似ても似つかない、それどころか並外れて選民意識の強い男だった。コーニッシュとの諍いも、〝地位の低い〟会員たちをクラブのイベントから締め出そうというローランドの提案をコーニッシュが拒んだのが原因で、ローランドはクラブ宛てにコーニッシュの解雇を要求する手紙を書き送り、コーニッシュを「卑劣で邪悪な男」と非難していた。

捜査が進むと、より物騒な事実が発覚した。事件の一カ月前の一八九八年一一月、アスレチッククラブの会員が不慮の死をとげていた。ヘンリー・バーネットというその男性は、ある若く美しい女性につきまとっていたのだが、それはローランドが結婚を望んでいた女性だった。当初、バーネットの死に不審な点はないとされ、死亡証明書には急性心不全と記されていたが、警察があらためて捜査すると、バーネットもやはり匿名で送られた薬の小包を受け取り、それを服用した直後に亡くなったことが判明したのである。そこで遺体を掘り起こして分析した結果、胃を含むいくつかの臓器に高濃度のシアン化合物が含まれていた。

ローランドは、バーネットの死後三週間もたたないうちに問題の女性と結婚していた。警察はローランドが二つの事件の犯人だと確信したが、検察はコーニッシュの伯母の死に関してのみ起訴することを決めた。この事件のほうが、宛名の筆跡を含めて証拠がより強固だったからだ。かくして一八九九年の年末に裁判が始まり、結審後、ローランドはシンシン刑務所に送られ、死刑執行を待つ身となった。

しかし、じつはこの裁判の最終論告で、検察官がなんともまずいミスをおかしていた。ローランドが起訴されたのはコーニッシュの伯母の事件だというのに、バーネットの死についてくり返し語ったのだ。さらに、正義の鉄槌を下してほしいと訴える犠牲者の声が、それもひとりではなく、悲惨な死を遂げたコーニッシュの伯母とヘンリー・バーネットのふたりの声が聞こえてくると、陪審員にドラマチックに告げ、「健康そのものの若い男性が、同様の手段で命を奪われたのです……わが同朋である陪審員のみなさんが、誠実かつ公正な評決をためらったりするでしょうか？　いいえ、そうは思いません」と訴えかけたのである。

ローランドは二年近く刑務所で過ごし、『The Room with the Little Door（小さなドアの部屋）』という獄中記を書いていた。一方で父親は、息子の無実を証明しようと奮闘した。そして本の執筆がまだ続いていた一九〇一年一〇月一五日、ニューヨーク州控訴裁判所の陪審団は、バーネットの死についての言及は不適切だったとして、全員一致で一審の有罪判決を覆した。けれども地区検事はローランドの有罪を確信していたため、一年後にふたたび審理を請求した。すると今度は、父親が何人もの筆跡鑑定士を雇い、宛名の筆跡という、息子に不利な証拠を否定させた。

一九〇二年に行われた二度目の裁判でローランドは無罪を言い渡されるが、妻はその直後に彼と離婚している。ニューヨークの上流社会を舞台にしたこの裁判で、ローランドはシアン化物を用いた二つの事件で有罪であったにもかかわらず、陪審員たちは父親の主張どおり彼を無罪とした。それは言わば、父親に与えた無罪判決だったのである。ローランドは無罪放免となったあとも、不当な有罪判決を受けて人生を棒に振ったとの強迫観念にとらわれつづけた。その後さらに数冊の本を書き、犯罪者の苦境を描いた劇も共同制作したが、やがて精神を患い、一九一三年にニューヨーク州立精神病院に収容され、四年後に五一歳で世を去った。

毒殺事件を追う人々は、このモリノー事件から、クロロホルムがらみのライス事件やモース事件と同様の教訓を得た。明白な動機に加え、被害者がシアン化合物中毒で死亡したという揺るぎない証拠があるにもかかわらず、ローランド・モリノーは有罪判決を免れた。ようするに、毒殺犯を捕まえるのは難しいが、有罪にするのはそれ以上に難しいのである。

一方、ジャクソン夫妻の事件は、遺体発見から一週間以上が過ぎても、まったくの謎に包まれていた。

発見時、どちらの遺体もすでに硬直して冷たくなっていたため、監察医務局は食中毒の線を除外していた。食中毒の場合、細菌感染のために通常は体温が上昇し、他の死因と比べて死後もしばらく体温が維持される傾向がある。それを考えると、夫妻の遺体は食中毒にしては体温が低く、また低下も早すぎた。

ゲトラーが夫妻の脳組織を丹念に分析すると、どちらの脳からも微量のアルコール成分が検出された[17]。おそらく夫妻は、夕食時にメチルアルコール入りの悪質なカクテルを口にしたのだろう――警察はそう考えたが、夫妻を知る誰もがその考えを却下した。ジャクソン夫妻は熱心なキリスト教信者で、禁酒法の支持者でもあったというのだ。

それでも警察は、こうした反論を言葉どおりには受け止めなかった。なにしろニューヨークでは、社会的地位も信望もある多くの人々が――市長までもが――もぐり酒場の常連客だったのだから。禁酒法を徹底するために雇われた酒類取締局の取締官もまた同様で、メチルアルコールを大量に飲んだ取締官が病院に運ばれるケースが頻発し、直近ではサンフランシスコとボストンで報告されていた。絶対禁酒主義者を自称する夫妻も、やはり酒の誘惑には抗えず、ジン・フィズを二、三杯、陰でこっそり口にしていたのだろう。

答えの出ない事件の結論としては、それが妥当だろう。刑事たちはそう考えた。ちまたには、ホテル・マーガレットの客を全員、いや、もっと多くの人々を殺せるくらい、危険な酒があふれているのだから。

自称〝ニューヨーク一の密造酒ハンター〟酒類取締局の取締官イジー・アインシュタインは、ニューヨーク各紙から受けたインタビューで、もぐり酒場が提供しているのは「自分の知る限りでは、酒を騙《かた》った最も劣悪な混合物だ。あんなものを大量に飲めば、並みの男はもちろん、取締官でも確実にぶっ倒れる」[18]と語っている。

元郵便局員のアインシュタインと、その相棒で元タバコ屋店主のモー・スミスは、禁酒法がスタートした年に酒類取締官として採用され、以来、摘発のテクニックを磨いてきた。起訴に持ちこむための証拠集めでふたりがとった方法は、じつにシンプルだ。まず一杯の酒を注文し、それを少量、ベストのポケットに隠し持った漏斗を使って小瓶に注ぐ。そしてしっかりと栓をしたあと、取締官のバッジをさっと取り出し、密造酒の提供に関わった全員を逮捕する。

この名コンビは、創意工夫に富んだ手法を次から次と編み出しては違法な酒類販売を摘発した。あるときは、スミスが氷のように冷たい川に飛びこみ、アインシュタインがすぐさま彼を酒場にかつぎこんで、凍死寸前の友人のために酒を一杯頼むと告げ、それを真に受けて密造酒を提供した酒場を摘発した。サッカー選手を装い、手押し車からジンを取り出して売ったアイスクリーム屋を逮捕したこともあれば、テキサス・レンジャーズの選手やユダヤ人の夫婦（妻役はスミス）、路面電車の車掌、墓掘り人夫、漁師や殺し屋に扮したこともある。朗々と響くバリトンの声をもつアインシュタインは、もぐり酒場でオペラ歌手を名乗り、みごとな歌声を披露し聴き手を感動させたあと、その店を廃業に追いこんだ。

アインシュタインが記者たちに断言したように、実態を熟知していたふたりは、当時出回っていた酒もどきの有害な飲み物をけっして口にはしなかった。取締官という仕事のおかげで、「アルコールをかぎつける嗅覚がかなりとぎすまされた」と彼は語った。「もちろん、もぐりの酒場も手口がどんどん巧妙になって、ほとんどアルコール臭のしないカクテルに出くわすこともあった。そういうときは、舌先をちょっとつけてみて、ぴりっとくるかどうか確かめる。熟練ハンターなら、酒かどうかは一発でわかるよ」

こうした取締官がたまに「ほんの少量酒を楽しむ」ことがあったとしても、没収した酒のうち極上のもの、つまり「えりすぐりの酒」だけを堪能するのだとアインシュタインは言い添えた。だが彼自身は、そのえりすぐりの酒すら信用できず、「自分の胃袋は守りたい」と、わが身のために小瓶に入った証拠物の栓は開けずにおいた。

ジャクソン夫妻の事件では、ニューヨークに出回る危険な酒が死因ではないと判明し、警察とゲトラーは原因を探ってひきつづき頭を悩ますこととなった。

ゲトラーは、夫妻のアパートメントにある瓶や箱、容器の中身をかたっぱしから調べてみた。すると、そのなかのひとつ——睡眠薬——に、合法的な量のエチルアルコールが含まれていることがわかった。脳の組織内のアルコールについてはそれで説明がついたが、致死量にはほど遠い。そもそも、エチルアルコールはメチルアルコールほど毒性が強くない。結局、アルコール中毒死を示す証拠は何も見つからなかった。

ここで捜査は行き詰ったかに思われたが、ブルックリン警察のある刑事はあきらめることなく、ホテルのスタッフに再度聞き込み調査を行なった。すると脅しが効いたのか、メイドのひとりから新事実を聞き出すことができた。ジャクソン夫妻が亡くなった日、ふたりの部屋の真下にある地下室のドアや窓が、接着糊のついた紙で密閉されていたというのだ。それは、燻蒸消毒を行なうさいの一般的な処置だ。この情報を武器に、刑事はまもなく、夫妻が亡くなったときに地下室で消毒が行なわれていた事実をホテル側が隠していたことを突きとめる。

消毒業者はシアン化水素（青酸ガス）を使ったのではないか？[19] 殺菌消毒にはよく使われる物質だ。地下室と夫妻の部屋は送水管とスチーム配管でつながっているから、配管経由で有毒なガスが昇ってきたのだろうか？　シアン化水素はごくわずかな量で致死量に達する猛毒として知られ、蒸留してできた液体は、ほんの一滴、雨粒ほどの量（約五〇ミリグラム）でも命取りになる。前年の夏、ニューヨークに寄港していた二隻の外国船でシアン化水素中毒が発生し、合わせて四人の船員が亡くなる事故が発生した。ペスト保菌の疑いがあるネズミを退治するため、アメリカ公衆衛生局の職員が行なった燻蒸消毒が原因だった。一方の船、ブルックリンの埠頭に停泊中の汽船ミンチョ号では、船員が戻る前に丸一日換気をしていたが、それでも予想外の場所にガスがたまっていて、三人の船員が犠牲になった。

こうして警察はついに、筋の通る真相をつかんだかに思われた。ジャクソン夫妻は、配管を通じて地下室から昇ってきた青酸ガスで亡くなったのだ。まず、ふらつきながらバスルームに入った夫人が倒れ、次に妻を助けようとしたジャクソン氏がバスルームの入口に来たところでこと切れた。これならば確かに辻褄が合う――ただ一点、ふたりの遺体からシアン化合物の痕跡が見つかっていないことを除けば。

そこで、刑事たちはふたたびゲトラーのもとを訪ねたが、青酸ガスを吸いこんだのであれば、胃の中身を分析しても意味はないと告げられた。青酸ガスの有無を知りたいならば、肺を調べなければならない。それこそが、若い化学者たちを教育するさい、彼がつねづね強調していた重要なポイントだった。シアン化合物による殺人事件を解決するには、毒がどのように投与されたかを明確にしなければならないのだ。「吸入による中毒の場合、通常は胃の内容物に（シアン化合物の）痕跡はほとんど、あるいはまったく見られない。法医学の観点から、これはとてつもなく重要なことである」

この情報を得た地区検事は遺族を説得し、ニュージャージー州スプリングフィールドの墓地からフレモント・ジャクソンの遺体を掘り起こさせ、肺を摘出してふたたび埋葬した。そしてそのどろどろになりかけた灰色の組織――すでに死後二週間以上が経過していた――は検体瓶に入れられ、ゲトラーの待つベルビュー病院の実験室へ急いで運ばれた。

肺を開くと、そこにはシアン化合物中毒の徴候が勢ぞろいしていた。内側の粘膜は腫れ上がり、死滅する血液細胞が破裂して一気に出血が起きたせいで、血まみれになっていた。形をとどめている組織切片に胃と同様の化学分析を行なうと、黄昏時の空のような不気味なプルシアンブルーの光を放った。

「近年、自殺や事故、また業務中のシアン化合物中毒が頻発している」[20] ゲトラーは《American Journal of Clinical Pathology（米国臨床病理学会誌）》にこう書いている。なかでも、シアン化合物を含む燻蒸剤による自殺や事故死が最大の割合を占めていた。ジャクソン事件が起きる前年、つまり一九二一年までに、ゲトラーはニューヨーク市で発生したシアン化合物による中毒死を八〇件近くも調べていた。

一九二二年には、ジャクソンのケースを含め、シアン化合物による事故死が四件、自殺が一〇件発生した。（一九二九年以降は大恐慌の影響で自殺者がいっそう増え、シアン化合物による自殺は一九二九年に二二件、一九三〇年には三四件発生している。ゲトラーの記録によれば、その数は一九三三年には四九件にものぼった）しかし一九二〇年代の終わりには、シアン化合物を使った燻蒸消毒が原因で死亡するケースは、ほぼ皆無となった。それはおもに、ジャクソン事件を受けて、日常的に行なわれる一般家庭や業務上の燻蒸消毒に猛毒が使われていることに対し、ノリスとゲトラーが執拗に反対運動を展開したおかげである。ふたりは数年かけて市の取り締まり機関に訴え、働きかけ、追いつめ、ついにシアン化合物を使った燻蒸消毒に歯止めをかけた。

じつはふたりには、ジャクソン夫妻と同様の死を防ぎたいという当然の願いとはまた別に、ホテル・マーガレットの惨事を二度とくり返したくない理由がいくつもあったのである——。

ゲトラーがフレモント・ジャクソンの肺にシアン化合物の痕跡を発見したのち、監察医務局は新たに浮かび上がった死因についてさらに検証を行なうことにした。青酸ガスが本当に地下室から漏れたものであるという確証を得るためだ。ジャクソン夫妻の部屋に六匹の白ネズミが放たれ、真下の地下室で青酸ガスが放出された。すると三時間もたたないうちに、すべてのネズミが息絶えた。「夫妻はおそらく、何が起きたのかわからないまま亡くなったと思われる」監察医務局はそう報告した。

ノリスとブルックリンの地区検事ジョン・ラストンはホテル側の事実隠蔽に激怒し、会議を開いて怒りを共有した。燻蒸消毒は行なっていないと嘘をついていたホテルの支配人は、ふたたび聴取を受けるとただ肩をすくめ、消毒作業があったことをうっかり忘れていたと答えたのだ。実際に作業をした男は怖気づいて身を隠し、いまだ折り返しの電話もかけてこない。

夫妻の死因が隠蔽されたせいで、捜査当局は真相の解明までに二週間近くも翻弄され、多額の費用を無駄に費やす羽目になったのだ。もしホテルの支配人と業者が正直に申し出ていれば、夫妻の死は重大な過失として処理されたはずで、けっして告発などしなかっただろう、とラストンは述べた。だがこうなった以上、ふたりを処罰しないわけにはいかない。そこで彼は、消毒業者アルバート・ブラディチッチとホテルの支配人イーライ・デュピュイを過失致死の罪で起訴することにした。できるなら、もっと厳しい罪状で起訴したいくらいだった。

しかしその裁判は、中毒死訴訟の難しさを突きつける苦い教訓となったのである。デュピュイとブラディチッチが雇った弁護団は、ジャクソン夫妻が亡くなった日に消毒作業が行なわれていた事実をあえて否定はしなかった。また、最初の事情聴取で、依頼人たちが警察に全面的に協力しなかった点も否定しなかった。そのうえで、まったく別の部分に焦点を当てて弁護を展開した。要は遺体の化学分析にはなんの意味もなく、夫妻の死因はいまだに謎のままで、監察医務局はシアン化ガスが原因だと明確には証明できていないと主張したのだ。さらに、金で雇われた〝医療の専門家〟たちも、ゲトラー博士の論理はすべてまちがった思い込みであると証言した。

被告人側の見解は、シアン化合物は分解がきわめて速いため、腐敗した遺体から検出できるはずがない、ゆえにジャクソン氏の肺の分析結果はまちがっているというものだった。それに対しゲトラーは、被告人側は医学的事実を誤認している、シアン化合物が時間と共に分解するのは確かだが、二週間程度で消えるわけではないと反駁した。すると被告側の弁護団は、市の化学者は自分の誤りをごまかそうとしているだけだと鼻で笑った。ブラディチッチの弁護士はこの裁判で、アレグザンダー・ゲトラーはまったく無能な化学者であり、最初の分析で誤った見解を示し、そのために二度目の分析結果を捏造したということを論点にしたのだ。

　ノリスは愕然とした。優れた化学者であるゲトラーが公然と馬鹿にされても、地区検事補が反論しなかったからだ。被告人側の弁護士の「ゲトラー博士の人格を否定するような発言はけしからん。法廷であのようなことを言われて異議も申し立てないとはどういうことだ」[21]と、彼は検察局に怒りをぶつけた。

　ノリスはさらに、ブラディチッチ側が用意した医療専門家たちが法廷であからさまな嘘をついたとも訴えた。弁護側の証人のひとりが、モルグから遺体の一部を入手しシアン化合物の有無を調べたと主張したのだが、そんなはずはないとノリスは確信していたからだ。「マンハッタンのモルグに赴き、弁護側証人が検証用に入手したという肺が実際に持ち出されたかを調査したところ……そのような事実を知る者はひとりもいませんでした。また、見ず知らずの人間に臓器を貸し出すといったことに対し、我々はきわめて慎重であります。このような不正な証言を行なった医療専門家たちには、厳しい処罰をお願いいたします」

　ところが被告人側の弁護士はさらに、検察側の言うことは行き過ぎている、「推測によって事件を組み立て、相手を苦しませて楽しんでいる」と愚弄した。続いて陪審団に、有罪性に対する合理的な疑いと証拠に対する完全な疑いにもとづき無罪と判定するよう迫った。するとこの戦術は功を奏し、被告人のふたりは、すべての罪状において無罪となったのである。

結審後に地区検事補ジョー・ガラハーは、毒物学はまだ新しい学問であるため、陪審員が理解できるように説明し、その場で納得させるのは非常に難しいのだと、ゲトラーとノリスに書き送っている。あのような状況にもかかわらずゲトラー博士はすばらしい仕事をしてくれた、彼の協力と助力には感謝している。だがそれでも裁判に負けた理由をおふたりには理解してほしい、手紙にはそう書き添えられていた。

「状況はおっしゃるとおりだと、こちらも理解しております」ノリスはこう返信している。「ゲトラー博士も、やはり検事補が挙げられた理由から、我々の考えが陪審員に正しく伝わるとは考えていなかったようです。私のほうは、結審まではむしろ楽観的な見かたをしていたのですが、残念ながらまちがっておりました」

観念したかのような文面だが、じつはそうではなかった。それはゲトラーも同じで、まったくあきらめてなどいなかったのである。

ノリスとゲトラーは、この裁判の結果をそれぞれ自分なりに受け止めた。そして数カ月後、ノリスはニューヨークだけではなく全国規模で、「法医学の置かれた状況を改善する」ための改革運動に着手した。法廷の内外を問わず、法医学の専門家が信頼を勝ち取り、しかるべき敬意を払われるようにしようと決意したのだ。

その年の九月、ノリスは列車でワシントンＤＣへ向かい、他の都市からの代表者が集まる会議に出席した。参加者は、シカゴの検死医、ボルチモアのジョン・ホプキンズ大学所属の病理学者、コーネル医科大学の化学研究者、ボストンの著名な監察医ジョージ・マクグラス。マクグラスは、アメリカで最初の法医学専門プログラムのひとつをつくった人物である。会議では、委員会を結成して資金を出し合い、アメリカにおける法医学の実態を調査する人材を雇うことが決まった。「全国の大都市において、法医学という重要な仕事に従事する人間の訓練および資格認定」の現状を把握し、法医学の全国基準を定めるためである。

じつはブラディチッチの裁判の前にも、弁護側が法科学者を個人攻撃して勝訴した裁判の例はあった。一部の検視官のうさんくさい仕事ぶりが、この職業の評判を貶《おとし》めていたのも理由のひとつである。昔ながらの杜撰なやりかたは改めねばならない、そして国民の意識も変えていかなければならない、会議に集った専門家たちの思いは一致した。そこでノリスはロックフェラー財団に以下のような手紙を書き、このプロジェクトにいくらか助成金を得ることに成功した。「この問題を広く国民に周知させる最も効果的な方法は、わが国とヨーロッパの制度を比較することでしょう。ヨーロッパでは、この仕事に従事するのは訓練を受けた研究者に限られていますが、わが国では多くの場合、技術も経験もない人間によって行なわれているのが実状なのです」

ノリスは、自身が率いる監察医務局がこうした状況を正すために努力しているのを誇りに思っていたが、法医学の専門家に対する世間の認識が目的達成の妨げとなっていた。このような状況があまりにも長いあいだ続いている。ノリスは手紙のなかで怒りを爆発させた。誰もこの状況を変えようとしないのなら、自分が変えてみせる——。

ゲトラーもまた、ブラディチッチの裁判の結果を受け、使命感に突き動かされるように行動を開始した。[22] それ以前にも夜遅くまで残って仕事をしていたが、実験室で過ごす時間はますます長くなった。さらなる時間を費やし、怒りを原動力にがむしゃらに突き進むことで法医学への信頼度を高められるなら、そうする覚悟はできていた。

それから一〇年以上にわたって研究を続けたゲトラーは、シアン化合物による中毒死を詳細に分析した報告書を書き上げた。その研究成果の集大成とも言えるのが、一九三八年に発表した論文『The Toxicology of Cyanide（シアン化合物の毒物学）』であり、彼の死後も長く引用され、二一世紀の現在に至るまで、毒物学者や政府機関によって参照されている。

この論文は、ゲトラーが取り憑かれたように研究を続けた日々の記録とも言える。蒸気や氷を使って実験をくり返し、化学反応によってさまざまな色が生み出された。鮮やかな黄色、夕焼けの赤、嵐雲のような紫がかった灰色、トルマリンを思わせる半透明の緑色、高貴な青、泥のような茶色。肉挽き機にかけた人間の臓器を使った血みどろの実験に、犬を使った身の毛のよだつ実験。いつか役に立つようにと、どんな細かいことも丹念に記録した。

実験の結果、組織を切り刻む前に、肉挽き機を砕いた氷で冷やしておけば、熱作用で失われるシアン化合物の量を減らせることがわかった。組織内のシアン化合物を検出する標準的な八つの試験方法のうち五つは、結果が正確ではないこともわかった。また、細かくした組織に鉄化合物と塩酸を加えつづけると必ずシアン化合物を示す青色に変化したことから、これが信頼性の高い方法であることもわかった。ゲトラーは多種多様な実験を重ね、ごく微量のシアン化合物でも検出できる方法を模索した。そしてさらに八つの新たな試験を行なうことで、ついに一ピーピーエムというわずかな量の検出にも成功したのである。彼はそれらの試験によって、人体には自然にごく微量のシアン化合物が存在するのかどうかを調べた。そのために、他の死因による遺体から摘出した何百という肝臓や脳、肺、腎臓を分析した。その結果、シアン化合物にさらされていない人間の体内にはその痕跡は見つからず、「正常な組織の留出物にはいかなるシアン化合物も存在しない、たとえあったとしても、その有無を調べる試験の感度ではわからないほどの微量である」との結論に達した。

また、シアン化合物が体内に入ってからどのような経路をたどるのかを知るため、四匹の犬を使って、吸入した場合と経口摂取した場合の影響を比較したこともあった。こうした動物実験を快く思う人はいないだろうが、純粋な必要性から正当な行為だと考えたのである。実験では、四匹のうち二匹の犬の胃に管を通し、そこから一定量のシアン化カリウム（青酸カリ）を注入した。残りの二匹は顎をテープで閉じて手術台にくくりつけ、シアン化水素を吸入させた。具体的には、鼻と口を覆うように円錐形のマスクをテープで固定し、空気が漏れないように周囲をワセリンで密閉したあと、シアン化水素ガスを犬が息絶えるまで送りこんだのである。

これらの実験のおかげで、シアン化合物によって死に至るまでの時間が初めて明らかになり、被害者はその場にばたんと倒れて絶命するという伝説は崩された。胃に五〇ミリグラムのシアン化合物を注入した犬は二一分後に死亡し、二〇ミリグラムに減らすと、犬は二時間三五分のあいだ生きていた。吸入させた場合は致死量も少なく絶命までの時間も短かったが、やはり即死ではなく、たとえば約一〇ミリグラムのシアン化水素を吸入した犬は、一五分後に息絶えた。

こうした動物実験の結果（のちに、シアン化合物による犠牲者の分析結果からも裏づけられたが）、摂取方法によって吸収のされかたが異なることが判明した。吸入した場合は即座に肺に溜まり、血流に乗って脳、心臓、肝臓へと達する。だが口から摂取した場合の吸収速度ははるかに遅く、二匹の犬を解剖すると、死亡時の胃には、摂取したシアン化合物の三八パーセントから八三パーセントが残存していた。これにより、吸入した犬よりも絶命までの時間が長かった説明がつく。

ジャクソン事件を念頭に、ゲトラーは死体の腐敗が進むにつれてシアン化合物がどうなるのかも忘れずに調査した。死体から取り出した肝臓や脳、肺の組織切片を使って、その時点でのシアン化合物の含有量をそれぞれ調べて記録したあと、防腐処理を施さずに保存瓶に入れ、実験室の棚に放置した。その後、一週間、二週間、さらに三週間、四週間を経た時点での含有量を調べた。ジャクソン氏が埋葬されていた二週間よりもはるかに長い期間を経た組織がどうなるかを見て、結論に確証を得るためだった。

ゲトラーは一カ月後の組織切片に関して、「このひと月で腐敗の度合いがかなり進んだ」と、かなり控えめな言葉で表現している。彼は各時点で組織に残存するシアン化合物の量を調べ、腐敗する前に測定した量と比較した。すると、腐敗による測定値の変化はごくわずかであることがわかった。四週間後でさえ、腐敗前の毒の量の九〇パーセントが検出されたのだ。一九二二年の裁判における彼の証言が正当だったことが、ここでもまた立証された。

ゲトラーはさらに、ブラディチッチの裁判におけるもうひとつの論点――ジャクソン氏の遺体にシアン化合物の存在が確認されたとしても、それは何も意味しないという相手方の主張――についても調べた。あのとき被告人側の証人となった医療専門家たちは、人体が腐敗する過程でシアン化合物が自然に生み出されたと主張したのだ。ゲトラーはそれについても白黒はっきりさせてやろうと決意した。そこで、自然死した遺体からのみ摘出した八つの臓器からサンプルを採取すると、それをフラスコに入れて密封し、二カ月にわたって毎週ひとつずつ取り出して分析を行なった。

一週目は、腐敗によって生み出された微量（組織一〇〇グラムあたり約〇・〇三ミリグラム）のシアン化合物の存在が認められたが、それ以降は分解が進んだのか、二カ月たったときにはまったく検出できなかった。最も多く検出されたケースでもごくわずかで、フレモント・ジャクソンの遺体から検出された量には遠く及ばなかったことから、ゲトラーは「遺体の腐敗は、シアン化合物による毒殺か否かを見きわめる妨げにはいっさいならない」と結論づけた。

何年ものあいだ、誰もいない実験室で深夜まで黙々と実験を重ね、ついにジャクソン事件の正しい答えを手にしたのである。時間をさかのぼれるなら、あの時の法廷にこの実験結果を持ちこみ、おそらく判決を覆すことができただろう。だがゲトラーは、たとえそれが叶わなくても、不幸なエピソードをきっかけに科学を前進させただけで満足だった。そして、あのような法の下の妨害行為は二度と許さないと心に誓ったのである。

それから数十年を経た一九八〇年、長く廃業していたホテル・マーガレットが改修中の事故で焼け落ちた。[23] だがそうと知ったところで、ゲトラーはなんとも思わなかっただろう。チャールズ・ノリスの監察医務局には、あのきらびやかな装飾の建物を懐かしく思い出す者はひとりもいなかった。ブロンズ色の屋根に優雅なバルコニー、ずるがしこい従業員、拡散する有毒ガス。そのすべてが、二度とくり返したくない過ちを思い出させたからだ。

第4章 ヒ素（As） 一九二二～一九二三年

一九二二年の夏は、新聞各紙が「晴天」と伝えそうな安定した天気が続き、空はガスの炎のように青く、気温は二七度あたりを上下していた。七月の最後の日も同じように暖かな朝であったことを、リリアン・ゲッツの母親は生涯忘れないだろう。彼女はその日、一七歳の娘リリアンにお弁当をつくってあげようとしたが、暑くてあまり食欲がないから、どこかで軽くサンドイッチでも食べるとリリアンは断った。

リリアンは服地類を扱う会社で速記者として働いていた。その会社は二五丁目とブロードウェイが交差するにぎやかな角に建つタウンゼンド・ビルディングに小さなオフィスを構え、まわりには事務所や店舗、小さなホテルなどがあり、そのあいだに挟みこまれるように、軽食堂がいくつもあった。ブロードウェイを半ブロック南へ下ったところにある〈シェルボーン・レストラン・アンド・ベーカリー〉は同僚たちがよく行く店で、リリアンもたびたび利用していた。

オフィスの営業時間に合わせ、シェルボーンは午前中に店を開け、午後の早い時間には店じまいをする。そこでは毎日、カラフルな夏用の帽子をかぶり流行のミニスカートをはいた速記者や秘書、黒っぽいスーツ姿のビジネスマンや事務員が木のカウンターや小さな四角いテーブルを埋めつくし、熱いスープに焼きたてのロールパンやサンドイッチ、コーヒー、そしてこの店で評判のピーチケーキやベリーパイをせわしなく口に運んでいた。

警察の捜査報告書によると、七月三一日、リリアンは牛タンのサンドイッチとコーヒー、ハックルベリーパイを注文した。このパイが、彼女の命を奪ったのである。

昼過ぎには、シェルボーンで昼食をとった六〇人の客が近くの病院に駆けこみ、その日が終わるころには、リリアン・ゲッツを含めて六人が死亡していた。[1] ローワー・ブロードウェイに救急車のけたたましいサイレンがひっきりなしに鳴りわたり、大規模な火災でも起きたのかと慌てふためいた多くの市民が警察に電話をかけた。

リリアンが働いていたタウンゼンド・ビルディングは、一八九六年に建てられた新古典主義《ネオクラシカル》様式の建物で、ふだんは石灰岩造りならではの落ち着いた風格を漂わせているが、その日は恐慌シーンの舞台と化していた。一二階建てビルのどのフロアでも、オフィスで働く人々が倒れ、痙攣を起こし、悲惨な状態で喘いでいた。医師たちは胃洗浄用器をたずさえ――ビル全体で、少なくとも一〇台は使われていた――フロアからフロアへ、危機的な場面から場面へと飛びまわっていた。ニューヨーク各紙には、「タウンゼンド・ビルディングにパニック広がる。職員が次々に血の気を失い、青ざめ、激しい苦痛を訴える」といった興奮ぎみの言葉が躍った。

医師たちは、症状や状況などについて情報交換をしはじめた。すると二つのことが明らかになったのである。被害者が全員シェルボーンで昼食をとり、そしてほぼ全員が、デザートにブラックベリーまたはハックルベリーのパイを食べていた。医師たちは保健局と監察医務局に連絡し、自分たちが抱いた疑惑を伝えた。

翌日、チャールズ・ノリスと保健局長代理のフランク・モナハンが共同発表を行なった。シェルボーンで出されたパイの生地とロールパンから、ヒ素が検出されたのだ。さらなる調査の結果、レストランに保管されている材料――小麦粉、バター、塩――には毒物が含まれていないと判明した。つまり、ヒ素はそれらの材料を混ぜ合わせたあとの生地に、おそらくボウルに入れ布をかけた状態で厨房の冷蔵庫に保管されていた段階で混入された疑いがあった。

ノリスもモナハンも、厨房内での事故ではないと認識していた。ヒ素が含まれる農薬で小麦が汚染され、それを原料とする小麦粉をパン職人が使ってしまったといった事故などではない。「何者かの悪意によって食品に毒が混入された」計画的犯行である。

毒物が判明するのと、犯人が判明するのは同義ではない。警察としては同義であってほしいところだが。いったい誰がこのようなことをしたのか――その答えは見つからなかった。家族を支えるために働きに出ている一七歳の速記者を殺したいと思う理由も見つからなかった。母親は何度もくり返し警察に語った。あのとき、無理にでもお弁当を持たせていれば――。


前年の一〇月、これとよく似た気になる事件が起きていた。[2] 金融街のとある軽食堂で、昼の常連客二名がヒ素で殺されたのだ。リバティ・ストリートの古い郵便局のそばにあるその小さな店に駆けつけた保健局の検査官たちは、まず食中毒を疑った。だが、その後アレグザンダー・ゲトラーがそのふたりの男性客の体内に含まれる致死量の毒物を特定した。

〈ポスタル・ランチ〉というその軽食堂で起きた殺人事件で、警察はひとりの容疑者も割り出せず、解決には一歩も近づけなかった。そのせいか店からは人々の足が遠のき、廃業に追いやられたのだった。警察は最初、そのときの犯人である毒殺魔がブロードウェイに進出してきたのではないかという懸念を発表した。犯人は人が死ぬのを楽しんでいるのではないか——まるであの、悪名高きジーン・クローンズのように。刑事たちはそう推理していた。

数年前、クローンズはシカゴのダウンタウンにある会員制の〈ユニバーシティ・クラブ〉で副シェフとして働いていた。[3] 私生活では、シカゴでさかんに活動するアナーキスト集団の一員であり、政府の抑圧が国をだめにしていると声高に主張していた。しかし彼のその政治思想は——厨房の同僚たちにも、政治活動の仲間たちにも——一九一六年二月一〇日に、カトリック教会の司祭たちを称えるディナー用のソースをつくりながら、彼がブイヨンの香りづけにヒ素をたっぷり加えた理由を語ってはくれなかった。

そのディナーに参加した三〇〇人のうち七五人が、急激に具合が悪くなった。このあと声を張り上げる救急隊員と怯えた客たちで騒然となるなか、クローンズは人知れずクラブを出て東海岸行きの列車に乗った。途中でニューヨークに立ち寄り、マンハッタンの新聞各社に宛てた、警察を挑発するような手紙を投函しているにもかかわらず、彼はつかまらなかった。その手紙とは、無能なシカゴ警察は捜査をもっと学んだほうがいい、なんなら通信教育でも受けたらどうかと勧める一方で、「シカゴの警官は馬鹿ぞろいだから」勉強するとは思えないと愚弄する内容だった。

クローンズは毒を入れたらどうなるかを見たくて面白半分に実験をした、捜査陣はそう信じるに至った。ニューヨークの毒殺魔も同じではないことを祈るしかない。こちらはクローンズよりも巧妙そうに思えた。シカゴのシェフはスープにかなりの量のヒ素を入れたため、多くの人が金属のような味を感じてスプーンを置き、具合が悪くならずにすんだのだった。そのまま飲みつづけた人たちは体に異変を生じたが、現場に駆けつけた医師たちが即座に処置を行なった。その結果、クローンズの実験による死者はひとりも出なかったのである。

シェルボーンでもポスタル・ランチでも、犯人はそれよりもはるかに効果的な毒の量を、つまり人を殺せる程度に多く、混入に気づかれない程度に少ない量を計算していた。ブロードウェイの軽食堂で昼食をとった客には、異変をきたす前に職場に戻るだけの時間があった。そのため、医師は処置を施したが、全員を救えるほどのすばやい対応はできなかったのである。いまだ特定されないシェルボーンの容疑者といっこうにつかまらないポスタル・ランチの毒殺犯が同一人物だとするなら、警察が捜している相手は、毒の選びかたにも、使いかたにも、行方のくらましかたにも精通した人物ということになる。

純粋なヒ素は濃い灰色をした元素で、半金属系の毒に属し、鉱山から採掘される鉱石によく含まれている。[4] 他の天然化学物質と結合しやすく、たとえば酸素を加えて熱すると、白く脆《もろ》い粉末になる。これはヒ素原子二個と酸素原子三個が結合したもので、三酸化ヒ素、別名〝亜ヒ酸〟と呼ばれる（白《はく》ヒとも呼ばれる）。

シェルボーンで使われたこの亜ヒ酸は、史上最も恐れられる毒殺魔たちが好んで用いた毒だ。彼らと比べれば、ジーン・クローンズなど素人にしか見えない。そうした毒殺魔たちの筆頭はルクレツィアとチェーザレのボルジア兄妹で、その無情な政治と毒とで一五世紀のイタリアで恐れられた。ボルジア兄妹はおもに亜ヒ酸を用いたが、より致死性を高めるための方法をいろいろと実験していた。溶液を煮詰めて濃縮し、それを他の毒と混ぜる。こうして生み出されたある毒に、彼らは「ラ・カンタレラ」と名付けるが、伝説によれば、あまりに危険な毒であったため、彼らの死後に製法が破棄されたという。

純粋なヒ素も致死性が高い。それを用いた殺人に関する最も古い記録は一七四〇年のもので、ある少女が、近くの鉱山で採れたヒ素の原石が入ったお湯で乾燥豆を茹でて食べさせ、父親と三人の姉妹が中毒を起こしたケースだ。しかし犯罪の道具としては亜ヒ酸のほうが効率がいい。食べ物や飲み物に容易に混入することができるからだ。殺人に便利だというこの特性が、ボルジア兄妹の時代から何世紀もあとになって、ヒ素にもうひとつの異名が与えられた所以である。その名も〝相続の粉薬〟。一九世紀アメリカで最も有名な法科学者のひとり、コロンビア大学化学学科の教授で一八九六年の大著『Medical Jurisprudence, Forensic Medicine and Toxicology（医学法制、法医学、および毒物学）』の共著者であるルドルフ・ウィットハウスは、殺人の道具としてのヒ素の人気度を評価しようと試みた。一七五二年から一八八九年のあいだに記録された、ヒ素が死因となったケース八二〇件について調べたところ、そのうちの半数近くが殺人であったことが判明した（残りは、事故と自殺がちょうど半々だった）。

ウィットハウスの分析によれば、一九世紀ヨーロッパで起きた毒殺事件のうち、ヒ素が占める割合が最も多かった。たとえばフランスでは、一八三五年から一八八〇年における全毒殺のうち約四〇パーセントでヒ素が用いられている。「アメリカでは、犯罪への使用頻度においてはヒ素がいまだ首位を保持している印象である」とウィットハウスは記述している。しかし彼が分析した時点で、フランスにあるような統計データはアメリカにはなかった。件数をざっと把握するために、ウィットハウスはニューヨーク州の弁護士たちに聞き取り調査をし、一八七九年から一八八九年のあいだに毒殺での起訴が一二の郡で三一件あったという結論を下した。そのうち半数はヒ素で、いずれのケースでも、具体的には亜ヒ酸による殺人だった。

ヒ素の人気が高いおもな理由は、食べ物や飲み物に混ぜたときにほとんど味がしないことだ。もっとも、ジーン・クローンズのように度を超えた量を使えば話は別である。同様に、薄めずに飲んだ場合も別だ。ウィットハウスがほかの研究者たちとともに純粋な亜ヒ酸を少しだけ〝味見〟してみたところ、かなりひどい味だとわかった。味見した人々いわく、口が焼けるような感じで、ぴりっと刺激があり、ほんのり甘く、金属的な味で、渋味があった。ところが、スープやアルコール飲料、ホットコーヒーなどに混ぜると、それらの風味がヒ素の味を容易に覆い隠すのだった。ヒ素の味は「最適な状況下では、はっきり感じられない」とウィットハウスは記述している。ヒ素中毒死をまぬがれた八二二人への聞き取り調査を行なった彼は、食べ物の味がおかしいと気づいたのは、わずか一五人だったと報告した。六人は苦い味がしたと言い、八人は金属を食べたような感じがしたと訴え、ひとりの女性は「吐き気をもよおすような」不快な味に気づいたと言った。ウィットハウスはこの最後の答えについては疑問を呈し、「同じ毒入りプディングを食べた残りの一四人が気づかなかったことから、実際にそういう味だったのではなく、そんな気がしたのだろう」と述べている。

亜ヒ酸はとりわけアルコール飲料となじみが良く、かすかな金属味さえかき消されることが多い。いい気分で飲んでいた一団が一本のポートワインをみんなで分け合い、かなり重篤なヒ素中毒を起こしたが、「少しでも味の異変を感じた者はひとりもいなかった」という。口に砂が入ったような感じがしたと訴えるケースもあったが、それは粉末のざらついた感触にことさら敏感な人たちで、食べ物に混ぜてもそう感じたようだ。一八六〇年にニュージャージー州で起きた事件では、ある男が、亜ヒ酸をこすりつけたリンゴで妻を殺害した。男は裁判中、「妻は、何かじゃりじゃりするものがついていると言っていました」と認めている。しかし妻は、夫がよく洗わなかったのだろうと考え、そのまま食べてしまった。しかし多くの場合、ごく細かくすりつぶして、シェルボーンのケースのように焼き菓子にでも混ぜてしまえば、ヒ素はほぼ検知できない物質なのだ。

事実、抜け目のない殺人者が巧妙に用いた場合、ヒ素は過度の自信を与えてしまうようだ。一八七二年、イギリスの悪名高き殺人者メアリー・アン・コットンは、五人の夫とのあいだに生まれた子ども全員と、気に障る隣人たち数人を含む一五人を殺害し、その後逮捕されて裁判にかけられ、絞首刑に処された。「ヒ素はまた」とウィットハウスは記述している。「ほぼ例外なく、最初に人知れず毒殺に成功し、さらなる殺人へとかりたてられた殺人者が用いる毒物でもあるようだ。彼らは犠牲者を次々に増やしていき、その多さがやがて疑惑を呼び、罪が発覚するのだ」

シェルボーンの事件が起きた当時、ヒ素がどのような仕組みで人を殺すのかはまだ究明されておらず、青酸カリの働きのほうがはるかによく理解されていた。ヒ素は重要な酵素に影響を及ぼすため、全身の細胞内で代謝が阻害され、細胞が次々に破壊されていく。だが、分子生物学者がこうした仕組みを解明するのは、まだ数十年先のことである。初期の毒物学研究を悩ませた問題のひとつは、ある研究者が嘆いているように、ヒ素のみごとな〝疑似性〟だった。

医師たちはよく、ヒ素中毒を他の病気の症状と取り違えた。時間をかけて少しずつ摂取された場合はなおさらそうである。一般開業医も救急救命室の医師も、ヒ素中毒による死亡をインフルエンザと誤診した。また、激しい胃腸障害をともなうコレラや、呼吸が短くなり喘ぎを生じる心臓病と診断されることもあった。こうした誤診は、被害者はまちがいなく健康体だったと確信する親族が、夫か妻があやしいと解剖を要求して初めて明るみに出るのだった。

毒殺者から見れば、医師がじかに死体を調べる場合、ヒ素はリスキーな選択肢となった。金属性元素に特有の溶けにくいしっかりした構造をもつヒ素は、有機性の毒物に比べて分解がきわめて遅く、死後数十年たっても被害者の髪や爪から検出される可能性がある。露見してほしくない側にとってはさらに悪いことに、ヒ素には人体組織の自然な腐敗を緩やかにする傾向があり、奇怪なまでに保存のいい死体をつくりあげてしまうのだ。毒物学者たちは、この効果をヒ素による「ミイラ化」と呼ぶ。ウィットハウスによれば、埋葬されて五四週間後に掘り起こされたある死体は、見たところ「生きている人間と変わりがなかった」。ただし、顔にはところどころカビが生えており、「ヒ素によってカビの発生が妨げられることはない」と彼は生真面目に付記している。

毒殺をたくらむ者にとって厄介なもうひとつの問題は、ヒ素は昔から犯罪の道具に使われてきたことから、人体組織からヒ素を検出する数々の方法や解剖で見わける方法がすでに発見されていることである。死体からヒ素を検出する試験法はほぼ一〇〇年前からあり、そのあと着実に改良されてきた。ヒ素の検出に関しては、ほかのどんな毒物と比べても、より多くの化学的分析方法、高度なテスト方法、詳細な解剖情報が存在する。死体の検分をする者にとって、ヒ素があたかも暗闇で光り輝き、殺されたというメッセージを点滅させているかに思えるほど、その発見は容易なのである。

チャールズ・ノリスは、日常的にモルグで手を血に染めるのが好きだった。[5]

解剖道具はつねに研ぎすまし、病理学者としてのスキルに磨きをかけておく。それでこそ真の監察医、というのが彼の信念だった。正直なところ、ペーパーワークをこなし、他の役人たちと会い、市長を悩ます以外ほとんどすることがない仕事に飽き飽きしていたせいでもあるのだが。シェルボーンで起きた大量殺人事件は、権威ある人物によって処理されなければならない。ノリスはそう判断した。

今回は自分が解剖しよう。

ベルビュー病院の解剖室は、天井が高く白い漆喰の壁に囲まれた、静かでひんやりとした空間だった。大理石でできた細長い解剖台の上には、まぶしい照明がぶら下がり、各解剖台の足側には、手や器具を洗えるように、お湯の出る洗しがついていた。病理学者用の標準マニュアルにも書かれているが、指に血液や体液が付着したまま乾燥すると「不快」であり、解剖に必要な感覚も鈍ってしまう。

解剖器具はまっすぐ整然と並べられていた。頑丈な柄に短く厚い刃がついたセクションナイフは大きく切開するときに、細いメスは細かく切り分けるためのものだ。ベルビュー病院ではつねに、脳を調べるための器具も三つそろえてあった。六インチの柄と六インチの刃がついたディープカッターは、硬膜（脳を保護する丈夫な膜）を切っても「容易に曲がったり刃が折れたりしない非常に頑丈な」器具である。先の丸い両刃の薄型メスは切開用。そしてピックは、脳を脊髄から分離して取り出すためのものだった。

ほかにも組織を切断するための繊細なハサミや、軟骨や細い骨を切り進む強力な骨バサミ、解剖用鉗子、大きな骨用には切れ味のいい弓のこも最低ひとつは必要だった。脊髄を切り離したりするのに使う小型のこぎり、真鍮製と木製のフィート尺（一二インチのものさし）、巻き尺、計量グラスに厚みをはかるカリパス、死体全体の重量をはかる大型のはかりに部位ごとの重さをはかる小型のはかり、毒物検査用に臓器を保管するための蓋つきガラス容器、そのほか通常の検死室にそろっているスポンジ、バケツ、容器、皿、瓶などの用具一式。

最初のメスを入れる前に、ノリスら病理学者は死体の外観について詳細な記録をとらなければならなかった。急性ヒ素中毒の場合は、激しい嘔吐に襲われるため、重い脱水症状でわずかに体重が減り、衰弱したように見える傾向があった。また、酸素の循環不足から手足がやや青っぽく見えることも多い。一方、時間をかけてヒ素を盛られた場合は、皮膚が黄色っぽくなる傾向があり、まれに薄茶色を帯びたり、手足に不気味な斑点が浮いたりすることもあった。

いよいよ解剖という段になり、死体があおむけに、頭がちょうど台の端から垂れて首を前に突き出した形で寝かされた。まず、セクションナイフで胴体にY字形に切れ目を入れる。両肩から数インチ下の位置から内側に向かって胸骨の下まで深く切りこみ、そこから腹筋を貫くようにまっすぐ下へ(喉から一直線に切り開くのではなく、そうしてほしいという葬儀屋からの要望だった。この方法だと切開痕を衣服で容易に隠せるため、棺を開けた状態で行なうセレモニーのさいに外から見えないからだ)。

皮膚を折り返して両開きにしたら、胸骨と肋骨を取り出し、筋膜を切り開いてその下の内臓を露出させる。ほかの病理学者たちと同様、ノリスも決まった手順を踏んだ。臓器をひとつひとつ調べ、状態を詳細に記録していく。今回は毒物の疑いがあるため、臓器を取り出してガラスの密閉容器に入れ、上の階にあるゲトラーの実験室へ送った。

ヒ素の場合、まさしく血だらけの作業だった。全身をスライスしなければならないからだ。ヒ素が体のいたるところに蓄積することは、一九世紀初頭から知られていた。肝臓、脾臓、腎臓、心臓、肺、脳、胃、腸、さらには筋肉壁にまでヒ素は入りこむのだ。

亜ヒ酸（シェルボーンで出されたパイから分離された化合物）が胃をぼろぼろに荒らし、損傷した部分に血がにじんだ。胃粘膜は腫れて黄色っぽくなり、真っ赤な斑点ができた。粘膜を顕微鏡で見ると、微細なヒ素の結晶がきらきらと輝く――この結晶こそが、口に入ったときにじゃりじゃりする原因なのだ。ヒ素は腸全体にも同様のダメージを残した。また、心臓にゆるい血の塊ができていることもあった。急性のヒ素中毒死では、肝臓や腎臓にはほとんど痕跡が見つからなかったが、ゆっくり時間をかけて毒を盛られた場合は――病気で自然に衰弱したように見せかけたい殺人者が好むやりかただ――肝臓と腎臓も病変し、脂肪変性の徴候が見られた。

翌日には、ノリス自身が解剖で得た情報とゲトラーによる臓器ごとの化学分析の結果とを突き合わせることができた。結果は、とりたてて驚くべきものではなかった。両者は同じものを発見していた――卓越風に舞い上げられた輝く砂塵のごとく、毒はいくつもの死体に行きわたっていた。

警察は依然として、自分たちが追っている相手が無差別殺人者でないことを（心から）期待していた。動機は特定の個人に向けられたもの、おそらく営業妨害であり、経営者に対して恨みを抱く者の犯行――そうであってほしかった。

警察は、怒りのあまりわめきちらすシェルボーンのオーナー、サミュエル・ドレクスラーに事情聴取をした。[6] 三二人いる従業員のほとんどが、いまだ回復していない。彼らはランチタイムのラッシュが終わったあと残ったパイを食べ、客と同じように倒れたのだった。誤って毒物が混入するなどありえないとドレクスラーは主張した。

彼が雇った害虫駆除業者はヒ素が入った薬剤を使っておらず、店の壁紙には、よく知られるヒ素を含む緑色の染料は使われていなかった。また、競合相手の誰かが厨房にしのびこみ、商売を妨害しようとパイ生地に毒物を混入させたのではないかという警察の仮説も、彼は受け入れなかった。ヒ素にとりつかれた殺人魔が街をうろついているという説もはねつけた。

「まったくもって論外だ、誰もしのびこんでなどいない」ドレクスラーは記者たちに噛みついたが、誰かが恨みを抱いているという考えは受け入れた。「悪意に満ちた計画的な犯行にまちがいない」刑事たちにそう語る一方で、内心では厨房でパンを焼いているふたりを疑っていた。彼らならば生地に何かを混入させるのは簡単だ。それに、死者すら出た月曜日、ふたりはいずれも無事だった。

パン職人とその助手（パン職人の友人でもある一〇代の少年）は、疑惑の生地をこねたことを認めず、こねたのはもうひとりのほうだと互いに言い張った。「そうなのか？」レストランのまわりで押し合いへし合いする記者たちに、ドレクスラーは答えた。「ふたりの主張が対立しているんだな？　まあ、私はどうこう言える立場じゃないが」警察には捜査に役立ちそうな情報をたっぷり提供している、そう言い添えたが、彼には警察が「完全に途方に暮れている」ように感じられた。

ドレクスラーは閉店中のレストランの扉に、犯人逮捕につながる情報の提供者には一〇〇〇ドルを進呈する旨の貼り紙をした。

この犯人捜しの大きな難点は、ニューヨーク市民のほとんどが――ニューヨークに限らず、どこでもそうだが――容易にヒ素を入手できる点にあった。[7] 人々は日常的にドラッグストアや食料雑貨店、園芸用品店へ行き、いたって実用的な理由から、なんらかの形のヒ素を買っていた。

ヒ素は、〈ファウラー溶液〉などの一般的な薬剤にも含まれていた。医師が処方しドラッグストアで販売される、肌用ローションだ。ヒ素はまた、除草剤、殺虫剤、殺鼠剤の形でも入手できた。金物屋、食料雑貨店、園芸用品店では、多種多様な亜ヒ酸が売られていたのである。〈ラフ・オン・ラッツ〉は灰色がかった粉末の殺鼠剤で、成分の一〇パーセントは煤煙で九〇パーセントは三酸化ヒ素である。〈ラット・ダイナマイト〉は九パーセントがフスマで九一パーセントがヒ素、〈ライアンズ・ポイズンド・チーズ〉は白っぽい色をしたやわらかい塊で、九三・五パーセントが亜ヒ酸だった。ハエ取り紙〈ウィリアムズ・フライ・ペーパー〉、〈ダッチャーズ・フライ・ペーパー〉、〈デイジー・フライ・キラー〉にはすべてヒ素が含まれ、水に浸すだけで容易にヒ素が取り出せた。

ヒ素はまた、一九世紀に非常に人気のあった多くの染料の主成分でもあり、そうした染料は〈シェーレ・グリーン〉、〈パリ・グリーン〉、〈エメラルド・グリーン〉、〈パロット・グリーン〉、〈ヴィエナ・グリーン〉といった名称で売られていた。ヒ素を銅と水素と混ぜると、木々の若葉のような鮮やかな緑色から日陰に生えたコケのような落ち着いた緑色まで、さまざまな色が生まれた。ヒ素を主成分とする染料は長年にわたり、生地、帽子やリースに飾る人工の葉、段ボール箱、グリーティングカード、シール、キャンドル、ゴムボール、油性ペンキ、スズ製の人工植物、ベネチアンブラインド、カーペット、石鹸、装身具用の人造クジャク石などの染色に使われてきた。シェルボーンのオーナーが言っているように、ヒ素を含む緑色の壁紙は街じゅうで広く使われていた（彼のレストランでは使っていなかったが）。また、たとえ壁紙に毒が含まれていなかったとしても、壁紙張り職人の好みで、ネズミ除けになるようにとフキタンポポの糊《のり》に少量のヒ素を混ぜたりすれば、毒を帯びる恐れがあった。

シェルボーンの事件では当然ながら、たまたまヒ素に汚染された可能性はすぐに否定された。毒は手違いなどではなくじつに巧妙に混入されており、それゆえにパン職人に疑惑の目が向けられたのである。先輩のパン職人のほうには、ちょっとした動機さえあった。彼は警察に対し、自分がクビを切られるという噂を耳にしたと認めている。結果的には事実ではなかったのだが、職を失わずにすむと彼が知ったのは集団中毒が起きたあとだった。警察の殺人課は私服刑事を配置し、このパン職人を見張らせた。ほかの刑事たちは付近のレストランの厨房スタッフに聞きこみをして、ゴシップやシェルボーン内にくすぶる激しい怒りの痕跡を探し求めた。警官たちは巡回区域の店々を回り、ヒ素の販売状況を調べた。

捜査が進むにつれて、市内のレストランからは、デザートにブラックベリーやハックルベリーのパイを勧めても、客が断固拒むようになったという声が上がりはじめた。

その夏に警察が取り組んでいた厄介な問題は、毒入りパイだけではなかった。ニューヨークでは禁酒法が暴力に拍車をかけ、街なかの銃撃戦がほぼ日常の光景となりつつあった。違法アルコールの商売は、たちまち街のギャングにとって実入りのいい仕事となり、彼らは密造酒の製造・販売というドル箱産業を動かす効果的な組織を築いたのである。

アメリカじゅうの闇商人が、カナダで製造される蒸留酒の八割を買い占めた。[8] 彼らはまた、小型船をいくつも購入し、カリブ海からアルコール（と中国人移民）を密輸し、〝輸入会社〟をつくって秘密の酒の注文をとり、車のフロントガラスにチラシを置いたり、アパートのドアの下から注文用紙をすべりこませたりして商品を宣伝した。彼らは街のいたるところで蒸留器を動かしていた。七月、連邦捜査局（FBI）の捜査官イジー・アインシュタインとモー・スミスはブロンクスにある薬品製造所に踏みこみ、容量三〇〇ガロンの蒸留器三台、工業用アルコール一七樽、再蒸留したアルコール二二樽を発見した。再蒸留アルコールは「殺鼠剤」と表示されていた。

本当に殺鼠剤かどうかは別として、その流通を牛耳ろうとするギャングどうしの抗争が恐ろしいほど激化していた。

シェルボーン事件のわずか一週間後、街のあちらこちらで密造者たちの銃撃戦がまた勃発した。あるガンマンが、二番街を歩いていたギャングのボスを、婦人用品店を通り過ぎたところで射撃した。飛び散る銃弾がふたりの用心棒を殺し、ボスのカンカン帽にいくつもの穴をうがった。その後ガンマンはすばやく洋品店に入り、飾られた帽子のあいだを突っ切って裏口から逃げた。その数日後の八月一一日、一二番街にあるレストランの外で、失敗に終わった暗殺へのリベンジが行なわれた。発砲したのは、新進の若きギャング、ラッキー・ルチアーノ。彼はターゲットを殺し、不運にもたまたま近くに居合わせた八歳の少女と、止めた車のなかで客が料金を支払うのを待っていたタクシードライバーに怪我を負わせた。

ギャングの銃撃戦とシェルボーンの毒混入事件との憂鬱な共通点は、目撃者の不在だった。ギャングの銃撃戦で目撃情報を提供した人々のほとんどが死ぬ羽目になったため、殺されるのを恐れ、情報提供を申し出る人はほとんどいなかった。一方の毒入りパイ事件では、犯人は人目を盗んで犯行をやり遂げている。生地にヒ素を混入させるのを見た者はいない。容疑者の誰かがヒ素を購入するのを見た者もいない。警察の関係部署が根気よく取り調べや監視を行なったが、訴追に持ちこめるだけの確かな情報は得られなかった。

「証拠不十分のまま誰かを逮捕する、これほど大きな過ちはありません」マンハッタン地区検事はこう発表し、実質的な容疑者がいないこと、それがすぐに見つかる見込みもないことを認めた。「現時点では、ヒ素を所持していた人物を挙げることも、十分な動機をもつと思える人物を示すこともできません。我々にできるのは、あらゆる手がかりを追うことであり、それには時間がかかります。犯人はいずれ逮捕され、処罰を受けるでしょう。我々はそう信じています」

だが実際のところ、確信はなかった。シェルボーンの犯人は、有名な毒殺犯としてのちの世まで記憶されることはないだろう。メアリー・アン・コットンのように歴史に名を残すことは、けっしてないだろう。けれども毒殺者の観点から見れば、彼はおそらくそれ以上のことを成し遂げた。コットンは絞首刑になったが、彼は逃げおおせたのだ。

禁酒法という大実験が始まってわずか二年、ニューヨーク州はすでにあきらめの境地にあった。道徳水準の向上はどうなったのか？　文化の向上は？　修正第一八条の支持派が約束した、戦前の素朴な社会の復活はどうなったのか？　それまでのところ、ほぼ真逆の影響が出ているように見えた。路上の銃撃戦、大胆さを増していく酒類の密売、そして毒入りアルコールによる死者の急増。

連邦政府の見積もりでも、当時いわゆる〝ウイスキー〟（財務省がそう表現している）として市内の飲み屋で販売されていたものの三分の二は変性アルコール、すなわち毒性の高いメチルアルコール等を混ぜた工業用アルコールであり、その強い毒性を取り除くために再蒸留し、食用着色剤で黄褐色に色づけした危険きわまりない代物だった。ブルックリンのレッドフック界隈で買った〝ラム〟で、一カ月に一二人が命を落とした。街角の食料雑貨店の奥の部屋で密かに売られていた一パイント五〇セントのその〝混合物〟は、希釈していないメチルアルコールだった。そうした死亡事故が報告されてもなお、人々は飲みつづけた――法律などものともせず、それをあざ笑うかのように、大胆かつ決然たる態度で。その結果、一九二二年に公衆の面前で酔っ払って逮捕された人の数は、ニューヨーク市全体で一万一〇〇〇人にのぼった。禁酒法が施行される前年の逮捕者数は、それよりもずっと少ない七〇二八人だった。

多くの州がそうであったように、ニューヨーク州もまた、違法アルコールを取り締まる法案を通過させていた。しかし、ラッキー・ルチアーノが一二番街を横切るように弾丸をまき散らしたころには、禁酒法にもとづく州の取り締まりへの支持は、規制とその影響に対する怒りへと変わっていた。共和党のネイサン・ミラー州知事は禁酒法支持派であり、再選をねらった一九二二年の知事選で、前州知事である民主党のアル・スミスに敗れた。歯に衣着せぬ物言いが特徴の禁酒法反対派である。六カ月にわたる論争ののち、州議会はニューヨークの禁酒法令を廃止する法案を可決した。この法案がスミスのもとへ回されたのは、一九二三年五月のことだった。

一九二〇年の選挙で失った知事室へ戻ってきたスミスは、この法案に署名し法律として成立させるべきか否か迷っていた。そんな彼に、州の有力な民主党員である下院議員フランクリン・デラノ・ローズヴェルトは、野望は胸の内にとどめておくべきだと忠告した。スミスは州知事の座にとどまり、ゆくゆくは大統領選に出馬したかった。ローズヴェルトもまた禁酒法反対派だったが、法案への署名がスミスの国政進出のチャンスを阻むのではないかと案じていたのだった。有名な禁酒法支持者で新聞社主のフランク・ギャネットは、法案に署名すれば自分の新聞はもう二度とスミスを支持しないと告げた。反酒場連盟の主導者たちは、ニューヨーク州が国策を転覆させるようなことになれば、内戦にも迫る激しい対立が起きるだろうと予言した。かたや、タマニー・ホールが牛耳る民主党首脳部は、不人気な禁酒法の撤廃に失敗すれば、ふたたび州知事の座につくことはないぞとスミスに告げた。

六月一日、スミスはニューヨークの禁酒法令に正式に終止符を打ち、自身のこの行動は、不当な圧力への正当な反応だとした。飲酒を合法化しようとしているのでも、修正第一八条を無効にしようとしているのでもない、と彼は主張した。自分はただ、評判の悪い法律を施行した責任を連邦政府に返上しようとしているだけである、この大混乱の責任は連邦政府にあるのだから、と。

ブルックリンにある、アレグザンダー・ゲトラーのこぎれいな自宅においても、禁酒法がもたらした厄介な問題が生じていた。[10] ゲトラーとその妻、七歳になる息子ジョゼフは、妻の実家の三階で合法的に暮らしていた。

しかし、彼らの下の階では、違法なことが行なわれていた。二階に住む妻の親族が、バスルームに醸造所を開設していたのだ。彼らは雑貨店でアルコールを買ってはならないというゲトラーの忠告には耳をかたむけたが、それを飲むのをあきらめる気にはなれなかったのである。

ゲトラーは、市でトップの毒物学者かもしれない。彼は違法アルコールを分析し、数知れぬ裁判で秘密の蒸留器や密造ウイスキーの持ち主に不利な証拠を提示してきたが、自分の妻や、同じ家に住む七人のアイルランド系アメリカ人たちを敵に回すほど愚かではなかった。

じつはゲトラー自身、禁酒法にさほど好意的ではなかった。メチルアルコールに殺された人々の死体をあまりにも多く分析しすぎたせいで、これが人を救うための法律だとは、もはや信じられなかったのである。そういうわけで、彼は家族とともに自家製ビールを飲むのをいとわなかったし、身を粉にして働いているのだから、たまには一杯やりたかった。

ゲトラーは常日頃から仕事の虫で、一九二三年の夏には三つの仕事をかけもちしていた。ニューヨーク大学化学科の准教授、市の毒物研究員、そしてベルビュー病院の病理学者。さらに、市外でも彼の名声は高まりはじめていた。

一九二三年の春、ゲトラーは死体から工業用溶剤ベンゼンを検出する方法についての論文を発表した。このテーマでは八年ぶりとなる本格的な研究報告だった（前回のものはドイツの論文で、動物の臓器においてベンゼンの分離が可能になったとの報告だった）。ゲトラーはベンゼンに取り組もうと決めていた。というのも、「（前回の報告）以来、重要な成果が得られていなかった[11]」からであり、また、エンジン部品のグリス汚れを落とす便利な溶剤として、自動車修理工場でのベンゼンの使用が増え、人々の健康に甚大な危険をもたらしていたせいでもあった。《Journal of Pharmacology and Experimental Therapeutics（薬理学・実験治療学会誌）》に発表されたゲトラーの論文では、ブロンクスにある小さな自動車修理工場で、一六歳の少年が床に倒れて死亡しているのが発見されたケースについて取り上げていた。この少年は、直前まで缶に溶剤を移し替える作業をしていた。しかし解剖の結果、あらゆる臓器にうっ血が見られる以外、決定的なものは見つからなかった。

ベンゼンの難点は、死体からの抽出が並外れて難しい点だった。ごく微量ならばどうにか取り出すことができたが、〇・〇五グラムを下回る場合もあり、量が少なすぎて既存の試験では十分に感知できなかった。そこでゲトラーは、別の試験方法を編み出した。まず、試料を何度か酸性溶液に通して微量のベンゼンを抽出し、くすんだ黄色の濃縮物をつくった。これを使えば、より濃度の高い溶液をつくりだすことができる。彼のこの新たな手法を用いたところ、亡くなった少年の肝臓、脳、血液、脂肪、肺、脾臓、心臓からベンゼンが見つかった。この結果を受け、監察医務局は自動車修理工場の経営者たちに対し、溶剤を扱うさいには建物の換気を行なわなければならないと公式に警告を発したのである。ゲトラーの報告によると、少年はベンゼンの煙霧《ヒューム》を吸って二時間以内に死亡していた。

ゲトラーによるベンゼンの研究は、彼が毒物学の章を執筆した新たなテキスト『Legal Medicine and Toxicology（法医学と毒物学）』にも組みこまれた。この本は三人の法医学者が編集したもので、そのひとりシカゴの毒物学者ウォルター・ヘインズは研究の鬼として知られ、ガラスの破片が内臓に深刻な害を及ぼすかどうかを確かめたいがために、サーカスのガラス食い男を雇って粉末ガラスを飲みこませたこともあった（結果的に、深刻な害はなかった）。ゲトラーが執筆した章には、メチルアルコール、ホルムアルデヒド、抱水クロラール（眠り薬と呼ばれることもある）、クロロホルムとエーテル、シアン化合物、ショウノウ（カンフル）、テルペンチン、石炭酸、コールタール（クレゾール）、サリチル酸（アスピリンの主成分）、アニリン染料、ジギタリス、さらにツタウルシやウルシ、ベンゼンのような溶剤についても詳しい情報が盛りこまれていた。

シェルボーン事件での惨敗以来、ゲトラーは人体組織からヒ素を検出するさいのスピードと精度の改良にも努めてきた。その成果が——高まりゆく〝化学探偵〟としての名声とあいまって——彼をその職業人生で最も困難な経験のひとつとなる、ある事件へと導いていくのである。空いた時間があると（息子ジョゼフをブルックリンの私立中等学校に通わせる学費の足しにするためにも）、ゲトラーは管轄区域外でのコンサルティング業務も引き受けていた。ちょうどニューヨークが州の禁酒法令を廃止する法案を可決した数週間後、彼はニュージャージー州のある若い女性の弁護団から依頼を受けた。その女性は、ヒ素を使って家族を殺害した罪で起訴されていた。

ゲトラーの証言は、その女性が無実を勝ち取るのにひと役買うが、それはのちに、タブロイド紙が

〝アメリカのルクレツィア・ボルジア〟と名付けた、ある卑劣きわまりないヒ素殺人犯の過去の物語の一部となるのである。

メアリー・フランシス・クレイトンは、友人たちには〝ファニー〟と呼ばれる、じつに美しい女性だった。[12] 一九二三年の夏、二四歳だった彼女は、黒い巻き毛と白い肌、さらに（ニューヨーク・イブニング・ポスト紙によれば）「奥まった、聡明そうな目」と、（ニューヨーク・アメリカン紙によれば）ふっくらとした「なまめかしい唇」の持ち主だった。ニューヨーク・タイムズ紙は、「見目麗しいブルネットの若き母親」というもっと落ち着いた描写をしている。彼女には三歳になる娘ルースと、まだ赤ん坊の息子ジョン・ジュニアがいた。彼女と夫のジョンが殺人罪で拘置所に入れられていた時期に生まれた赤ん坊である。

新聞各紙は、ずんぐりと太って薄茶色の髪をした夫の写真はほとんど掲載していない。だがファニー・クレイトンは、自分をうっとりと見つめるカメラマンたちのために進んでポーズをとった。夏の暑い時期だというのに長袖の地味な黒いワンピースを着て、首には銀の十字架をかけ、伏し目がちに赤ん坊を抱いている。

聖母マリアにも似たその姿は、たった一〇〇〇ドルのために弟を殺した人物にはまるで見えなかった。

ジョン・クレイトンとメアリー・フランシス・エイヴリーは長年の友人どうしで、一九一九年に結婚した。ジョンはペンシルベニア鉄道会社の重役の息子で、ファニーは早くに親を亡くし、弟と妹ふたりとともに裕福な祖父母に育てられた。

ジョンの両親は、ニューアークの住みやすいローズヴィル地区に二階家を所有しており、新婚夫婦はそこへ移り住んだが、同居を始めて一年たった一九二〇年、四七歳だった母親が突然プトマイン中毒（アレルギー様の食中毒）で急死した。父親もその翌年、心疾患のため同じく四七歳で亡くなった。

若夫婦はあまり人づきあいをせず、ジョンは会社の事務員として働き、ファニーはノース・セブンス・ストリートに建つ木立に囲まれた自宅で子育てをしていた。よそよそしく、訪ねていっても不愛想だと近所の人々は不満を漏らした。一八歳になる弟を最初に遊びにこいと誘ったとき、彼女はさびしかったのではないかと捜査陣は考えた。

弟のチャールズ・エイヴリーと妹たちは、まだ近くの母方の祖父母の家で暮らしていた。ファニーは妹たちとは仲が悪かったが（親の遺産の件で争っていた）、一九二三年の初め、弟がやってきて一週間泊まっていった。

ファニーは、また来るように、そしてこんどはしばらく滞在するようにと弟を説得し、近所の店の店員の仕事を世話した。彼は床掃除や箱を積み上げる仕事もした。そして数カ月たった四月の初め、チャールズは体の不調を感じはじめた。具合はどんどん悪くなり、医者の診察を受けた彼は、腹部の鈍い痛みとたえまない喉の渇きを訴えた。口がからからになり舌苔が生じていた。医者は軽い感染症と診断し、強壮剤を処方した。一週間後の四月一二日、チャールズはふたたび受診した。たえず吐き気がして、喉が焼けるように痛いという。医者は薬の量を増やしたが、症状は重くなる一方だった。

四月二〇日の晩、チャールズ・エイヴリーは発作を起こした。ファニーは近所の女性に電話をして、弟が喉から変な音をさせているから来てほしいと頼んだ。だが女性は断った。先代のクレイトン夫妻とは親しくしていたが、この若奥さんのことは、駆けつけて手助けしてあげたいほど好きではなかったからだ。呼ばれてやってきた医者は、青年が死にかけているのを見てびっくりする。際限なく嘔吐し、四肢は硬直し震えていた。

治療をまちがったのだろうか、と医者は思った。これほど重症だとは気づかなかった。死亡証明書を書くさい、彼は郡専属の医師に電話をかけ、これまでの経緯を詳しく説明して助言を求めた。その結果、（ジョン・クレイトンの母親の命を奪ったのと同じ）プトマイン中毒だろうということで合意したため、医者は死亡証明書にそう書いた。

この件はこれで決着していただろう――ある匿名の手紙が届かなければ。

「死因に疑わしいところはないでしょうか？」手紙の主は警察にそう疑問を投げかけ、チャールズ・エイヴリーの死には、前の二件と同様におかしなところがあると主張した。「あの青年は姉を恐れ、死も恐れていました……私の名前を書くことができず、たいへん申し訳ありません。私は身内ではありませんが、あの青年に大変好感を抱いていた者です。どうか早急に、慎重に動いてください。あの嘘つきは、簡単には尻尾をつかませないはずです」

このような手紙が届いたため、主治医から話を聞くために捜査官が派遣された。そして彼らは、医者がみずからの診断に納得していないことを知ったのである。実際、いまになって考えてみると、先代のクレイトン夫妻の死があまりにも急で驚いたのだった。警察は次に、もうひとつの発見をした。一緒に暮らしていた短期間のあいだに、ファニー・クレイトンは弟を説きつけ、自分を受取人にした一〇〇〇ドルの生命保険をかけさせていたのだ。

チャールズが働いていた店のオーナーは、彼が家で毎日チョコレートプディングを食べさせられると不満を漏らしていたと言った。もう食べ飽きたと何度言っても、寝る前に少しでも食べろとうるさく言われるのだと、姉の頑固さにやや当惑したように、青年は店主に語っていた。なぜそこまでデザートを無理強いするのだろうと、ふたりは不思議に思っていたという。

警戒を強めたニューアークの捜査員たちは、家宅捜索に踏み切った。隠し持った毒薬などは見つからなかったが、ファニー・クレイトンの透き通るような白い肌を見た彼らは、なんらかの化学物質を使っているに違いないと気づいた。浴室には、使いかけの〈ファウラー溶液〉の瓶があった。一般に使われている薬剤で、どの薬局でも売られているものだ。しかし、毒物学者ならば誰もが知っているように、これはヒ素溶液でもあり、少量の毒の作用で透き通るような白い肌になるのだ。

警察はすぐに墓掘り人を雇い、青年の死体を掘り起こした。遅ればせながら行なわれた死体解剖および化学的検査の結果、あらゆる臓器に行きわたったヒ素が発見された。ニューアーク警察は、共謀してチャールズ・エイヴリーを殺害した容疑でファニーとその夫を逮捕、先代のクレイトン夫妻の死体も掘り起こす予定であると発表した。

化学者の多くは、ヒ素の検出を法毒物学の基礎と考えた。一八〇〇年代の初めにはすでに、死体からヒ素の痕跡を見つける方法は存在したが、得られる結果は厄介なほど予測不能だった。真に信頼できる初の試験法の発見は、一八四六年にさかのぼる。イギリスの化学者ジェームズ・マーシュは、自身が行なった試験結果（当時用いられていた、いささか気まぐれな方法で行なわれたものだった）に不備があり、毒殺犯が無罪放免になったことを知った。無罪を宣告されたのち、その男はあざけるように犯行を認めたのだ。怒りに燃えたマーシュは実験室へ戻り、数年のあいだそれこそ狂ったように研究に打ちこみ、ついにヒ素を使った毒殺犯をつかまえる方法を発見したのである。

〝マーシュ試験《テスト》〟は、ヒ素の含有が疑われる組織を細かく切り刻み、それに硫酸と亜鉛を加えて、熱した試験管内で泡立つ混合物に水素ガスを当てるというものだ。ヒ素が含まれていれば化学反応が起きて、試験管の内側に光沢のある黒っぽい茶色の膜が付着する。マーシュはこれを「ヒ素の鏡」と名付けた。その黒い輝きは、金属性の毒の確かな証だった。

ゲトラーの時代になってもまだ、このマーシュ試験は死体からヒ素を検出する信頼性の高い方法のひとつだったが、マーシュ以降、その結果を検証するための試験法が数多く生み出されていた。昇華試験、還元試験、硫酸アンモニウム銅を用いた試験、硫酸アンモニウム銀を用いた試験、硫化水素および塩酸を用いた試験、ベッテンドルフ試験、フレイトマン試験、ゴシオ試験、ベルセーリウスによるマーシュ試験の改良版、そして、これまでで最も精度が高い試験として期待される、開発されて間もないラインシュ法。

ラインシュ法では、試料となる臓器を塩化カリウム（カリウム、塩素、酸素からなる反応性の高い化合物）と塩酸で分解する。すると組織が溶解し、黄色い液体になる。それを熱して余分な塩素を飛ばし、残ったものをまずアンモニアで中和、その後ふたたび塩酸を加えてやや酸性に戻す。その有害な混合物に薄い銅片を浸し、数時間ないしひと晩放置する。

次に銅片を熱する。組織にヒ素などの金属性元素が含まれていれば、熱い銅片の表面に暗い灰紫色の被膜ができる。それがプロセスの前半で、最初の手がかりとなる。ラインシュ法で気をつけなければならないのは、毒性をもつほかの要素――アンチモン、水銀、ビスマス、金、プラチナ――でも銅片が変色する点だ。

次に、どの毒物かを特定するために、変色した銅片を洗浄して乾燥させ、滅菌したガラス管に入れて炎にかざし、熱してみなければならなかった。すると毒の薄い被膜が熱ではがれて蒸発し、やがて冷えると、ガラス管の内側に何かが付着してうっすらと曇ったようになる。

この最後に残った曇りが真の答えだ。たとえば水銀なら、ガラスに付着したものは明るく銀色に光る。ヒ素の場合は細かい霜状のものが付着し、毒物を扱う化学者にはおなじみの八角形の結晶が、かすかな光沢を放つ。


ジョン・クレイトンとその妻ファニーは、ニュージャージー州でも指折りの優秀な弁護士を雇った。ジェームズ・マッカーシーという元検察官のこの弁護士は、即座に依頼人の無実を宣言した。「彼らは、この件にいっさい関与していないと確信して」いたからだ。

クレイトン夫妻は彼に、チャールズの体からヒ素が見つかったと知って驚き、当惑していると語っていた。確かにヒ素は見つかったが、それがどこから来たのかは誰にもわからない。チャールズ・エイヴリーが自分で毒を飲んだ可能性だってあるのです、とマッカーシーは主張した。ファニーは彼に、弟は恋愛関係に悩んでいたのではないかと懸念を打ち明けていた。「何ひとつはっきりしたことはわかっていません」と弁護士は言い足した。「毒が摂取された経緯について、依頼人はまちがいなく何も知らないのです」

裁判の初めから終わりまで、彼はその点をくり返し力説しつづけた。依頼人の自宅で〈ファウラー溶液〉が発見されたとしてもなんの意味もない、どこの家にもあるような商品で、使い道はいたって罪のないものだ。そもそも〈ファウラー溶液〉では毒がかなり薄まっており、溶液全体を一〇〇とすると、ヒ素はそのうちの一程度だ。ニューアークの化学者が死体から発見したという量――致死量の四倍――に達するには、何ガロンもの溶液が必要になるだろう。さらにまた、クレイトン夫妻のどちらかが、ヒ素を多く含む物質を急に大量購入しはじめたという証拠も何ひとつなかった。

むしろチャールズ自身のほうがヒ素を手に入れやすい状況にあった。彼は食料雑貨店で働いており、店の棚には殺鼠剤ラフ・オン・ラッツが高く積み上げられていた。もしかすると、彼はヒ素中毒者だったのではないか。ヨーロッパには、ひたすらヒ素を食べつづける人々いることが知られていた。オーストリア南東部では、農民がトーストにヒ素ペーストを塗って食べていると言われており、おかげで健康が改善され、毒物に対するある種の免疫ができたと伝えられる。「エイヴリー青年が、ヒ素を含む大量の毒物を所持していた可能性も否定できません」と弁護士は推測を述べた。

匿名の手紙は、悪意をもつ隣人がいる証拠にはなっても、それ以上のものではなかった。一〇〇〇ドルの生命保険は冗談のようなもので、葬儀費用を支払ったら、残りはわずか数百ドルだ。実際、クレイトン夫妻は日頃から支出が収入を超える状態にあったが（事務員として働くジョン・クレイトンの収入は、週にわずか三〇ドルだった）、借金を抱えている人はいくらでもおり、彼らがみな家族のプディングに毒を混ぜるわけではない。

ばかばかしい、とマッカーシーは一蹴した。

マッカーシーは次々に仮説を並べているにすぎない、検察官はそう反論することもできただろう。だが彼としても、「エイヴリーがみずからヒ素を飲み、過剰摂取で死亡した可能性もゼロではない」

と認めざるをえなかった。

六月二三日、クレイトン夫妻――まだ地味な黒いワンピース姿のファニーとその夫は、無罪を言い渡された。ニューアークの法廷につめかけた報道陣は、かすかな笑みを浮かべたあと、気を失って弁護士の腕のなかに倒れこむファニーの姿を報じた。だが、これで一件落着とはならなかった。とりわけ検察側にとっては、まだまだ終わりではない。ジョンの両親の身に何が起きたのかという問題が残っていたからだ。


ウォルター・クレイトンと妻アニーは、ニューアークのフェアモント墓地に眠っていた。一八五五年に創設された厳かなその墓地は、一五〇エーカーのゆるやかな丘陵地にあり、葉が生い茂るニレの木やきれいに刈りこまれたモミの木立に囲まれて、壮麗な大理石の霊廟が並んでいる。そこには南北戦争の英雄や下院議員、プロ野球選手、ニューアークの歴代市長、醸造所のオーナー、老舗の化粧品会社メンネン・カンパニーの創業者など、町の名士たちも数多く眠っていた。

去る五月、市は夫妻の死体の掘り起こしを命じた。土が掘り返されると、由緒ある墓地は報道陣がせめぎ合う混乱の場と化した。出入口の門では、カメラを手によじのぼろうとする人々に、警官たちが軍隊さながらに防戦した。警官隊の手をすりぬけて墓の近くまで迫ったあるカメラマンは、治安紊乱《びんらん》行為で逮捕された。

病理学者たちは苦肉の策として、死体をモルグへ運はずに墓のまわりに簡易テントを張り、車輪付き担架の上で死体解剖を行なうことにした。パタパタと揺れる布の陰で、バケツにくんだ水でノコギリやナイフを洗いながら、朽ちかけた死体を深く切りこんでいく。死因究明には至らないがひとつだけはっきりしたのは、先代のクレイトン夫妻は死亡証明書に記載された病気で亡くなったのではないらしい、ということだ。

険しい表情の医師たちは、採取した臓器をガラス瓶に入れて布袋におさめると、声を張り上げる記者たちには見向きもせず試料を運んでいった。その数週間後、エイヴリー事件の裁判中に劇的な分析結果が出た。ウォルター・クレイトンの死体からは毒物の痕跡が見つからなかったが、妻アニーの死体から亜ヒ酸の結晶が検出されたのだ。

弟の死亡事件で無罪判決を得てわずか一日、メアリー・フランシス・クレイトンは再逮捕され、義母殺害の罪で訴追された。ニューアークの検察官は、今回は夫のジョンを訴追しなかった。家族殺しの犯人は妻のほうだとわかっていたからだ。見かけは途方に暮れた聖母のようだが、中身はまるで違う――彼にはそう断言できる自信があった。


検察官ヴィクター・ダロイアは、二度目の裁判の陪審員に、まさにそのことを訴えた。彼の声は満員の法廷に響きわたり、両開きの木の扉を通して廊下まで達し、法廷からあふれた人々が身を乗り出して耳をすませた。黒い服に黒玉のネックレスをつけて静かに座っているこの女は、嘘つきの人殺しなのです、と彼は言った。

クレイトン夫人の世話をしていた看護婦が、夫人の具合が悪くなったのは嫁がココアをつくって飲ませてからだと証言した。病人が順調に回復に向かっていたその日、ファニーは看護婦に、自分が見ているから下のキッチンで朝食をとっていらっしゃいと言った。二〇分後に看護婦が戻ってくると、老婦人は怯えたように目を見開き、開いたドアを凝視していた。

「どうしたの？」看護婦はベッドに駆け寄ったが、患者はただ彼女を見つめるばかりで、喉がゴボゴボと鳴って床に嘔吐した。看護婦は慌てて医者を呼び、ふたりで一時間ほど必死に手を尽くしたが、一九二〇年一二月のその日、昼前にアニー・クレイトンは亡くなった。

ヒ素は疑わなかった、と医者は認めた。患者は口をきけない状態だったため、何かの食中毒による激しい苦痛で脳出血が起きたと判断したのだった。夫人の症状がヒ素中毒のものと合致すると気づいたのは、墓地で解剖が行なわれ、前の裁判が終わったあとだった。

「ファニーは母を殺してなどいません」ジョン・クレイトンは報道陣に訴えた。「母の死が不自然なものだったとしても、妻にはなんの責任もありません。ぼくは心の底からそう信じています」

クレイトンは裁判のあいだ妻の後ろに座り、ふたりを隔てる艶々した木の手すり越しに、分解しつつある死体から何を発見できるかといった激しいやりとりや化学的捜査に関する議論を黙って聞いていた。

検察側は、証人としてふたりの高名な病理学者を呼んだ。一九一八年にノリスと監察医務局長の座を争ったコロンビア大学のオットー・シュルツと、ニューアーク市立病院のハリソン・マートランド、ベルビュー医科大学で学んだ東海岸屈指の法化学者とされる人物である。彼らはいずれも、夫人はまちがいなく亜ヒ酸によって死亡したと思われると証言した。

ファニー・クレイトンの弁護士はこれに対抗し、ニューヨークの専門家を三人呼んだ。いずれもベルビュー病院およびニューヨーク大学に所属する医師で、彼らは順に検察側の主張を切り崩していった。

最初の医師は、もともとのプトマイン中毒という診断が最も信頼できると述べた。死体にはヒ素中毒の根拠となる病変が少なすぎる、と。二番目の医師はベルビュー病院の病理学者だが、こちらも最初の医師と同意見で、致死量のヒ素を摂取していれば、内臓に典型的な損傷が生じているはずだと証言した。シェルボーン事件の死者に顕著に認められた、ヒ素特有の出血の跡である。これまでに調べたヒ素中毒のケースでは、「つねに典型的な病変や影響が多かれ少なかれ確認された」が、今回のケースでは、それらしき損傷が何ひとつなかった。

そして弁護側の三人目の証人であるゲトラーは、化学者としての立場から、死体から少量のヒ素が発見された理由を説明した。ニュージャージー州の病理学者たちは、ゲトラーの実験室に臓器から採取した試料を送っていた。ゲトラーいわく、そこには灰色がかった白い粉が入っており、ヒ素に似ていたが、実際にはヒ素とは異なるビスマスという元素の残留物だった。そのビスマスの粉に、ヒ素の白い結晶がわずかに混じっていた。見つかったヒ素の量があまりに少ないので驚いた、とゲトラーは陪審員に向かって言った。毒物が集まりやすい肝臓においても、その量は「ごく微量」だった。

ゲトラーは、数ある試験法のなかでもラインシュ法を用い、段階を追って慎重に分析を進め、試料に含まれていたヒ素とビスマスの正確な比率を割り出した。報道陣が憂鬱そうに伝えたところでは、このとき法廷では数時間にわたり、延々と科学の専門用語が並べられたという。結論を図示するために使われた黒板は、ある記者いわく、複雑きわまりないクモの巣の様相を呈していた。

ヒ素と同様、ビスマスも金属性の元素で、薬品に、とくに制嘔吐剤と下痢止め剤の主成分として使われていた。広く知られる製品のひとつ〈ビスモサル〉は、小児コレラの症状を緩和する薬として、ある小児科医によって一九〇一年に開発された。ピンク色で冬緑油の味がするこの水薬は、一九一九年に〈ペプトビスモル〉と改称された。アニー・クレイトンの主治医が勧めたのは、このペプトビスモルではなかったが、ビスマス入りのよく似た別の薬を処方していた。

ビスマス入りの薬の難点は、鉱石にヒ素や鉛など、ほかの金属成分が含まれている点にあるとゲトラーは説明した。薬の加工機器がすべて汚染物質を除去できるわけではなく、ビスマスを主成分とする薬から微量のヒ素や鉛が見つかることはよくあった。ラインシュ法で試験を行なったときも、アニー・クレイトンの死体に含まれていたのが、大量のビスマスにごく微量のヒ素と鉛という特徴的な割合であることにゲトラーは気づいていた。彼が下した結論は、検察側がヒ素中毒の証拠として示したものは、じつは処方薬が汚染されていた証拠にすぎないというものだった。

わずか三週間のあいだに二度、ニューアークの陪審員はファニー・クレイトンに無罪の評決を下した。七月一三日、自由の身となって裁判所を出た彼女は、ふと階段で足を止め、近くで誰かが弾いている手回し風琴《ハーディガーディ》の音に顔をほころばせた。彼女は記者たちに、いまは早く子どもたちに会いたい気持ちしかありませんと語った。「誰のことも恨んでなどいません。検察官は職務をまっとうしただけですから。これから先のことは何も決まっていませんし、何をすればいいのかもわかりません。いまはただ、家族のもとに帰れるのがうれしくて、ほかには何も考えられません。でも、私は一三日の金曜日をけっして忘れないでしょう」

アレグザンダー・ゲトラーもまた、この日を忘れないだろう。だが、ニューヨークのマスコミがメアリー・フランシス・クレイトンを〝アメリカのルクレツィア・ボルジア〟と呼ぶようになるのは、一二年の年月が経過し、ヒ素によるもう一件の殺人が起きたあとである。そのときになってゲトラーは——そして誰もが——不思議に思うのだ。一九二三年の夏に、この女はどうやってあれほど多くの人々を欺いたのだろうと。一九二三年七月一三日——この日付に彼もまた苛《さいな》まれつづけることを、ゲトラーはまだ知らなかった。

第5章　水銀（Hg）　一九二三〜一九二五年

チャールズ・ウェッブは、八年にわたりガートルード・ゴーマンに求愛しつづけた。〝ガーティー〟と結婚したい——出会ったときから、そう思っていた。けれども、彼がこの人と決めた女性は、未亡人となった母親のひとり娘であり、母親は彼を断固として受け入れなかった。ガーティーの友人たちも彼を小ばかにして「金持ちの女にまとわりついてくる、やさしいだけの男よ」と言った。親戚たちも彼をばかにした。おじは、おまえのあとについてまわる犬のようなやつだとガーティーに言った。

確かにウェッブはやさしい男で、ニューヨークの不動産ブローカーにしては物静かなタイプだった。名門プリンストン大学の出で、博識で思慮深く、物腰はやわらかいが意志の強いところもあった。周囲の反対を軽く受け流し、彼は求愛しつづけた。ウェッブは痩せ型で、淡い色の目に白髪になりかけた髪をした地味な風貌の男だった。そんな彼が五〇歳になる目前の一九二〇年、ガーティーの母親が亡くなった。そのころガーティーは四〇歳になろうとしていたが、母親思いの娘で、裕福で独占欲の強い親に守られ、何不自由なく贅沢に育てられた子どものようなものだった。ウェッブが彼女に結婚を決意させるまでにはさらに二年の月日を要したが、ふたりは一九二二年の終わりに夫婦となり、幸せいっぱいのウェッブはマディソン街にあるガーティーの家に引っ越した。

ところが一〇カ月後、彼の新妻は海辺の街ライにある〈ウエストチェスター・ビルトモア・カントリークラブ〉の贅沢なスイートルームで倒れ、帰らぬ人となったのだ。[1] 亡くなった翌日の一九二三年九月二八日、ガーティーのおじはペンシルベニア州デヴォンの広大な土地に建つ邸宅に報道陣を集めた。会見は外で行なわれた。鵜の目鷹の目の記者たちを邸内に入れたくなかったからだ。手入れの行き届いた庭で、ウィリアム・T・ハンター大佐は燃えるような色彩の花々に囲まれていた。趣味で品種改良し育てた金色の花びらをもつダリアは賞に輝いた花で、彼は姪の名をとって〝ガーティー・ゴーマン〟と名付けていた。

「姪がウェッブと結婚するつもりだと聞いて、我々親族はひどく驚きました」[2] とハンターは言った。彼らはみな、ガーティーは肉親や友人たちのために生涯を捧げるものだと思っていたのだ。彼女はつねに家族思いの「分別のある娘」だった。だが、案の定、あの結婚は命取りになった。親族たちは前々から、ウェッブはガーティーのやさしさに惹かれているだけではないと疑っていたのだ。彼が本当に愛しているのはゴーマン家の財産に違いないと。ウェッブは裕福な男ではなかった――集まった報道陣に念押しするように、ハンターは言った。金はすべてガーティーのものだ。二〇〇万ドル（こんにちの約二五〇〇万ドルに相当）もの財産を愛さない人間がいるだろうか？

大佐は直接的にウェッブを人殺しと非難したわけではなかった。少なくとも名指しはしなかったが、意図は見え見えだった。「姪は塩化第二水銀を飲まされて死んだ。あえて言うが、それが真実であることを、私は微塵《みじん》も疑っていない」

塩化第二水銀は金属元素である水銀の塩化物であり、毒性が強く、昇汞《しょうこう》（肉体を蝕む昇華物）という不快な異名をもつ物質だ。[3] 水銀原子一個が塩素原子二個と結合したシンプルな化学構造をもつ（$HgCl_2$）。

しかし化学の世界では、シンプルであることは必ずしも安全であることを意味しない。水銀は誰もが知る危険な物質であり、それが整然と配列された塩化物はひときわ毒性が高く、場合によっては、水銀元素そのものよりも危険性が高い。

単体での水銀はつるつる滑るつかみどころのない物質で、他の元素と結びつくことで地中にとどまっている。たとえば、辰砂《しんしゃ》と呼ばれる赤銅色のざらざらした鉱石などの形で存在しているのである。辰砂は水銀と硫黄が結合したもので、それを採掘して粉砕すると、結びついていた鉱物成分と容易に分離する。地上は温度が高く圧力が低いため、純粋な水銀はじつにめずらしい液体様の金属となる。しかし水とは異なり、水銀に触れても指が濡れることはない。そのかわり、水滴のような水銀の粒は、触れるとさらに小さな粒に分裂し、輝く微小な球体となって転がるように散り、それに触れるとさらに小さな粒となる。このように散らばるさまがみごとであることから、錬金術師たちはこの金属を〝クイックシルバー（生きている銀）〟と呼び、さらにローマ神話の俊足の伝令神メルクリウス（マーキュリー）にちなんで、水銀《マーキュリー》と正式に名付けられた。

この〝球体〟という形状は、純粋な水銀がさほど危険な物質ではない理由でもある。高い表面張力によって丸い形に保たれるため、液状でありながら普通の液体のように流れて広がったり、周囲にしみこんだりすることがないからだ。みずからの形を保つこの表面張力のおかげで、純粋な水銀は容易に体に吸収されないのだ。

おもに一九世紀なかばの話だが、便秘が治ると信じ、この銀色に輝く液体を実際に飲んでいた人々もわずかながらいたのである。しかし、大半がそのまま排出された。水銀ドリンカーたちは急激な体調不良に見舞われることはなかったが、多くは激しい口の痛みを訴えた。水銀元素はまた、皮膚からも容易には吸収されない。球体の飛沫は小刻みに振動しながら手の上を転がるだけで、組織にしみこんでいくことはない。それでも、水銀元素を無害だと言った人はいない。一九世紀の水銀ドリンカーたちは、必ずしもすぐに具合が悪くはならなかったが、多くは時間がたってから癌を発症した。当時の医学書で「水銀性腫瘍」と呼ばれていたものだ。

一方、水銀の塩化物は作用が速く、即座に害を及ぼす。それはおもに、生体組織は塩分を含む液体を吸収しやすい傾向があるからだ。塩化第二水銀とはもともと、数ある塩素ベースの化合物のひとつで、我々が食塩として用いる塩化ナトリウム（NaCl）の、たちの悪いいとこのようなものだ。水銀塩化物が猛毒として知られるのは、その吸収率ゆえである。こうした水銀化合物は水やアルコールに溶けやすく、生体組織にすばやく拡散する。一九二〇年代の医学界では、塩化第二水銀は組織に浸潤し炎症を起こす力がきわめて強いため、組織が破壊されて歯がぐらつき、胃にはひどい出血性の潰瘍ができるとされていた。医師たちがそれを知っていたのは、そうしたリスクにもかかわらず、水銀塩化物を使った製品が驚くほど数多く世に出回っていたからだ。

水銀化合物は、トコジラミ（南京虫）の駆除剤として売られていた。また、下剤や消毒剤、利尿薬にも含まれていた。極端なケースでは、梅毒など慢性の細菌感染症の薬として処方されていた。だがガーティーのおじがウェッブを非難していたころには、塩化第二水銀の薬効も、死に至る危険性すらある害毒についてもよく知られていた。一九二〇年にハリウッドで起きたある煽情的なスキャンダルが、この毒物がもつ危険な特性を映画ファンに広く印象付ける結果となったのである。

それは、ひとりの若く美しい女優の身に起きた、なんとも痛ましい悲劇だった。『Madcap Madge（おてんばマッジ）』や『The Flapper（奔放な娘）』など、ヒット映画に次々に登場し、冒険好きなヒロインを演じたが、『Everybody's Sweetheart（みんなの恋人）』が遺作となった。

オリーヴ・トーマスは、童顔の愛らしい女優だった。[4] 艶やかな巻き毛が躍る黒髪、紫がかったブルーのつぶらな瞳、ハート型をした色白の顔。この美貌が彼女のキャリアをスタートさせた。一九一四年に「ニューヨーク一の美少女」コンテストで優勝したのがきっかけだった。その後、興行師ジーグフェルドがニューアムステルダム劇場で上演するレビュー・ショーの主演ダンサーとなり、一気に華やかな世界に飛びこんだ。ピンナップ画家アルベルト・バルガスが、黒いサテンの布をまとい一輪の赤いバラをもつ彼女のヌード画を描き、それから数年のあいだに、オリーヴはセルズニック・スタジオの映画に出演するまでになっていた。

いかにも幸運に恵まれた人生らしく、オリーヴはまもなく、ハリウッドの名門一家に生まれたジャック・ピックフォードと結婚する。映画スター、メアリー・ピックフォードの弟である。夫婦は瞬く間に、粗暴なふるまいと頻繁に開かれるパーティー、そして度重なる口論で有名になった。言い争いの原因はたいていピックフォードの数知れぬ女性関係で、そうした浮気がもとで、彼は梅毒に罹患していた。ふたりは別れてはよりを戻し、また別れてはやりなおすことをくり返し、ゴシップ誌を喜ばせていた。「彼女とジャックは熱烈に愛し合ってはいましたが、私はつねづね、ままごとの夫婦のようだと思っていました」メアリー・ピックフォードはのちに、自伝でしんみりと語った。

一九二〇年九月の初旬、夫婦は船でパリへ渡った。仲直り旅行だったと伝えられる。ふたりはホテル・リッツにチェックインすると、禁酒法のない自由な街へくり出し、パリ左岸のビストロで飲んで、踊った。さんざん飲み浮かれたあと、ふらつきながらホテルの部屋に戻ったときには、午前三時を回ろうとしていた。立っているのもやっとのピックフォードは、そのままベッドに倒れこんだ。一方、一夜の冒険で活気づいた妻は、部屋をうろうろ歩きまわり、手紙を一通書いたのち、ようやく疲れを覚えて、寝る準備をしにバスルームへ入った。

ジャック・ピックフォードが警察に語ったところによると、オリーヴの叫び声が聞こえたとき、彼はウイスキーのせいで頭が朦朧としていた。「オー・マイ・ゴッド、マイ・ゴッド」彼女は何度もくり返し叫んだ。ピックフォードがよろめきながら薄暗いバスルームへ入っていくと、妻は洗面台にもたれていた。睡眠薬とまちがえて塩化第二水銀入りの薬瓶を手に取り、一回分の分量を注いで一気に飲んだのだ。それはピックフォードが梅毒の腫れ物に擦りこむ薬だった。飲み下された昇汞《しょうこう》が喉を焼き、オリーヴはやっとまちがいに気づいた。ピックフォードは妻を抱き上げてベッドに運ぶと、受話器をひったくるようにして救急車を呼んだ。「オー・マイ・ゴッド」オリーヴは何度も言った。「毒を飲んじゃった」

オリーヴは三日たっても退院できず、そのうちに話が伝わり、新聞各紙はふたりのまわりにくすぶる噂をくり返し報じた。ピックフォードの浮気がオリーヴを自殺に追いやったのではないか。彼は妻を亡きものにするために、わざと毒を飲むよう仕向けたのではないか。日がたつにつれて、ピックフォードはさらに悪者に、オリーヴは聖人のようになっていった。パリで執り行なわれたオリーヴ・トーマスの葬儀には人がおおぜいつめかけ、人混みに押されて女性たちは気絶し、通りには払い落とされ踏みつぶされた無数の帽子が絨毯のごとく敷きつめられた。

警察は捜査を開始し、死体解剖も行なったうえで、ピックフォードが語ったとおりの恐ろしい事故と結論づけた。カリフォルニアに戻ったあと、ピックフォードはロサンゼルス・エグザミナー紙のインタビューに答え、妻がいかに生きたがっていたかを切々と語った。「病院の先生がたには最後まで望みを捨てずに手を尽くしていただきました。しかし腎臓が麻痺し、もう無理だとわかったのです。けれども妻はがんばった、これまでに接したどの患者さんよりもがんばったそうです」

オリーヴの死は世間を騒然とさせたが、塩化第二水銀による死としてはいたって標準的なものだった。ニューヨーク市監察医務局の推計では、この物質による死亡は年間約二〇件、その大半が自殺および同様の不運な事故だった。オリーヴ・トーマスの死はこの毒物に新たなステータスを与え、少なくともしばらくのあいだ、塩化第二水銀は世間の脚光を浴びることとなったのである。

ガーティー・ウェッブのおじは報道陣の前で、姪はオリーヴ・トーマスの命を奪ったのと同じ毒物で殺されたのではないかとほのめかした。当初、彼のこうした非難はたんに意地の悪い行為のように見えたが、市当局はしだいに目を向けはじめた。「彼女の死が自然死なのかどうか、疑う余地はある」[5]一九二三年九月、ニューヨーク州ウエストチェスター郡の検視官は、ライに集まった記者たちの前でそう認めた。ガーティーの主治医が死亡証明書への署名を拒んだため、検視官は死体の解剖を求め、毒物分析ならあそこがいいと、取り出した内臓をニューヨーク市の毒物学者アレグザンダー・ゲトラーに送るよう指示を出した。

その年の八月の終わり、チャールズ・ウェッブと妻ガーティーは、休暇を過ごすため、あるメンバーからの紹介状をたずさえてウエストチェスター・カントリークラブへやってきた。上流階級専用の保養地《リゾート》だ。イギリスのある大邸宅をモデルにデザインされた建物が、コモドア・アンド・ビルトモア・ホテル・カンパニーが所有する約六〇〇エーカーの広大な土地に建っていた。釣りを楽しめる池に、一八ホールのゴルフコース、碧青色《ターコイズ》のタイルを敷いたプール、テニスコートがあり、談話室でのカードゲームに、午後のティータイムのダンスパーティー、近くにはプライベートビーチクラブもあった。

ガーティーの母親は優雅なホテルライフを楽しむため、毎年夏になると、娘を連れてコネティカット州ブリッジポートにある財閥系リゾートを訪れていた。母親との思い出がつまった場所はガーティーを悲しい気持ちにさせるため、今年は別のところへ行ってみようと、ウェッブは新婚の妻を説得したのだった。八月、ライへやってきたふたりは、昼間はテニス、夕暮れ時にはダンス、夜はカードゲームを楽しむくらいで、あとはのんびり過ごすつもりだった。ところが一週間ほどたつと、ガーティーが脇腹の痛みと息切れを訴えるようになったため、ウェッブは近くに滞在していた評判の医者を呼んだ。ウィリアム・マイヤーというその医者の見立ては、軽い肺炎だった。

マイヤーは裕福な患者だけを相手に、ホワイトプレーンズ近郊と、マンハッタンのパーク・アベニューに面した豪華なスイートルームで開業していたが、彼にはまた、お気に入りの趣味があった。〝医学探偵〟の仕事だ。アマチュア犯罪学者として、彼はマンハッタンの高校で定期的に犯罪科学、とりわけ隠蔽された殺人事件の解明について講義を行なっていた。専門家として、ガーティー・ウェッブの病状には初めからおかしなところがあった、と彼は地区検事に告げた。

軽い肺炎自体はさほど心配なものではなかったが、そのわりにガーティーの病状は重く、黄色味を帯びた蝋のような肌や、気息が混じる弱々しい声がマイヤーには気がかりだった。治療をしても、なぜか彼女の健康状態は悪化の一途をたどった。

何をしても効果はあらわれず、マイヤーはついに、これはどう見ても自然の病気が原因ではないと判断するに至った。そうなると、疑うべき相手はただひとり。彼は突如、ウェッブを病室から締め出した。数日後にガーティーは亡くなるが、「私がいなければ、彼女はここまで生きられなかっただろう」とマイヤーは自分を買いかぶった発言をしている。

ゲトラーの実験室では、塩化第二水銀は残念ながら〝おなじみの〟物質となっていた。彼が塩化第二水銀中毒に関する最初の論文を発表したのは一九一七年、そのころはまだ市の毒物研究員になる前で、ベルビュー病院の病理学部門での仕事に専念できていたころだ。[6]

塩化第二水銀は、とりたてて体内からの検出が難しい毒物ではなかったが、ゲトラーはラインシュ法で検出できるぎりぎりまでその量を減らして実験を重ねた。丁寧に加熱、蒸留、と濃縮手順を踏み、その物質だけを分離する。こうして彼は、ごく微量でも検出できるように精度を高めようとしていた。

ラインシュ法の最終段階では、毒物の存在が疑われる組織に酸を加えた懸濁《けんだく》液に錆びや汚れのない銅片を浸してしばらく置き、その表面に艶のある水銀の膜ができるかどうかを見る。ゲトラーの実験では、長く置けば置くほど銅に付着する水銀の量が多くなるのがわかった。懸濁液に含まれる水銀の量を増やすと、銅片はたちまち光沢を帯びた。だが、次の段階（銅片を取り出し、空のガラス管のなかで熱する）に進む前に銅片をひと晩じゅう浸したままにしてみると、水銀の量を増やした場合よりもさらに試験の精度が上がった。銅片に水銀が付着しているのが目で確認できなくても、最後の加熱によって、目に見えない微量の水銀が蒸発しガラス管内で凝縮され、内側にうっすらと、かろうじて検知できる水銀の被膜ができる。実際、この試験は非常に精度が高く、スプーン一杯分の処方薬が残したごく微量の証拠物も検出することができた。

　裏付けをとるため、ゲトラーはほかの検出方法も併用した。水銀を含む組織の懸濁液が硫化水素に触れると（硫化水素は、腐った卵のにおいがする有害なガスである）、その液は黄ばんだ白からくすんだ黄色、オレンジ、茶色、そして黒へと、正確にこの順番で変色した。また、亜鉛を金箔で覆ったものを懸濁液に数時間つけておくと、金箔に光沢のある水銀の被膜ができた。だが、ゲトラーが最も信頼できると確信をもつに至ったのはラインシュ法で、精度を高めていくにつれてより信頼度も上がっていった。銅線をひと晩置いてみたり、一滴も逃さないようにガラス管をカーブさせてみたり、試行錯誤しているうちに試験精度は上がり、一グレイン（六四・八ミリグラム）の五〇万分の一という微量の水銀塩化物からも、かすかに光る水銀を取り出すことができるようになったのである。


　ガーティー・ウェッブの臓器（胃、腎臓、肝臓、腸）が透明なガラス容器に入れられてベルビュー病院に届くだいぶ前から、ゲトラーは塩化第二水銀の分析を行ない、不慮の過剰摂取から意図的なものまで、あらゆるケースから学んでいた。[7] 塩化第二水銀の錠剤を三〇錠飲んだイタリア人のお針子、夏の暑さに嫌気がさしたという遺書を残した女性、夫と喧嘩をくり返すうちに自暴自棄になった妻。

　いずれのケースも、すぐに死に至ったわけではなかった。オリーヴ・トーマスの事件でも注目されたように、塩化第二水銀は一瞬で楽に死なせてくれる毒ではない。お針子は薬瓶に入った錠剤をすべて飲みこんでもなお、死ぬのに二週間かかっている。監察医務局が調査した自殺のケースでは、その多くが五日ないし一二日間生きのびていた。死体解剖でわかったのは、この毒物が内側から着実に体をむしばんでいくことだった。臓器は食い荒らされたように傷だらけになって出血し、とくに腎臓はひどかった。どうにか血をきれいにしようと、かなりの量の水銀塩化物が腎臓に送られてくるからだ。そのため、水銀中毒の化学的証拠を見つけようとするとき、ゲトラーはまず腎臓を調べる。そしてガーティー・ウェッブの腎臓を予備分析した彼は、組織内にかすかに光る水銀の痕跡を見つけたのである。

チャールズ・ウェッブ――仲間内では〝カール〟と呼ばれていた――は、みじめな日々を送っていた。

待ちに待った結婚から一年もたたないうちに妻を亡くしたばかりか、公然と妻殺しのそしりを受けていたからだ。ガーティーの親族による陰湿なほのめかしに始まり、いまでは彼女の友人たちがあからさまに非難していた。「幼なじみ、殺人を告発」一〇月二日のニューヨーク・タイムズ紙は大見出しをつけ、またしても開かれた記者会見にもとづく記事を掲載した。今回の会見は、ホワイトプレーンズにあるバカンス用コテージのリビングルームで、くつろいだ雰囲気のもと行なわれた。告発者はガーティーとともにマンハッタンの私立学校に通ったという女性で、記者たちに向かって、カール・ウェッブは狡猾な男だと語った。「かわいそうに、ついこのあいだまで、ガーティーは自分が毒を飲んでいるなんて知らなかったんです。私たち仲の良かった友人たちはみな、そう信じています」

まだ独身だったころ、ガーティー・ゴーマンは多額の財産を家族と友人、使用人に分け与えるという内容の遺言書にサインをしていた。[8] 分配される財産とは、マディソン街の邸宅、コネティカット州フェアフィールドにある別荘、マンハッタンの高級アパートメント三棟、ニューヨーク市の北西端に近い一八九丁目にある数エーカーの土地、バンカース・トラスト社とブルックリン・シティー鉄道会社の株式、不動産開発会社の共同経営権、自動車三台、みごとな宝石コレクション、ルビーとダイヤモンドの柄付きオペラグラス、純金製メッシュの夜会用ハンドバッグ、銀器、美術品、衣服、ギンギツネとアザラシの毛皮、それに加えて銀行口座には数十万ドルの預金があった。

しかし、ライで具合が悪くなったあと、ガーティー・ウェッブは前のものよりもはるかに短い、たった二〇行の遺言書にサインしていた。すべての財産を夫に遺す、という内容だった。友人たちや親族はこれに怒り、ウェッブが仕組んだものだと主張した。死にかけている妻に無理やりサインをさせたのだ、そもそも財産目当ての結婚だったのだと。「遺言書の検認申立てをしたら、まわりが騒ぐでしょうね」ウェッブは弁護士にそう語ったと伝えられるが、実際、そのとおりになったのである。

妻の旧友が扇動的な記者会見を行なった翌日、そして妻の死に関し、ウエストチェスター郡で大陪審〔起訴の可否を判断する審理〕が招集されたと知った日、カール・ウェッブはいつもどおり冷静に自己弁護を試みた。彼は一時的な住まいとしているカントリークラブに新聞記者を呼び集めたりはせず、弁護士を通じて次のような文言で始まる声明文を発表した。「当然ではありますが、先ごろ我が身に降りかかった不幸について報道陣の前で語る気にはなれませんでした」

ひとり静かに悲しむ時間がほしかった、とウェッブは言った。もっと時間が必要だったと。「ところがあまりにも広く知れわたり、明らかに敵意をもつ人々により多くの憶測がなされているため、友人たちに背中を押され、こうして声明を発表することとなりました」

遺言書については――もちろん、すでに検認の申立てをしていた。その一方で、彼はもう一通、サインのない複雑な内容の遺言書も修正案として申請していた。自身の病状が深刻だと知ったガーティーが、どうしても短いほうの遺言書を書くと言い張ったのだとウェッブは主張した。ガーティーは彼を遺産の受取人にしたいと言ったが、それでは自分の取り分が多くなりすぎると思ったウェッブは、従来の受取人の多くを加えた別の文案もつくってほしいと弁護士に依頼した。しかし、妻にその修正案にサインさせることができなかった。ひとつには、医者に病室から締め出されたためだ。

それでも、できるだけ修正版の条項を生かしたいと彼は言った。「私の願いはただひとつ、私にわかる範囲で、できるかぎり妻の遺志を叶えたいのです」自身に向けられた非難をめぐり、紙面で押し問答を続ける気はなかった。それでもこれだけは何度も主張した。妻に投与されたとされる毒物について、自分は何も知らないと。

人生最後の三週間、ガーティーは完全にウィリアム・マイヤー医師の管理下に置かれ、彼――ウェッブ――は一定期間ずっと病室から遠ざけられ、妻の回復を隣の居間から祈りつづけることを余儀なくされた。彼は何度もほかの医者を治療に加えてほしいと懇願したが、マイヤーはそれを拒んだ。そのためウェッブは、地元ニューヨークの病院でガーティーが診てもらったことのある医者を呼び寄せようとしたが、マイヤーはその医者に「相談することも、病室に立ち入らせることも」拒絶した。そこでウェッブが弁護士を送りこみ、法的手段に訴えると脅しをかけると、マイヤーはようやくニューヨークの医者と相談することと、ウェッブを病室に入れることを了解したのだった。

ウェッブの声明によると、彼はベッドの横にひざまずいて祈りながら、医者が一刻も早く来てくれるのを待ったが、マンハッタンの医者が到着したときには、すでにガーティーは息を引き取っていた。

ウエストチェスター郡の検察局では、目下ライで繰り広げられているドラマチックなパフォーマンスに不信感を抱き、ゲトラーに毒物の分析を依頼したほか、ニューヨーク監察医務局の病理学者たちに死体解剖を要請した。

体を開いてみれば、塩化第二水銀の存在は見逃しようがない。血だらけになった腎臓は、細胞が崩れてどろどろに溶解し、灰色がかった色に変色する。ほかにも徴候はいろいろある。口や喉はあちらこちらが爛《ただ》れ、胃壁には潰瘍ができ、腸は炎症を起こし出血が見られる。

水銀とは、エレガントな銀色の輝きに似合わず厄介な殺人者なのだ。

ただ問題は――少なくとも、チャールズ・ウェッブを殺人犯と非難している人々にとっての問題は――マンハッタンの病理学者たちが、ガーティー・ウェッブの死体にそうした損傷をひとつも発見しなかったことだ。「塩化第二水銀中毒で通常見られる組織変化はまったく存在しない」と監察医の報告書は結論づけていた。胃や腸の潰瘍も、口や喉の醜い爛れもなかった。見つかったのは、肺炎による肺のうっ血と、重い病におかされた腎臓のみ。

一方のゲトラーは、ラインシュ法で得られた結果をこれまで集めたデータと比較し、ガーティー・ウェッブの体内にある塩化第二水銀の量を推定していた。確かに水銀の存在は認められたが、かろうじて検出できる程度で、致死量にははるかに及ばなかった。彼はさらに、検出された微量の水銀を分析し、浸食性の高い昇汞《しょうこう》ではない別の水銀化合物、こちらも一般的に用いられているが毒性ははるかに低いものだと結論づけた。

ゲトラーはこの水銀の由来を、昔からある治療薬と特定した。カロメル（甘汞《かんこう》）と呼ばれるその薬は、下剤としてまだときどき使われていた。カロメルはよく知られる水薬で、一六世紀には腸の寄生虫除去のために使われていた。ルイス・クラーク探検隊は、西部探検の旅にこの薬を持っていったという。ゲトラーが調べたこのころもまだ、胃腸の調子が悪い患者に下剤としてカロメルはよく処方されていたが、しだいに使われなくなってきていた。これを飲むことで否応なくさらされる水銀の危険性に医者たちが気づきはじめていたからだ。

カロメルは、塩化第一水銀と呼ばれる比較的害のない水銀の塩化物で、その化学構造は、強い毒性をもつ昇汞《しょうこう》すなわち塩化第二水銀（Hg_2Cl_2）とは少し異なり、二個の水銀原子と二個の塩素原子とが結びついている（Hg_2Cl_2）。塩素は有害な物質だが、より強く縛りつけられた状態のほうが破壊力は小さく、さらにカロメルは希釈《きしゃく》されているため、毒性は強くなかった。

とはいえ、すべての水銀化合物に言えることだが、塩化第一水銀もやはり体内にとどまり組織に蓄積される可能性があった。そして、より毒性の強い塩化第二水銀と同じパターンをたどって自然に腎臓に集まり濃縮された。この仮説を実証するため、ゲトラーは数匹の猫に、通常の処方薬に匹敵する量のカロメルを飲ませた。すると猫たちの腎臓にごくわずかな水銀の光沢が見られたが、それはガーティー・ウェッブの臓器に認められたものと似たような濃度だった。

ゲトラーのこの分析結果にもとづき、地区検事はあらためて尋問を開始し、ガーティー・ウェッブの治療にあたった医師にふたたび話を聞いた。

マイヤー医師はカロメルを処方していなかった。ガーティーが診察を受けた何人かの医師たちも同様だったが、マンハッタンの医師の勧めで彼女がカロメルを常用していたことが警察の捜査で判明した。

「本件における唯一の毒は、ひとの名誉を毀損する言葉と、スキャンダルをでっちあげようとする人々の邪悪な願望だ」ウェッブの弁護士は捜査官に対し、辛辣にそう述べた。

ここまでくると、警察の見解も同じだった。死体解剖の結果、治療のまずさが死因となった可能性が示唆されたのち、検事はマイヤー医師の取り調べを開始していた。「マイヤー医師は肺炎を治したつもりでいたが、その判断は誤りであり、亡くなったさいミセス・ウェッブは腎臓に問題があり、さらに心臓疾患と胸膜炎も患って」おり、腎臓病はしばらく前から悪化していたようだ。

訴追側は大陪審での審問を続け、マイヤーには証言前に免責の放棄を求めた。つまり、彼も刑事責任を問われる可能性があるということだ。マイヤーは「不愉快きわまりない……私が、主治医であるこの私が、大陪審の席で容疑者であるかのような言いかたをされるとは」と感情をむきだしにし、探偵のまねごとをして死に瀕した女性を悩ませていたのではないかとほのめかされると、怒りを爆発させた。

命にかかわる状態であること、何かが原因だがその正体がわからないことをガーティー本人に告げたとマイヤーは認めた。彼はまた、誰かがコーヒーかココアに毒を入れた可能性はないかとも尋ねていた。彼女はないと答えたが、マイヤーはその言葉を信じなかった。「いいかい、ガーティー、きみは死にかけているんだ。私にすべて正直に話してほしい。とても大事なことなんだからね」。それでも疑わしい人などいないとガーティーが言うので、彼女のために自分が行動を起こさなければならないと思った、とマイヤーは証言している。警察の捜査を促すのが義務だと感じたのだった。当然ながら、彼はそのことを利害関係者、つまり死に瀕したガーティーの親族たちにも伝えていた。

マイヤーは、この一件がどうも気に入らない方向へ進んでいくような気がしていた。審問のあとで彼がマスコミに語ったところによると、地区検事のことも気に入らなかったようだ。

一〇月二一日、ウエストチェスター郡の大陪審は、ガーティー・ウェッブの死は自然死であり、夫を告訴する根拠はないとの評決を下した。「この場において、また報道を通じてなされた告発は、もし真実であるならば、故人の夫チャールズ・ウェッブの威信に多大な影響を及ぼしかねないものである。したがって、あらゆる告発がなんら根拠のないものであることを断言するのが我々の義務であると考え、ウェッブ氏が完全に潔白であることをここに宣言する」郡の検視官はこの評決を支持し、ガーティー・ウェッブの死因は進行性の腎臓疾患および併発した肺炎であり、主治医がこれを誤診したと結論づける報告書を発行した。

ウェッブは地区検事と大陪審による「厳正なる裁き」にひたすら感謝するとともに、自分を告発した人々の真意がいずれ白日の下にさらされることを願う、と苦々しい思いを吐露した。いつかきっと暴き出すつもりだった。ガーティー・ウェッブの親族たちは、ウエストチェスター郡の検事に圧力をかけるよう州知事に働きかけていたが、それが失敗に終わると、ガーティーが最後に作成した遺言書を無効にするための民事訴訟を起こした。

しかし、犯罪容疑者として世間に広く知れわたったことで、ウェッブは心変わりしていた。妻の友人や親族にも財産を分与できるようにと作成した遺言書の修正案を取り下げることにしたのだ。

彼の弁護士いわく、明白な理由により、カール・ウェッブは彼らに遺産分け与えたいという気持ちを失ったのである。

ウェッブの一件は、ノリスがニューヨーク市警に是非とも伝えたかったあるポイントをはっきりと提示してくれた。彼は、刑事からパトロール警官に至るまで全員が化学的証拠の価値を認識し、監察医務局を捜査の有力なパートナーと見なすよう望んでいた。ノリスは少し前、ニューヨーク市警察学校の開校式で「監察医と警察」というテーマの基調演説をしていた。この年、初めて科学者がひとり入学した。

一九二三年の秋、ノリスは市の刑事を対象に定期的なトレーニングプログラムをスタートさせた。モルグへ連れていって死体解剖に立ち会わせ、さらにゲトラーの実験室に送りこんだのだ。そこで刑事たちは、市の毒物研究員が——そして彼が教えているニューヨーク大学の学生たちが——街の通りから運びこまれた死体の毒物検査をするのを見学するのだった。

塩化第二水銀、ヒ素、シアン化合物といった毒物の検出は、ゲトラーの実験室の日課となっていた。ミステリ作家たちはめずらしい新種の毒を使いたくてしかたがないようだが——たとえばイギリスの作家アガサ・クリスティは、ストリキニーネを使った殺人の物語で一九二〇年にデビューした——市の実験室ではありふれた毒物を扱うだけで手一杯だった。

ところが、一九二四年一月の寒々としたある日、ゲトラーと彼のチームはじつに稀有なケースに遭遇した——有名なあの〝ブルーマン〟の死である。[10] 彼は〝世にもめずらしい人間〟としてバーナムとベイリーの「地上最大のショー」とともに全国各地を回り、大人になってからの人生の大半は旅から旅への巡業生活だった。そのブルーマンが先ごろ、ベルビュー病院で亡くなった。病理学者たちによると、モルグの大理石の台に横たえられた彼の遺体は、それまで誰も見たことがない奇妙なものだった。特異な人間として知られるこの男は六八歳、息切れがして、横になると完全に呼吸ができなくなると訴え、みずから病院へやってきた。病院の記録によれば、長身で痩せ型、きらきら輝く白髪に、それに劣らず艶のある白い口ひげをたくわえていた。そしてその皮膚は、遠目には黒に見えるほど濃いブルー。さらに唇もブルー、舌もブルー。さらに目の強膜――ふつうは〝白目〟と呼ばれる部分――までが青かった。

彼の場合は、シアン化合物中毒による汚げな青黒い斑点ではなく、皮膚は均一に青く、光沢さえ感じられた。磨き上げたようなその艶を見て医師たちが下した診断は「argyria」、銀沈着症または銀皮症と呼ばれる病気だった。ギリシャ語で「銀」を意味する「argyros」に由来し、症状としては、全身に銀が蓄積され、組織が深い光沢を帯びた青灰色に染まる。

ブルーマンは元イギリス陸軍士官だが、みずから硝酸銀を飲むことで有名になったのではないか、とベルビュー病院の医師たちは思った。硝酸銀は銀を硝酸に溶かして水分を蒸発させたもので、光沢のある粉末は何かに混ぜて使うことができる。硝酸銀は手に入りやすい物質で、写真処理や、歯医者での口内炎治療のほか、新生児のケアにも用いられた。感染予防として、赤ん坊に硝酸銀入りの目薬が使われていたのだ。

ブルーマンは、銀にさらされたこともなければ、なんの自己治療もしていないときっぱり否定した。興業を見にくる客たちによく語っていたように、彼は自然の気まぐれから、もともと青い体で生まれたのだった。けれども、肺炎が急激に悪化して彼が死亡したとき、病理学者たちは念入りに調べることにした。すると解剖の結果、体の内側までが青みがかった銀色をしていることが判明したのである。鈍い赤茶色の筋組織はわずかに銀色を帯び、脾臓は青みのある赤、肝臓は青っぽい灰色。さらに脳までが銀色の光沢を帯び、モルグの明るい照明を反射して、見慣れた曲線がいつになくかすかな光を放っていた。

彼の体内にはどれだけの金属が含まれているのだろうか？　それを突きとめるため、ゲトラーは臓器に酸を加えて液状にし、それを熱して乾燥させ、灰にした。そこにお湯とアンモニア、硝酸を注いで銀を洗い流すと、各臓器に含まれていた銀の量を計測合計し、全身に含まれていた量を割り出した。ゲトラーの控えめな概算では、ブルーマンの体には約一〇〇グラムの純銀が含まれていた。そのうち半分は筋組織に、四分の一は骨に、残りはおもに肝臓、腎臓、心臓、脳に集まっていた。

しかし、銀がブルーマンを殺したのではなく、死因は肺炎だった。銀はただ、彼の体を〝世にもめずらしい〟インディゴブルーに変えただけのようだ。ゲトラーは報告書に「人体に比較的大量に蓄積されうる重金属のなかで、銀は毒性がさほど高くない。おそらく最も低いと言えるだろう」と記している。

当然ながら、ゲトラーの実験室はかなりの量の純銀を手に入れた。彼の同僚たちはブルーマンの体内から得られた輝く銀色の粒を溶かし、弾丸の形にして、「万が一、吸血鬼を分析しなければならないときのために」とゲトラーにプレゼントした。

吸血鬼が恐れるという〝銀の弾丸〟を、ゲトラーは「万が一のために」と机に置いた。

殺人容疑が晴れて一年後、チャールズ・ウェッブは亡くなった妻の親族といまだ係争中だった。[11] 新たな闘いの第一ラウンドでは、二〇行の遺言書が有効と判断され、彼は勝訴した。ところが妻の親族たちはその判決を不服とし、マディソン街にある邸宅はゴーマン家のものだと主張し、一九二四年七月にまた別の裁判を起こしたのだ。彼らはさらに、その屋敷の維持費として二五万ドルの信託資金を要求した。

ウェッブは屋敷などほしくはなかったし、もう住みたいとも思わず、居住用ホテルに引っ越していた。だが彼は、自分が寛大な男ではないと気づいていた。そこでふたたび裁判所へ舞い戻り、新たな訴えに挑んだ。たとえ何年もかかろうと、ガーティーの親族には何も渡さない、絶対に渡すものかと心に決めていた。

チャールズ・ウェッブのケースのように、科学の力で無実の罪を晴らすことができたのは非常に喜ばしい出来事であり、ノリスが警察に語ったとおり、法医学的研究は事件捜査のツールとしての座を獲得しつつあった。ひとりの監察医の研究が人々を守る道具になりうることが実証されたのである。

しかし、ある種の毒物は依然として、生まれたばかりの科学に挑戦状を突きつけ、研究者たちにうぬぼれるなと警告を発しつづけた。一九二四年、ニューヨーク市監察医務局はまさにそうした毒物のひとつと遭遇したが、この経験はウェッブのケースのような喜ばしい結果をもたらしはしなかった。新たな毒は、むしろ科学の限界を思い知らせ、優秀な化学者や人々を守るために骨身を削る役人たちの前に立ちはだかる壁の存在をきわだたせた。その新世代の毒物は、産業界の欲望によって生まれ、産業界におもねる政府によって拡散されたのである。

物語の始まりはニューヨークではないが、ノリスとゲトラーはまもなく、その危険な毒物の調査に関わることになる。それは、ニュージャージー州エリザベスにある、スタンダード・オイル社の精製工場で始まった。[12]

その工場は、外見《そとみ》には無害な存在だった。石材に囲まれた細長い窓をもつ、どこにでもあるレンガ造りの建物で、中に入ればいかにも工場らしく、シューシュー、カタカタという配管の音や蒸留装置がたてる唸りや連打音が聞こえた。しかし機械からたちのぼる湯気からは、ただならぬにおいが漂っていた。それは嗅ぎ慣れたガソリンのにおいではなく、どこかかび臭いような、テトラエチル鉛（四エチル鉛）のにおいだった。

その五年前、ゼネラルモーターズ（GM）社で働くひとりの化学エンジニアが、エンジンのノッキング（爆燃）の問題がテトラエチル鉛で解決することを発見した。格調あるキャデラックを含めGMでも最高級の車でさえ、ボンネット内でバンと大きな音が出るため、顧客にはエンジンが破裂したかに聞こえ、それが悩みの種だった。その音はエンジンのデザインの副産物であり、燃焼プロセスの効率の悪さもいくらか関わっていた。つまり、燃料であるガソリンが完全に燃焼しきれておらず、残ったガソリンが熱をもって発火、爆発するのだ。あまりの音にびっくりして、ドライバーが運転を誤ることもあった。

これを解決したのが、業界ではTELの略称で知られるテトラエチル鉛だった。[13] この化合物は、じつは一九世紀にヨーロッパの研究所でつくられたものだが、GMの技術者トーマス・ミッジリー・ジュニアが同僚のチャールズ・ケタリングの研究にもとづき新たな用途を見いだした。テトラエチル鉛（鉛、炭素、水素の化合物）がガソリン燃焼のこの難点を根本的に取り除いてくれることに、ふたりは気づいたのである。エンジンが激しく作動し燃料が燃えると、循環する鉛化合物とその副産物が燃焼せずに残ったガソリンと結合して中和し、非爆発性の物質に変える。革新的な発想に富むミッジリーは（彼はのちに、フレオンとよばれるクロロフルオロカーボン冷媒、いわゆるフロンの一種を開発する）、何度も鉛化合物に調整を加え、ついに自動車用ガソリンにうってつけと思われるテトラエチル鉛（TEL）を完成させた。

TELはスタンダード・オイル社の工場で製造され、従業員たちはこの工場を〝ルーニー（狂気）・ガス・ビルディング〟と呼んだ。アンチノック剤の製造が始まって一年、彼らはしだいにこの場所を恐れるようになっていた。カタカタと音をたて、熱い蒸気が漂うこの工場で働く男たちに、ふさぎこむ、かっとなる、眠れなくなるなどの異変があらわれたのだ。そのうちに、熟知しているはずの工場の敷地内で道に迷い、あるいは仲間のことが思い出せなくなるといった症状が出はじめた。そして一九二四年九月、工場作業員たちは倒れ、痙攣を起こし、泡を吹いて精神錯乱におちいるようになり、一〇月の終わりまでに、TELの製造にたずさわる四九人のうち三二人が入院、五人が死亡した。

だがスタンダード・オイル側の対応は冷ややかで、工場長は「彼らはおそらく、一生懸命に働きすぎて精神に異常をきたしたのだろう」と述べた。つまり、命を落とした者たちは、たんに働きすぎで死んだということだ。それ以外にはとくに問題なし、というのが会社側の見解だった。


ニュージャージー州はこの主張に納得せず、工場の閉鎖を命じた。[14] 納得しなかったのは地区検事も同じだった。検事はチャールズ・ノリスに電話をかけ、忌み嫌われる工場で製造された物質について調査を行ないたいので毒物学者を貸してほしいと依頼した。

ノリスは快く依頼に応じた。彼はスタンダード・オイルの主張が気に入らず、TELに関して会社側の見かたとは明らかに相反する独自の見解を発表しようと決めていたのだった。それは、「（TELが）吸収されやすく毒性がきわめて高い物質なのは、一八五四年ごろにドイツでテトラエチル鉛が発見された時点で判明していたことであり、その致命的な毒性ゆえに、以来ほぼ七〇年にわたって産業界では用いられていない」[15]というものだ。

調査によって、スタンダード・オイルで異変が発生する以前、TELを製造していたもうひとつの会社であるデュポン社においても、オハイオ州デイトンにある工場で二名の死者が出ていたことが判明した。彼らの死因は鉛中毒だった。鉛は神経系にダメージを与える傾向がある物質としてよく知られ、TEL工場で放出されるような鉛を含んだ蒸気は、皮膚から吸収されるほか、呼吸によって直接肺に入りこむ。じつは工場作業員が死亡する何ヵ月も前に、〝ルーニー・ガス・ビルディング〟の監督者の何人かは、製造を中止すべきだと提案していたのだった。

新たな批判が巻き起こると、スタンダード・オイルは開発元にその矛先を向け、TELの開発者であるミッジリーがマンハッタンのオフィスへ呼び出され、記者会見を行なった。彼は記者たちに向かって、自身が開発したすばらしい物質は正しく扱えばなんの危険もないと断言し、「少しも危険などありません。毎日こうしたって平気です」[16]と容器に満たしたTELで手を洗って見せた。

デュポンとスタンダード・オイルの経営陣は、自分自身を守らなかった作業員たちが悪いと主張した。精製工場には手袋やマスクが用意されている。それを使うかどうかは本人の責任だと。「しかし彼らは教養のある人間ではないから」と、スタンダード・オイルの管理職のひとりが記者たちに向かって言った。「TELを扱う仕事はあらゆる危険をはらむ〝男の仕事〟だという認識がなかったのかもしれません」。

ゲトラーは丸三週間かけて、スタンダード・オイルの作業員たちが心身を患い、あるいは死に至るまでにどれだけの量のテトラエチル鉛が体内に吸収されたのかを割り出した。[17]めったに用いられない化合物で、アメリカで製造されるようになったのもごく最近であるため、確立した試験法はなく、予備知識もあまりなかった。

その二年前、アメリカ公衆衛生局はミッジリーに対し、TELの健康への影響に関する調査記録をすべて提出するよう求めたが、そのような調査記録は存在しないとミッジリーは答え、以来、デュポン、GM、スタンダード・オイル、連邦政府のいずれも、TELの評価を十分に行なっていなかった。「この実験室で行なった難しい分析のなかでも、ひときわ難しいたぐいの案件だ」とノリスは語った。「私が知るかぎり、この手の仕事は初めてで、ゲトラー博士は分析方法のかなりの部分を考案しながら作業を行なった」

最初の四人の遺体を分析した結果と、拘束衣を着せられてわめきながら亡くなった最後の作業員の遺体とを照合したゲトラーは、TELと鉛を含むその副産物は肺と脳、骨に蓄積するというはっきりした分布パターンを発見した。肺全体から一番多い量が検出され、毒物の大半が吸入されたことを示していた。のちの検査で、デュポンとスタンダード・オイルで使われていたマスクにはTELの蒸気に含まれる鉛を除去する効果がなかったことが判明した。

ゴム手袋で手は守られたが、もしもTELが散って直接皮膚に触れれば、たちまち吸収されたはずだ。記者会見の数カ月後、トーマス・ミッジリー・ジュニアは長期休暇をとり、鉛中毒の治療法を求めてヨーロッパへ旅立った。マスコミの憶測どおり、TELの開発者である彼は嘘つきなのか命知らずなのか――それとも、〝ルーニー・ガス〟を吸いすぎてしまったのだろうか。

ノリスの監察医務局がテトラエチル鉛に関する報告書を出すと、ニューヨーク市はこの物質の販売および「鉛またはその他の有害物質を含むあらゆる調合剤」をガソリン添加物として販売することを禁じ、ニュージャージー州とフィラデルフィアもそれに続いた。[18] この流れが加速すれば、別のアンチノック剤を見つけざるをえなくなり、テトラエチル鉛開発に投じた資金が無駄になる。それを恐れた製造者側は、連邦政府が調査を引き継ぎ、国としての法規を制定するよう求めた。

デュポンとスタンダード・オイルは、連邦政府による調査が完了するまでTELの製造販売を中止した。こうして一九二五年五月、アメリカ公衆衛生局医務長官が全国テトラエチル鉛会議を招集し、続いて調査委員会が結成されることになった。政府は優秀な科学者を集め、年末までに調査を終えると約束し、共和党の大統領カルヴィン・クーリッジのもと、財界びいきの政権はこの件における立場を明確にした。

例によってニューヨーク市の保険局長宛てに手紙を書き、「そのようなガソリンの使用は禁止すべきです。なぜなら、機械内や、とりわけ閉ざされた空間に鉛が蓄積する恐れがあるからです。TELを含むガソリンは、たとえ少量であっても危険きわまりない物質なのです[19]」と、TELを加えたガソリンに対する禁止令を出すよう説得したのはノリスだった。

連邦政府は、メンバーにチャールズ・ノリスやアレグザンダー・ゲトラーが加わっていないTEL調査委員会を承認した。ふたりだけではなく、TEL入りガソリンの販売を禁止した都市や、テトラエチル鉛の解析に関わった機関からの代表者はひとりも入っていなかった。

ゲトラーはまた普段どおりの作業に戻り、塩化第二水銀が使われた事件に関する分析を再開した。その年の五月、ホワイトプレーンズに住む二一歳の女性が、祖母からプレゼントとしてもらったイチジクを食べたのち、病院にかつぎこまれた[20]。診療室に運ばれるあいだも、イチジクが入った箱をしっかりと抱えていた。

口元の皮膚がただれ、吐瀉物に血が混じっていたことから、医師たちはなんらかの急性中毒だと気づき、病院はすぐにイチジクを監察医務局へ送った。翌日、ゲトラーは果実の表面に銀色を帯びた白い粉がすりこまれていると報告している。イチジクには塩化第二水銀がたっぷり塗られていたのである。

警察は、祖母が孫娘の両親と金銭がらみで口論になった事実を突きとめた。そのさい孫娘は親の肩を持ち、おばあちゃんのところへはもう来ないと言い放ったが、六歳になる弟のほうはその後も祖母のもとを訪れていた。孫娘の仕打ちをひどい裏切り行為ととらえた祖母は、イチジクをひと山買って塩化第二水銀をまぶし、お姉ちゃんへのプレゼントだから絶対に食べちゃだめよと言い含め、弟にそのイチジクを渡したのだった。

刑事たちが逮捕に向かうと、老女はすでにしたくをして待っており、「行きましょう」とハンドバッグと帽子を手にした。あなたは運が良かった、お孫さんはきっと回復するから殺人未遂の罪ですむだろう、と刑事たちは告げた。だが老女は何も答えなかった。


夏が終わるころ、ノリスはいつになく疲れている自分に気づいた。どんどん積み上げられていく死体に押しつぶされたかのように、心身ともに疲弊していた。

六月には、また青酸ガスによる中毒死事故があった。革製品の保管倉庫の燻蒸消毒に青酸ガスが使われ、壁の亀裂から隣接する店にガスが漏れ、そこで働く男性がひとり死亡した。ゲトラーと監察医助手のトーマス・ゴンザレスは事業主たちを訪ね、燻蒸消毒には別の薬剤を使うよう説明してまわった。ノリスのほうは保健局長に会いにいき、ニューヨーク市では駆除目的に青酸ガスを使わないよう禁止してほしいと依頼した。

本当ならばどの州でも使用禁止にすべきなのだ、とノリスは言った。リスクがかなり過小評価されているのではないかと彼は強く懸念していた。小さな町で〝心臓疾患〟とされたケースの多くは、実際には燻蒸消毒が原因の死なのではないか。しかしそうした町には、死因に異を唱える熟練した病理学者はいない。だがニューヨークにはいるのだから、市は有効活用すべきなのだ。今回ノリスの意見には保健局長も同意し、記録を精査したのち、シアン化合物を使った燻蒸消毒の禁止を発令した。

連邦政府を説得して毒物の取り締まりを強化させるには至らないが、少なくとも自身が暮らす街では状況が改善された。ノリスは、小さな勝利でも喜べるようになっていた。

有害なアルコールによる死亡件数は依然として増加の一途をたどり、ベルビュー病院のモルグには、アルコール中毒による遺体が平均して一日に二体ずつ運びこまれた。密造組織はドイツから純度の高いメチルアルコールを輸入し、それによってノリスはふたたび、「メチルアルコールは純度が高いほど毒性も高いということを、ぜひとも理解してほしい」と警告を発することになる。

街の通りではあいもかわらず密売人たちが銃撃事件を引き起こし、一方で灯用ガスによる死亡事故や交通事故も多発した。ノリスは保険局に宛てた手紙で、死亡証明書の発行が遅れている理由を、「押しよせる身元不明の流れ者や赤ん坊の遺体に、我々は忙殺されている」[21]からだと説明している。「これでは作業がとても追いつきません。モルグでは、日によっては午前中だけで一五から一八体もの遺体が運びこまれ、そのうち九件か一〇件は解剖が必要なケースなのですから」
七月、彼はこの七年間で初めて休暇をとることにした。[22] 休暇とはいっても、実際には疲労回復のため、ヨーロッパの温泉地へ行くのだった。

一九二五年の年末、亡くなった妻の親族からの遺産分配の要求をはねつけるため、チャールズ・ウェッブはふたたび法廷に立っていた。その後もう一度、さらにもう一度と裁判はくり返され、最終的にすべての訴訟が決着し、晴れてガーティーの財産が完全に彼のものになるまでに三年の年月を要した。ガーティーは噂されるほど金持ちではなかった。とはいえ、十分な財産をもっていたことは確かで、裁判所による総評価額は一〇三万三七六五ドル——周囲が憶測した額の半分だった。[23]
そのうちウェッブが受け取ったのは約六三万ドルで、残りの大半は弁護士の報酬と裁判費用に消えた。彼はガーティーと暮らした屋敷には二度と戻らず、そこを売却して、残りの人生をニューヨークのアパートメントで過ごした。それまでどおり不動産開発会社の経営を続けたが、法廷での闘いが終わり相続財産を手にすると、彼は死の床にあったガーティーとの約束の実行に取りかかった。彼女は亡き母を偲んで、ニューヨーク市内に公園をつくりたいと言っていた。
ウェッブは、ガーティーがアッパー・ウエストサイドに所有していた二エーカー近くある更地を市に寄付した。[24] マンハッタンのワシントンハイツ地区にある、なだらかな起伏のあるその土地は、西一八八丁目と一九〇丁目のあいだ、街を南北に走るブロードウェイ沿いに広がっている。市が三〇万ドルと評価したこの土地に加えて、ウェッブは公園をつくる費用として二万五〇〇〇ドル、維持管理費として さらに五万ドルを寄付した。

新設されたこの公園は、ブロードウェイへ向かって下っていく段庭の形にデザインされた。中央にある石造りの階段は遊歩道へと続き、その曲がりくねった木陰の道沿いにはベンチが置かれている。ウェッブは、道の片側に石壁を築いてほしいと注文をつけた。そして彼はその石に、ガーティー・A・ゴーマンに捧げると書かれた小さなプレートをはめこんだ。いまも変わらずその場所にある小さな美しい公園――それはひとつの物語の終焉、結末であり、そして何よりも、ひとりの女性を愛し、失った男の記念碑なのだ。

第6章　一酸化炭素（CO）パート1　一九二六年

一九二六年一月の終わり、きらきらと輝く雪まじりの風のなか、ニューヨーク・タイムズ紙の記者がひとり街角で震えていた。[1] そこは、ある人物が手紙のなかで腹立ちまぎれに「静寂の真逆」と描写した、マンハッタンでも最も騒々しい場所だ。指定された六番街と三四丁目の交差点で、記者は騒音について交通警官にインタビューを試みたが、その任務はとうてい果たせそうになかった。というのも、のちに彼が記しているように、インタビューに答える警官の唇が動くのは見えても、ひと言も聞き取れなかったからだ。

「バン、ガタン、バン、ガタン。車輪がつぶれた路面電車が、激しく揺れながら線路を走り、ナットやボルトがやかましい抗議の声を上げる。するとと今度は、鈍重なトラックがサイレンに似た音をたてて走っていく」記者は、周囲で炸裂する音を再現しようとした。交通量があまりにも多いため、この交差点では、ひとつの角だけで六人の警官が配置されていた。記者がインタビューをしたのは、そのなかでもいちばん目立つ長身の警官だった。ふたりは目の前の混沌たる車の波を見つめる。マクスウェルのトラベリングセダン、ダッジ・ブラザーズのリムジン、パッカードの新型六気筒ツーリングセダン、ナッシュ・スペシャル、チャンドラー・メトロポリタン。さらに、ジョーダン・ヴィクトリア、ウィリス・ナイトの四人乗りコンパクトクーペ、長い車体のキャデラック・サバーバン、スポーティーなビュイック・カントリークラブ・スペシャル、フォード・モデルTもちらほらと混じっている。まさしく、大暴走《スタンピード》する車の群れだ。大部分は黒いボックス型自動車だが、なかにはクラシックなオープンカーもある。多くは新型のフラットルーフ付きで、どの車にも、けたたましく鳴り響くクラクションと大きな目玉のようなヘッドライトがついていた。

「おい！」スピードを上げて走り去るドライバーに、警官が声を張り上げる。「彼は呼び子をくわえ、それを吹いたと思われる」と記者はメモした。さらに九台の車と六九人の歩行者、二台のベビーカー、三台の路面電車《サーフェス・カー》（路面《サーフェス》を走るため、きしみ音をたてながら高架線路を走る電車と区別してこう呼ばれた）が通過した。

交通警官は身をかがめ、記者の左耳に口をつけるようにして言った。「ここは世界一騒々しい場所ですよ」

全国にある無数の都市で、街角に立つ警官たちは同じ思いでいたことだろう。交差点の大渋滞は、一九二〇年代の自動車ブームによって生み出された。スピード、自立、そしてステータスを求めて、誰もが車をほしがった時代。一九二五年には全国で四〇〇万台もの新車が売れ、自動車メーカーは絶対の自信をもって、その数はさらに増えるだろうと予言した。一九二六年にマンハッタンのグランド・セントラル・パレスで開催された全国自動車ショーでは、五〇〇台以上の新型モデルがずらりと展示された。より大きく、よりパワフルになった車、新開発のやわらかいバルーンタイヤをはいた車。そして、より価格をおさえた車。ダッジ兄弟（ホーラスとジョン）は顧客数をさらに増やそうと、ラグジュアリーなタイプAのセダンを一二八〇ドルから一〇四五ドルに値下げした。

ニューヨーク市では、雪でぬかるむ歩道に立って路面電車を待つ人や、高架線路をがたがたと走る列車に命がけで乗る人たちに、自家用車は救いの手をさしのべた。安心して乗れる公共の交通機関がまだ存在しないなか、自家用車の急増に強硬に反対し陳情にやってくる民間の輸送会社に、ハイラン市長は「この街にはいまだに利己主義がはびこっていると、市民に教えてやろう」[2]と苦言を呈した。だが、有力な献金元へのこのような非難は党本部で評価されず、一九二六年、ハイランはタマニー・ホールの新たな寵児、贅沢とリムジンを愛する男ジェームズ・J・ウォーカーに市長の座を譲ることになる。

あのチャールズ・ノリスまでもが猛烈に車をほしがった。

彼のもとで働く監察医たちは、死体検分の現場へ行くのにタクシーを使っていたが、市がチャーターしている車が到着するまで何時間も待たされたあげく、うまく発進せずに歩く羽目になり、さらに何時間も無駄にすることがあったからだ。「近ごろ、タクシーの状態が非常に悪いのは認識しております」[3]しょっちゅうエンストを起こすタクシーに業を煮やしたノリスは市の運輸局長に手紙を書き、どうか監察医務局にも専用の車を何台かまわしてほしい、二台で間に合わせるからと頼みこんだ。だが、ノリスが受け取ったのは、申し訳ないがそれはできない、市の車はすべて新市長のオフィスが使っており、いまは一台も余っていないという返事だった。

がっかりしたノリスは、自身の私有車を運転手付きで監察医務局に使わせ、運転手に払う年間一〇〇〇ドルの給料をベルビュー病院が負担するよう話をつけた。車の数だけ運転手も必要だが、ノリスの部下の多くは都会生まれで車の運転などできなかった。だが運転ができないという意味では、買ったばかりの新車で六番街界隈を走る市民も同じだったようだ。

監察医務局の記録では、一九二〇年に市内で起きた交通事故による死者数は六九二人[4]。五年後、その数は一二七二人になった。一九二二年に議会を通過した州法により、車の運転には免許が必要になったにもかかわらず増えている。ノリスとマンハッタンの地区検事ジョシュア・バントンは、免許法を成立させるために熱心に取り組んだ。ふたりに共通する主張は、いたって簡潔かつ明瞭だった。

「この街では、車を運転するべきではない多くの人々が運転している」

自動車が激増すると、ガソリンに加える鉛入り添加剤がもたらすリスクについて明らかにするよう連邦政府に圧力がかかった。一九二六年一月、アメリカ公衆衛生局はテトラエチル鉛に関し、ガソリンに添加しても「危険はなく」、製造プロセスにおいて作業員が十分に保護されるならば、鉛入りガソリンの販売を禁止する理由はないとする調査報告書を提出した。

報告書をまとめたのは、政府と業界が集めた科学者たちだ。彼らはドライバー、自動車販売員、ガソリンスタンドの経営者が日々さらされるリスクを調べ、影響はごくわずかだと判断したのである。じつは、テストを受けたドライバー全員の血液中に微量の鉛が確認されたが、〝ルーニー・ガス・ビルディング〟で見られたような極端な異変や精神錯乱を示す被験者はひとりもいなかったため、微量ならば大丈夫だと考えたのだ。

調査メンバーに偏りがあり、わざとリスクを低く見積もっているのではないかという批判は当時からあったが、調査結果はあながちまちがいではなく、工場で働く作業員に対し推奨された保護対策を行なうと、実際に安全性は高まった。TELにばく露しても、それが少量であれば、作業員が床に倒れこんだり、その場で健康被害の兆候があらわれたりはせず、防護対策が十分になされれば、作業員が病院へかつぎこまれることも拘束服を着せられることもなかった。安全対策が功を奏するという点において、報告書の中身に議論の余地はなかったのである。

しかし、国の調査委員会はひとつだけ注意を喚起した。このまま交通量が増えつづければ、おそらくばく露レベルは上がるだろうと予測したのだ。いずれどこかの時点で再調査を行なうべきだと科学者たちは提案した。鉛入りガソリンの「長期的な使用や現時点では予測できない状況によって、一般市民に害が及ぶ[5]」可能性が否定できないからだ。

しかしそれは将来的な問題であり、連邦政府は一九二六年、TELに関する調査報告書が示した根拠にもとづき、鉛入りガソリンの製造および販売の禁止をすべて解除した。この決定に業界は歓喜し、スタンダード・オイルのあるスポークスマンは、自動車の性能を劇的に改善する可能性を秘めたTELを「神の贈り物」と呼んだ。

アレグザンダー・ゲトラーをはじめ毒物学者たちは、自動車時代がもたらすより差し迫ったリスクを懸念していた。彼らが不安視するのは、エンジンの排気に含まれる化学物質だ。当時のエンジンでは、ガソリンなど炭素を多く含む燃料が燃焼すると、原子が分離して再結合し、遊離した炭素が循環する酸素と結びつく反応が連鎖的に起きた。この炭素と酸素との結合によって、いずれも厄介な性質をもつ二種類の気体、二酸化炭素と一酸化炭素が発生する。

一般的に、燃焼効率が高い場合はおもに二酸化炭素が発生する。[6]炭素原子一個と酸素原子二個が結びついたもので、これを毒物と見なす科学者はおらず、少なくとも通常の意味においての〝毒物〟にはあたらない。そもそも二酸化炭素は人間の代謝プロセスによって自然に発生する副産物で、人は呼吸するとき、空気を吸ってそこから酸素を取りこみ二酸化炭素を吐き出す（この二酸化炭素は、炭素を多く含む人間や動物の体内で生み出されたものだ）。

二酸化炭素（CO_2）が直接の死因となったケースも一九二〇年代にはあったが、ごくまれである。こうした死は、閉塞空間で二酸化炭素が酸素に取って代わることで起きた。たとえば、野菜や果物を輸送するさい、冷蔵状態で送るために送り主が超低温二酸化炭素を入れることがよくあった。摂氏マイナス四〇度ほどになると二酸化炭素ガスは固形化し、超低温のガラスに似た塊になる。それがあたためられて〝溶ける〟と液体を経ずにそのまま気体に戻ることから、この物質には〝ドライアイス〟の名がついた。換気の悪い空間で少しずつ二酸化炭素が発生し酸素に取って代わると、中にいる人は窒息してしまうのである。

あるとき、ブルックリンのイーストリバー沿いに停泊していた汽船の貨物倉内で、五人の港湾労働者が死亡しているのが発見された。ミシガン州からサクランボを運んできた船で、サクランボはドライアイスを使って冷やした部屋に保管され、五人はその部屋で寝ていた。ノリスの監察医務局で分析した結果、男たちの血液は「二酸化炭素が飽和状態となり、明らかに窒息死」であることがわかった。急いで空気のサンプルを採取すると、問題の部屋にはやはり二酸化炭素ガスが充満していた。

しかし、病理学者たちが強調しているように、ガスが薄まらないうちに急いで行動する必要があった。人の血液にはつねに二酸化炭素が含まれており、他の原因による窒息でその濃度が異常なレベルに跳ね上がることもあるため、窒息の原因を知るには、二酸化炭素を多く含む空気のサンプルが不可欠なのだ。「たとえば、彼らがもし枕を口に強く押し当てられて窒息死したとしても、まったく同じ解剖所見となっただろう」と、監察医のひとりがのちに自身の回顧録に書いている。
「きわめて検知が難しい殺害方法がここから生まれるかもしれない」[7]エドワード・マーテンというその監察医は、さらにこう続けた。「これはいけそうだ、探偵小説の作家に教えてやろう」。彼が組み立てたシナリオはこうだ。眠っている、または泥酔している人物がベッドに横たわっている。殺人犯はドライアイスが入ったバケツを床に置き、窓とドアをしっかり閉めて部屋を出る。数時間後、寝ていた人物は窒息死する。その後、誰かがドアを開けると外の空気が流れこみ、殺人の道具を跡形もなく消し去る。「ドライアイスは蒸発するとなんの痕跡も残らない。そこがトリックだ。刑事が見つけるのは空っぽになったバケツのみ、というわけだ」だがエドワード・マーテンは、このアイデアは実際の殺人者よりも小説家向きだと思った。ドライアイスを買えばそこから簡単に足がつくし、扱いもなかなか厄介なうえ、二酸化炭素ガスで人が死ぬことはめったになく、人殺しの道具としては当てにならないからだ。

一方、一酸化炭素のほうはきわめて信頼性の高い凶器であることが判明した。[8]
一酸化炭素（CO）もまた、おもに産業活動の副産物として発生する。燃料がきれいに燃えつきないことを不完全燃焼と呼ぶが、このような効率の低い燃焼では酸素が足りなくなり、そのため各炭素原子が一個だけの酸素原子と結びつく状況が多発し、この結合が延々とくり返される。
一酸化炭素は自然界にはあまり存在せず、落雷や山火事、そのほか炭素を多く含む燃料が燃えた場合に発生する。大気中に放出された一酸化炭素は遊離している酸素と結合し、二酸化炭素となって消散することが多いが、それでも、一九二三年の毒物学のテキストに書かれているように、「人間が生きて活動している場所には、多かれ少なかれ」つねに一酸化炭素が存在した。

一酸化炭素ガスは一七七六年、フランスの化学者によって初めて合成された。酸化亜鉛とコークス（濃縮された石炭）を加熱したところ、コークスが燃えて美しい青紫色の炎が出た。この色はのちに、一酸化炭素が燃焼しているサインであることが判明する。

一酸化炭素は、石灰窯、レンガ焼き窯、炭窯、火事で焼ける建物、コンロ、火床、火鉢、肉を焼く鉄板、石炭をくべる暖房炉、ガス湯沸かし器、ガス照明、汽車の煙突――そしてもちろん、自動車のテールパイプから漂い出た。一九二六年に行なわれた検査によると、車から出る排気の二五パーセントが一酸化炭素だった。だが、それを超える濃度の一酸化炭素を発生させるのが灯用ガスだった。石炭を加工してつくるこの燃料は、一酸化炭素と水素が主成分だ。照明用に灯用ガスが好まれたのは、炎の明るさがきわだっていたからだが、コンロや加熱器、さらには冷蔵庫にも使われ、一酸化炭素が四〇パーセント以上含まれるガスが発生することもあった。

高濃度の一酸化炭素を吸いこむことの危険性はすぐに認識されたが、それはおもに、危険性が明らかに実証されたからだ。たとえば二二馬力のモデルTのような小型車であっても、閉ざされたガレージでエンジンをふかしつづけたらどうなるか想像してみてほしい。そのサイズのエンジンは一分間に二八リットルの一酸化炭素を排出した。毒物学者たちは、「ドアを閉めた状態でエンジンを動かせば、ガレージ内の空気が致命的なものとなるのに五分もかからない」と計算した。一方で、連邦政府はより控えめに〝一〇分〟と見積もった。

チャールズ・ノリスの概算では、年間一〇〇〇人近いニューヨーク市民が一酸化炭素で命を落としていた。この数字の内訳を見てみると――たとえば一九二五年の場合――不慮の一酸化炭素中毒死が六一八件、自殺が三八八件、そして殺人が三件。最も斬新な殺害方法は、ガスホースを無理やり口に突っこみ、死ぬまで一酸化炭素を吸わせるというものだった。犯人はその後、お湯を張ったバスタブに死んだ男を入れ、不慮の溺死として通報した。

だが犯人にとって不運なことに、男の肺には水が入っていなかった。そしてゲトラーが毒物検査をすると、血液は文字どおり犯人の〝真っ赤な〟嘘を暴き出したのである。

一酸化炭素を使った殺人の多くは事故を装ったものだった。暖房器具のガス漏れや閉まりの悪いガス栓が招いた悲しい死亡事故と見せかけるのが一般的な手口だった。警察も監察医も認めているように、こうした偽装犯罪はときに見破るのが難しく、殺人犯が野放しになっているケースがあるのはまちがいなかった。

しかし、警察はこうした手口を大々的に公開し、過信は禁物だと警告を発していた。それが功を奏し、その後何年にもわたり法科学者たちの語り草となったのが次の事件である。一九二三年の秋、ハリー・フレインドリフという失業中の塗装工が、二八歳の妻リアに一〇〇〇ドルの生命保険をかけ、寝ている妻を窒息死させて偽装を試みた。[10]

フレインドリフはそのころ金に困っていた。いや、金ばかりではない。職はなく、家賃も払えず、それどころか家族に十分な食事も与えられず、なにからなにまで困窮状態にあった。一家は、マンハッタンのロウアー・イーストサイドにある、路上生活よりはいくらかマシといったぼろアパートで暮らしていた。壁はペンキがはがれ落ち、床板は裂け、家財道具はどれもみな、ボール紙や糊、はんだなど、あらゆる手段で修復されていた。フレインドリフにヒントを与えたのは、そうした壊れた家財道具のひとつ、寝室に置いてあるガス灯で、調整つまみが何度か取れてはんだ付けしてあるため、動きが悪くなっていた。

一〇月初めのある朝、フレインドリフは妻の顔を枕で覆い、息をしなくなるまで強く圧迫しつづけた。それから枕をわきに放り投げ、はんだ付けしたつまみを強くひねった。そしてシューと音をたててガスが出はじめたのを見届けると、急いで部屋を出てドアをバタンと閉め、あとには死んだ妻と、彼女が自分のベッドに連れてきて添い寝していたまだ赤ん坊の息子が残された。警察が組み立てたストーリーによると、彼はその後、赤ん坊や眠っていたほかの子どもたちを助けようともせず外へ出ていった。

ところが、わきに放り投げた枕がちょうど眠っている赤ん坊の上に落下したため、急に目覚めた赤ん坊が泣き出し、枕をどかそうともがいた。すると幼い弟の泣き声を聞きつけ、一〇歳になるいちばん上の息子が何かあったのかと部屋に飛んできた。そして母親を揺り起こそうとするが、いくら強く揺すっても反応がないので、息子はしゃくりあげながら赤ん坊を抱きかかえ、アパートの隣の部屋へ駆けこんだ。隣に住む女性はロウソクを手に急いでやってくると、暗い室内を確認し、ベッドで女性が死んでいるのを見てあわてて下の階の食料雑貨店へ行き、警察に電話をかけた。

最初はよくある事故、あるいは自殺と思われた。近所の人々が警察に語ったところでは、リアは心やさしい女性だったが、生活に疲れ果てていたという。だが、駆けつけた警官は、隣の女性の話がどこか引っかかった。致死量の灯用ガスが部屋に充満していたのなら、火があればほぼまちがいなく引火したはずだ。灯用ガスは一酸化炭素と水素からなる爆発性物質である。ニューヨークの街では、ガスが充満した部屋でうっかりマッチを擦って部屋が吹き飛ぶ事故がほぼ毎日のように起き、ノリスのオフィスには、黒焦げになった壁や粉々になった家具の写真がファイル一冊分も保管されていた。リア・フレインドリフの死が灯用ガスによる中毒死であるならば、部屋にはガスがたまっていただろう。そして隣の〝よきサマリア人〟がロウソクを持って駆けつけたとき、一気に炎が上がったはずなのだ。

ベルビュー病院のモルグでも、病理学者がやはり不審なものを感じていた。死んだ女性の紙のように白い肌が、とても一酸化炭素中毒とは思えなかったからだ。一酸化炭素中毒の場合、肌はピンク色になることが多い。そこで彼は解剖をする前に死体から血液を採取し、ゲトラーの実験室に簡易テストを依頼した。その結果、血液には二酸化炭素が大量に含まれていることがわかった。これは窒息死の典型的な所見ではあるが、一酸化炭素中毒の証拠は何ひとつ見つからなかった。そこで死体を念入りに調べてみると、髪に隠れて見えない首の後ろの部分に黒い痣が見つかった。誰かが強く指を押し当てた跡だ。

逮捕されたフレインドリフは泣き出し、飛びおりるから屋上へ連れていってほしいと懇願した。自分に妻を殺せるわけがない。誰が殺したいなどと思うものか。刑務所になど行くわけにはいかない、そんなことになれば子どもたちはどうなる? 元の生活を返してほしい、と彼は言った。

一酸化炭素は化学物質界の殺し屋のようなもので、力ずくで酸素を追い出し、人を窒息させる。[11] 人間や多くの動物では、ヘモグロビンというタンパク質が血流に乗って全身に酸素を運ぶ。鉄分を含むヘモグロビンは金属タンパク質に分類され、〝ヘム〟と呼ばれるその構成要素は、暗い色をした一個の鉄のボールを色鮮やかなタンパク質のボールが囲んでいるような構造をしている。赤血球に色をつけるのはヘモグロビンに含まれる鉄であり、全身に能率よく酸素を運びながら血液特有の深紅色を与える。

酸素を吸うと、それが肺から血流に入る。酸素分子はヘモグロビンと非常に結びつきやすく、結合して酸化ヘモグロビンとなる。この安定した形で、生命維持に必要な酸素は全身の細胞へ運ばれていく。みごとにデザインされた仕組みに思えるが、そこには化学物質ならではの弱点が内在し、シアン化合物や一酸化炭素などの毒にさらされるとその弱点が一気に表面化する。シアン化合物も一酸化炭素も、ヘモグロビンとの結合力が酸素よりもはるかに強いのだ。

これら二つの化合物が命取りになるのは、隙を見て体内の重要な代謝システムを巧みに利用する物質だからだ。ヘモグロビンと一酸化炭素との結合力は、ヘモグロビンと酸素の結合力の約二〇〇倍も強いと言われる。体内に侵入した一酸化炭素が血液細胞に押し寄せ、結合力の弱い酸素から座を奪い取るのはそのためだ。その結果、酸化ヘモグロビンは消失し、代わりに血液は一酸化炭素と結合したカルボキシヘモグロビン（一酸化炭素ヘモグロビン）で満たされ、酸素は血液から追い出され、細胞から締め出されてしまう。こうして起きるのが化学的窒息である。

急性一酸化炭素中毒の初期症状は、眠気、頭痛、めまい、意識障害のほか、吐き気が生じることもある。ノリスのオフィスの記録によると、酔っ払いが多かった一九二〇年代には、医者がアルコール中毒とまちがうケースも多々あった。また、一酸化炭素中毒の兆候を無視し、街にいる路上生活者によく見られた精神障害として片付ける医者もいたが、それも不思議はなかった。一酸化炭素も同様に、認知機能の低下や記憶障害、怒りっぽさ、協調性の急激な欠如、不明瞭な発音、さらには深刻なうつ症状を引き起こすことがあったからだ。

医師の誤診があまりにも多く（少なくとも一九二六年の時点では）、一酸化炭素中毒とわかったときにはすでに手遅れで、患者の命を救えなかったケースが多発し、モルグに運ばれてから一酸化炭素中毒と判明することもあった。


けれどもベルビュー病院内の〝死者の聖所〟では、簡単なテストを二、三するだけで一酸化炭素の存在が――リア・フレインドリフの場合は、それが存在しないことが――明らかになった。

一酸化炭素が細胞に吸収されると、動脈血は通常の青みがかった暗い赤から鮮紅色に変わる。同時に鮮やかな血液は肌をピンク色に染め、ばら色に紅潮させ、ときに赤い斑点を生じさせる。リア・フレインドリフの真っ白な肌を見て、担当の病理学者がおかしいと思ったのはそのためだ。夫の言う状況とは矛盾していたからだ。

一酸化炭素中毒で亡くなった人を解剖すると、筋肉組織が輝くばかりに真っ赤になっている。それは内臓も同じだ。喉と肺の粘膜は鮮紅色になり、多くの場合、異様なほど泡の多い粘液に覆われている。脳は損傷し、膨張して血液を含む液体がしたたり、大脳皮質が軟化して筋状に出血していることもある。毒物学者のなかには、一酸化炭素は神経組織を破壊し、肺そのものを麻痺させることで最終的に死に至らしめると主張する者もいる。

アレグザンダー・ゲトラーの実験室で行なわれていた一酸化炭素の有無を調べる最も簡単なテストのひとつが、死体から採取した血液を磁器の皿に入れ、苛性アルカリ溶液を加えてかき混ぜる方法だった。[12] 苛性アルカリ溶液（ナトリウム、水素、酸素の混合物で、苛性ソーダとしても知られる）を加えると、正常な血液は黒みを帯びてゼリー状に固まり、光にかざすと緑がかった茶色の濁った層が見える。しかし、一酸化炭素をたっぷり含んだ血液はそのように黒っぽくはならず、ゼリー状になってもなお不気味な深紅色のままで、まるで白い皿に盛られた光沢のある赤い煮こごり《アスピック》のようだ。もっとも、どのような薬品を使ったテストをしても、血の色が黒みを帯びず鮮やかなままという結果は同じだ。酸化ヘモグロビンを含む血液は凝固し、黒、濃い茶色、または灰色に変わるが、カルボキシヘモグロビンを含む血液は変色せず、〝血のように赤い〟ままなのだ。

なぜそのような違いが生じるのかは化学者たちにもわからなかったが、一酸化炭素がヘモグロビン内の鉄をしっかりととらえていることと関係があるのだろうと考えた。結合力が非常に強いためにヘモグロビンがすぐには破壊されず、赤血球がいつまでも鉄を含んだ赤い色に保たれるのだろう。一方、酸素とゆるく結合している場合は鉄が腐食し、変色を引き起こすのかもしれない。金属が酸化すると色が変わるように、錆びた鉄で血液の色が黒みを帯びるのだ。

この解釈の大半は知識や経験にもとづく推測だが、ゲトラーと同僚の毒物学者たちがひとつだけ確信を得たのは、〝一酸化炭素はヘモグロビンを手放したがらない〟という点だった。時間による変化を見るために、栓付きの瓶に入れてゲトラーの実験室にある木のカウンターに数週間放置されたカルボキシヘモグロビンを含む溶液は、クロロゴケグモの腹部にある砂時計型の模様のような真っ赤な色を放ち、警告灯の透明なカーマインレッドの光さながら、そばに近寄りすぎた者たちに危険のサインを送りつづけていた。

監察医の仕事を始めたときから、チャールズ・ノリスは心に決めていた——自分の目の届くところで起きる灯用ガスによる事故死は、すべて追跡すると。監察医務局長に就任した最初の月（一九一八年一月）には、灯用ガスが原因の死亡事故が六五件、平均して一日に二件の割で発生していた。[13]

死亡事故の詳細を見るかぎり、一酸化炭素が犠牲者を選ばないのは明らかだった。状況さえ整えば、無差別に誰でも殺す。アッパー・イーストサイドの五番街のすぐそばに建つしゃれたブラウンストーンの家に住む新婚夫婦が、欠陥品のゴムホースからのガス漏れで死亡した。マンハッタンのミッドタウンに住む女性は、ガスレンジにつながるチューブからのガス漏れで死亡。ロウアー・イーストサイドに住む男性は、ラジエーターからのガス漏れで中毒死した。アッパー・ウエストサイドの男性は、酔ってベッドに倒れこみ、部屋の照明器具にガスを送る二台のバーナーから炎が噴き出ているのに気づかず死亡。市の検査官は、地下の水道メーターを点検中に灯用ガスで死亡。アッパー・ウエストサイドのモーニングサイド・アベニューに住む男性は、浴室に置いた小型ガスヒーターからのガス漏れで死亡した。

一九二五年の記録も同じような内容だが、死亡件数はさらに増加していた。[14]

その年の一月には、一五人ものガス中毒死が起きた恐ろしい日もあった。たとえば――ヨンカーズの男性が、火のついていないコンロのバーナーからのガス漏れで死亡。暖をとるため、母親に取り付けの悪いストーブのわきに寝かされていた赤ん坊が死亡。ロングアイランドの男性は、暖房炉からのガス漏れで死亡。ブロンクスの男性と妻、そのアパートに滞在中の客一名が、またしても火のついていないコンロのバーナーが原因で死亡。ブルックリンでは、欠陥のあるガスヒーターのせいで年若い母親と赤ん坊が死亡した。

鉱山における一酸化炭素の危険性について調べていたアメリカ合衆国鉱山局は、一九二六年の夏に提出した報告書で、「一般市民の多くは、ガス漏れの危険性について十分に認識していない」と発表した。政府はまた、実際には誰かがガスバーナーの栓を閉め忘れ、そうと知らずにタバコに火をつけてしまっただけなのに、プロの暗殺者に爆破されたと訴える人々にうんざりしていた。一般住宅で起きる爆発事故がすべて〝黒手組〟のしわざではないと、国民を安心させたかった。たいていは、よくある不注意が原因なのだ。

黒手組――イタリア語でLa Mana Nera（黒い手）――は、ニューヨークのほか、シカゴ、サンフランシスコ、ニューオリンズなどの移民が組織する強請《ゆすり》シンジケートで、シンプルながら成功率の高い手口で金を巻き上げていた。ターゲットとする相手（その多くは、自分たちと同じイタリア系アメリカ人だ）に、金を払わなければ殺す、放火する、または誘拐すると書かれた（ときには、その三つすべてを盛りこんだ）脅迫状を送りつけ、それによって組織は繁栄していた。また、芝居がかったデモンストレーションの効果も信じ、車やアパートメントを爆破して、ターゲットもろとも粉々にすることもあった。そうした恐ろしい評判が広まるにつれて、脅迫状には最低限の目印――黒いインクで書かれた手のマークさえあれば事足りるようになった。

ニューヨークの黒手組はメンバーのほとんどがシチリア島出身者で、本部はマンハッタンのリトル・イタリーに置かれていた。組織のリーダーのひとり、ルポ（オオカミ）の異名をもつ男を他の移民たちはひどく恐れ、彼の名を聞いただけで十字を切った。ルポお気に入りの殺害方法は、相手を絞め殺し、死体に火を放つというものだった。それも、できれば公園で観衆の注目を集めながら。ルポとその仲間たちが最も活躍したのは二〇世紀初頭、〝仕事〟の邪魔をする者は警官でも容赦なく殺した。一九〇九年、黒手組はマンハッタン警察の警部補を殺した。横行する組織犯罪に対応するために新設された〝イタリア部隊〟を率いていたこの警部補の葬儀には二五万人もの会葬者が訪れ、彼の人望の厚さとともに、黒手組がいかに多くの人々に憎まれているかを浮き彫りにした。

一九二〇年代なかばになると、黒手組の手口はほぼ時代遅れとなっていた。暗黒街を牛耳る新手のボスたちに言わせれば、組織ぐるみの強請《ゆすり》は人目を引きすぎた。さらに、脅迫状を使った強請などしなくとも酒類の密売だけで十分に稼げたのだ。（連邦政府の概算では、密造酒シンジケートが一九二六年に得た利益は三〇億ドルにのぼった。）それでも、言いなりにならない相手への脅し文句として黒手組の名はいまだに使われていた。爆発に対する人々の反応に政府はいらだちをつのらせ、「建物内で大きな爆発が起きると、黒手組のしわざであるとか、何者かによって爆弾がしかけられたという話が浮上するが、調べてみると、多くは漏れたガスの蓄積や、立ち消えになったバーナーが原因である」と突き放した見解を発表した。

政府当局は、危険なのは黒手組よりもむしろ、一般家庭に音もなくしのびより猛烈な勢いで広がりつつあるガス漏れであると示唆した。灯用ガスによる死亡件数は増えつづけ、ニューヨーク市だけで、一九二四年には五一九件、翌年には六〇七件の窒息事故死が報告された。

黒手組は、もっとも羽振りの良かった時期ですら、一年でそれだけの人数を殺しはしなかった。

リア・フレインドリフの事件は、ゲトラーにある魅力的な――少なくとも、仕事ひとすじの法毒物学者にとっては魅力的な――問題を投げかけた。はたして、一酸化炭素は死後も体内に吸収されるのか？

リア・フレインドリフの血液には、有意な量のカルボキシヘモグロビンは含まれていなかった。もっとも、死因は灯用ガスではない。だが、もし赤ん坊が泣かなかったらどうだったのだろう？　隣人が急いで駆けつけなかったら、警察の到着がもっと遅かったならば、彼女の体があと数時間、一酸化炭素ガスにさらされていたら。その時間が長ければガスが体内に侵入し、死因を曖昧にしてしまっただろうか。

この問題に関しては仮説段階の報告が二、三なされており、そのひとつが、一九〇九年にドイツの研究者が行なった、四人の死産児を使った実験である。丸一日、死産児を一酸化炭素にさらした結果、肺にはガスの痕跡が確認されたが、血液には、さらに心臓にもまったく含まれていなかった。その研究者が下した結論は、死後にガスが吸収されたとしても、ごく微量だというものだった。目の付け所がいい、とゲトラーは思った。できればもっと詳しく調べてほしかったのだが、この研究者は、肺組織が鮮紅色になっていた所見しか記録していなかった。カルボキシヘモグロビンの有無を調べていないし、血液サンプルの分析も行なわず、約一五年後にも有効と見なされるような永続性のある結果を残していなかった。

アレグザンダー・ゲトラーがほしいのは根拠のある数値であり、確証に近いものが得られる実データである。求める実験結果が存在しないのなら、自分でそれを生み出すまでだ。

彼はまず、市のアニマルシェルターから数匹の猫の死骸をもらってきた。次に、その死骸を一定の手順に従って一酸化炭素にさらした。一体ずつ金属製の箱に入れて小さな穴から灯用ガスを送りこみ、箱を密閉し、一酸化炭素が充満した環境に一日から五日間放置する。そのあと、心臓を含むさまざまな部位から血液を採取した。

血液は例によって鮮やかな色に変わり、カルボキシヘモグロビンの存在を示す化学的徴候が見られることが予想された。だがその前に、ある厄介な環境的要因を考慮した調整が必要だった。そう、汚染された都市の空気へのばく露である。

街の通りは自動車であふれかえり、ガス器具への依存度が高まり、都市の人口密集地帯には次々に工場が出現し、生きとし生けるものはすべて（大都市においてはとくに）、つねに一定量の一酸化炭素を吸っていた。

ニューヨークで実施された動物実験では、たとえば犬や猫の血液中にも、予測可能な量のカルボキシヘモグロビンが含まれていることがわかった。血液中の平均一酸化炭素濃度は、田舎では一パーセント未満だが、ニューヨーク市で飼われているペットや（ゲトラーが実験に使ったような）野良猫では一・五パーセント以上に及んだ。

ゲトラーが実験した猫の血中一酸化炭素濃度は、濃縮された一酸化炭素に五日間さらされたあとでも、都市部の猫と同程度のままだった。この結果からわかるのは、一酸化炭素ガスは、死んだあとには吸収されないということだ。これは人間にも当てはまりそうだ。それを確かめるには、今度は人間の死体を使って同様の実験を行なう必要があった。

監察医務局で働いていると、こういうときに便利だった。なにしろ、毎日のように死体が運びこまれてくるのだから。モルグへやってくる死体の多くは引き取り手である家族や友人、恋人がいたが、なかには引き取り手のない死体もあった。望まれない子ども（旅行かばんにつめこまれ、アッパー・ウエストサイドの歩道に置き去りにされているのが発見された赤ん坊）や、イーストリバーから引き上げられた水死体、場末のバワリー地区で危険な〝スモーク〟を死ぬほど飲んで、路地のレンガ塀のわきで倒れこんだ浮浪者。彼らの行き着く先は、運びこまれた身元不明者や失踪者の死体や、埋葬する金がなく家族が引き取ろうとしない死体などを葬る市営の共同墓地だった。

市でも州でもアルコール中毒死があまりに多発するため、ニューヨーク州選出のある下院議員は禁酒法の執行者たちをボルジア一族になぞらえ、「政府は、中世イタリアのお仲間をもしのぐ勢いで、社会の屋台骨である自国民を死に追いやっている」と警告を発した。ニューヨーク市では、死体の数が多すぎて埋葬がとても追いつかなかった。このように死体があふれる状況のなか、ノリスはゲトラーにある実験をさせることにした。使うのは、バワリー地区で発見されてモルグの引き出し式冷蔵庫に保管されているが、いずれは墓標もない貧困者用の共同墓地へ行く運命にある三人の男の死体だった。

その実験用に、ゲトラーは長さ六フィート（約一八三センチ）、幅二・五フィート（約七六センチ）、深さ二フィート（約六一センチ）の大きな金属製の箱を特注した。ぴったり閉まる蓋にはゴムのガスケットを設け、そこからチューブを通して一酸化炭素を送りこめるようになっており、箱の両端にはコック栓がついていた。「死体を箱に入れてしっかりと蓋を閉じたら、灯用ガスを三〇分間送りこみ、そのあとコック栓を閉じた」とゲトラーは記録している。

最初のふたりの死体については、箱に二四時間入れたままにしておき、三人目については四二時間放置した。するといずれのケースでも、猫のときと同様、心臓内の血液に含まれる一酸化炭素の量は普通の都市部並みで、死後に何時間も一酸化炭素に浸かった影響はゼロだった。死が〝冷たい盾〟となって身を守り、呼吸が止まった体には、もはや一酸化炭素はあてもなくまわりを漂う気体にすぎないのだ。

一九二六年一〇月、ノリスはニューヨーク市における死亡状況を分析した年次報告書を発表した。[16] 監察医務局を引き継いだときから続けてきたもので、いまや全国の保険会社から報告書がほしいと要望されるほどの貴重な情報だった。

この報告書によると、ニューヨーク最大の殺人者は依然として自動車と（往々にして酔っ払っている）運転者であり、一年間で一二七二人の命が奪われた。そのほか、自殺が九八四件（そのうち四〇〇件近くが灯用ガスによる）、殺人が三五六件（おもに銃撃による）、そしてアルコール関連死が五八五件。エレベーターがらみの問題もあり、その年は八七人がエレベーターの事故で死亡しており、そのうちシャフトへの転落が四七件、ドアに挟まれたケースが三六件、ケーブルが切れて落下したケースが三件。さらに、野球の試合で六名が死亡、ソリの事故で六名、アメリカンフットボールで一名、殴り合いの喧嘩で三名、ダイビングの事故で八名が命を落とした。まだまだ続きそうなこのリストは実際の延々と続き、その年の自然死以外の死亡件数は合計五五八一件を数えたが、ノリスが言及しているように、ニューヨーク市としてはいたって平均的な数だった。

この憂鬱な統計値に誘われるように、霧に包まれた寒い一二月が訪れた。霧が川にたちこめ、港を覆い、低く垂れこめた靄《もや》のなかで立ち往生する船の影が、水面に浮かぶボートが桟橋にこすれるギイギイという音に、この世のものならぬ不気味さを添えていた。霧のなかから不意に響く足音に、人々はいつになくぎくりとさせられるのだった。

霧深い一二月の第一週、日付が変わって間もない深夜、イーストリバー沿いを巡回していたブルックリン警察のパトロール警官が、波止場のほうへこそこそと歩いていく男を目撃した。[17] インドから来た貨物船が何隻か停泊している薄暗い一角だが、その日は満月で、風に引きずられるように霧が晴れたため、男が少し前かがみになって、何やら重たそうな包みをインディア・ワーフのほうへ運んでいくのが見えた。不審に思って近づいていくと、男は荷物を桟橋の端に下ろした。止まれ、とジェームズ・アンダーソン巡査は呼び止めた。荷物の中身を確認したかったが、男はそれを川に蹴り入れ、霧のなかへ走り去った。アンダーソンはもう一度止まれと叫び、リボルバーを取り出し空中に向けて三発撃った。

　銃声を聞いて駆けつけた別のパトロール警官が、逃走した男に真正面からタックルするようにして地面に押さえこみ、あの包みはなんだと訊いた。お前は誰だ？　ここで何をしている？　男は労働者風で、コーデュロイのズボンに分厚いピーコート、縁のない帽子を深くかぶっていた。色黒で背の低い男は押し黙り、首を横に振るだけで答えようとしない。

　警官がさらに大きな声で同じ問いを発すると、男はまた首を振り、ふたりをにらみ返した。と、そのとき車のエンジン音が近づいてきて、三人ははじかれるようによけた。やってきたのは、ガタのきた黒いタクシーで、帰宅途中だった運転手がさっきの逃走劇を目撃していた——少なくとも、ピーコートの男が隣人だとわかる程度には。ふたりともブルックリンのサケット・ストリートにあるアパート群の住人で、職務質問を受けていた男はフランチェスコ・トラヴィアという港湾労働者だった。

　暗くてよく見えなかったが、それでも警官たちは、トラヴィアが具合悪そうにしているのに気づいた。黒い不精ひげに縁どられた顔が妙に赤らんでいる。きつく腕組みをし、川に消えてしまった包みの中身が何かを言おうとせず、インディア・ワーフにいた理由についても口をつぐんでいた。そこでハミルトン・ストリートにある署へ連行し、明るいところで見てみると、灰色のズボンのすそに赤黒い染みがついていた。靴を脱がせると、靴下が血で真っ赤に染まっていた。

トラヴィアを独房に入れ、警官たちは彼のアパートへ行ってみると、そこはまさしく〝血みどろの殺戮現場〟だった。キッチンの床に転がっていたものは、死んだ女。いや、死んだ女の半分だった。死体の上半分――胴体、腕、つぶれた頭部――が、テーブルとガスレンジのあいだの凝固した赤い血だまりに横たわっている。テーブルに置いてある、血しぶきを浴びた肉切り包丁とのみには、こびりついた血糊の筋ができていた。

警官たちは急いで署に戻り、殺人および死体切断の罪で正式にトラヴィアを逮捕した。そして翌日、監察医務局ではチャールズ・ノリスとアレグザンダー・ゲトラーが協力して分析を進め、警察のこの判断が誤りであったことを証明するのである。

その晩、監察医務局では人手が足りず、ノリスはいつでも呼び出しに応じられるよう待機していた。午前三時という時刻にもかかわらず、彼はいつもどおりあらわれた。寒さを防ぐ黒いオーバーコートにソフト帽《フェドーラ》といういでたちで運転手付きの車からおりると、警官のあとについて木の階段をのぼりトラヴィアの部屋へ入ると、上着を椅子に置き、切断された死体を見にいった。

するとノリスはは太い眉を寄せ、おなじみの渋面を見せた。半分しかない死体のまわりにたまっている血液が、まぶしいほどの鮮紅色だったからだ。身をかがめて女の顔をよく見ると、このような恐ろしい死を経験したあとにもかかわらず、ほてったようなピンク色をしていた。このときのノリスの反応をあるクライムライターが記録しており、それがのちに、彼のドラマチックな伝説のひとつとなるのである。待っていた刑事たちに歩み寄り、ノリスはこう告げたのだ。「きみたち、あの男を殺人犯として拘留するわけにはいかんぞ」

しかし、ブルックリン警察は殺人にまちがいないと主張した。

死体はベルビュー病院のモルグへ運ばれ、まもなくハミルトン・ストリートの警察署から、身元確認のために、いまからある男とその娘をそちらへ行かせると連絡が入った。母親がいなくなったと署に相談したにやってきた一六歳の娘が伝えた特徴――四〇代前半のずんぐりした女性で、髪は黒、茶色の目に太い眉、丸顔、太い首――が、発見された死体と完全に一致していたのだ。

しばらくして、アリス・フレデリクセンと父親のフレデリックが列車と路面電車を乗り継いでベルビュー病院へやってきた。到着を待つあいだ、モルグの担当者たちができるだけ損傷がわからないようにと遺体の上にシーツを山のように盛り上げたため、顔しか見えなくなっていた。やってきたフレデリクセンは、大理石のテーブルに寝かされた遺体を恐る恐る見て、妻のアナにまちがいないと確認した。

さらに話を聞くと、フレデリクセン一家と容疑者は知り合いだったことが判明した。一家はトラヴィアの部屋がある建物のすぐ近く、ヘンリー・ストリートで下宿者を営んでいた。トラヴィアは人づきあいが悪く酒飲みだが、彼を狂暴な男だと思う者はいないという。一方、アナはとにかく大らかなタイプで、誰かに殺意を抱かせるような女ではなかった。そのため、夫も娘も衝撃を受け――すっかり当惑していた。

静かな実験室で、ゲトラーはアナ・フレデリクセンの心臓から血液を採取し、標準的な化学的検査を行なった。ガラス容器やセラミックの皿に入れられたアナの血液を含む溶液はどれもみな、通常の酸素を含む血液のように黒ずんだ灰色に変わることなく、輝くばかりに真っ赤だった。彼女の血液には大量のカルボキシヘモグロビンが溶けこんでいた。死体は一酸化炭素ガスを吸収しないが、その血液には致死量の一酸化炭素が含まれていることから、トラヴィアがナイフを手に取った時点で、アナ・フレデリクセンはすでに死亡していた、とゲトラーは報告した。

フランチェスコ・トラヴィアが子どもたちを連れてニューヨークに移り住んだのは二二年前、イタリアで妻を亡くしたあとのことだった。ひと足先に移住した両親が、ブルックリン南部のコニーアイランドに住んでいた。ニューヨークへやってきた彼は、またひとりになって再出発しようと心に決め、フランクと名乗り、子どもたちを両親に預けて仕事を見つけると、そのまま小さなアパートでひとり暮らしを始めた。酒を飲むときも、誰かと一緒よりはひとりが好きで、土曜日の夜は、そのときに手に入る一パイントの密造ウイスキーを友に過ごした。

トラヴィアが捜査官に語ったところでは――彼は怖気づき、急に自白を始めた――問題の晩、アナ・フレデリクセンが酒はないかと訪ねてきた。うちには何も飲むものがないと文句を言っていたという。アナは近所でも有名な大酒飲みで、夫も警察に認めているように「しょっちゅう飲んで」いたが、その週末はいつもの密造業者に届けてもらえなかった。

トラヴィアが言うには、ふたりは彼が買った酒をキッチンのテーブルで飲んでいたが、飲みつくしたのでそろそろ帰ってもらおうとしたところ口論になり、そのあと、なぜかとてつもない眠気に襲われ、テーブルについたまま眠ってしまった。どれくらい時間がたったのかわからないが、目覚めると頭が朦朧としていた。アナもまだいて、床に寝ていた。揺り起こそうとして触れると、その体はぞっとするほど冷たく、ぞっとするほど硬直していた。そのとき彼の脳裏には、口論になったときに自分が殺してしまったに違いないという考えしか浮かばなかった。死ぬほど強く揺さぶったのか、首を絞めたのか、どうやって殺したのかはわからないが、床に女の死体が転がっているのは確かで、見つかれば殺人罪に問われるのはまちがいなかった。

そこで、まだ夜も明けぬ早朝、死体を処分するしか方法はないという結論に至ったが、アナは大柄な女で、背も高く肉付きも良く、ひょいと肩にかつぎあげるには大きすぎた。アルコールで頭が混乱していたのか、ほかの何かのせいかはわからないが、このときトラヴィアはアナの死体を切断し、何度かに分けて処分しなければならないと判断したのである。

彼は肉切り包丁をノコギリ代わりに使い、のみで骨を砕いた。その後、死体の下半分を新聞紙にくるんで黄麻布《バーラップ》の袋に入れ、さらに古いレインコートで包んで川へ運んだ。上半身をどうするかはまだ考えていなかったが、いい方法を思いつくチャンスは訪れなかった。これがトラヴィアの語った内容で、嘘偽りはありませんと彼は誓った。その話を信じるかどうかは、ベルビュー病院で行なわれた科学的分析結果を信じるかどうかにかかっていた。

ノリスは、顔色がピンクであることの重要性について語りたいだけ語れただろう。ゲトラーもまた、カルボキシヘモグロビンについて声がかれるまで議論できたはずだ。だが、ブルックリン警察は血のついた包丁と切断された死体の一部のほうがより説得力があると考えた。

つまり、フランチェスコ・トラヴィアは結局、殺人罪で裁判にかけられることになったのである。

そしてチャールズ・ノリスの見るところ、監察医務局も法廷に呼ばれることになりそうだった。科学的証拠とは明確なものであり、法廷で示される他の証拠に劣らずリアルで説得力のある――そして影響力の大きい――ものであることを広く人々に証明するチャンスだ。

それから数カ月たった一九二七年三月、キングス郡（ブルックリン区）の陪審員はトラヴィアを無罪とした。ノリスが予見したとおり、事件の陰惨な側面が世間の注目を集めたことから、フランク・トラヴィアには並外れて有力な身内をもつ若き弁護士がついた。アルフレッド・E・スミス・ジュニア――ニューヨーク州知事の息子である。

これはスミス・ジュニアが初めて手がけた裁判であり、彼の完勝で終わった。警察とは違って、彼は医学的証拠をじつに厳粛に受け止め、それを中心に弁護を展開した。スミスが用意した証人のリストは短かった。アパートのオーナーは、トラヴィアの部屋のガスレンジでコーヒーポットの湯が吹きこぼれて火が消え、建物内にガスが漂っているのに気づいたと証言した。アレグザンダー・O・ゲトラーは、女性の死因は一酸化炭素中毒であると証言し、そしてフランク・トラヴィアは、彼女が死んでいると知ってうろたえたようすを語った。

トラヴィアは殺人では無罪となったが、違法に死体を切断した罪には問われた。だが、この違いはかなり大きい。つまり、彼は電気椅子に座るかわりに刑務所へ行くことになったのだ。裁判が終わり、トラヴィアの弁護士が帰宅すると、州都オールバニーからの電報が待っていた。息子が刑事専門弁護士としてデビューを果たし、死因は酔っ払ったイタリア人労働者ではなく、あまりにもありふれた、そしてあまりにも危険な家庭用ガスであったと証明したことへの、州知事からのお祝いのメッセージだった。

州知事からのお祝いのメッセージは監察医務局の面々には届かなかったが、それでも彼らは祝杯を挙げた。たゆみない化学研究、ゲトラーが膨大な時間をかけて行なってきた一酸化炭素の実験、そのすべてが、警察にあからさまに疑念を抱かれながらも、ひとりの男を電気椅子から救ったのだ。警察学校でのノリスの講義やゲトラーの実験室見学と並び、トラヴィアの事件は法毒物学がいかに強力な、そして信頼できるツールであるかを物語った。

化学者たちが法廷で猫を殺して見せたり、医療専門家が不安がる陪審員の前でクロロホルム入りの小瓶を振って見せたりするような時代は明らかに過去のものとなった。いまや化学分析という地味だが着実な証拠で主張を通せるようになった。一酸化炭素についてすべてが解明されたわけではなく、それが環境に及ぼす害を食い止める方法をまだ誰も知らなかったが、ノリスとゲトラーはひとりの男の命を救った。そして彼らは、もっと多くの命を救えると確信していた。

法毒物学の〝成人式〟とでも呼ぶべきこの日――ベルビュー病院の三階にある実験室では、ビーカーからはじける泡とシュワシュワシュワという音が祝いのムードを盛り上げていた。

第7章　メチルアルコール（CH_3OH）パート2　一九二七年

その噂は一九二六年夏ごろから聞こえはじめた。[1] 禁酒法を成功させるために政府に雇われた化学者たちが秘密のプロジェクトを進めているという噂だ。禁酒派の役人たちは、飲酒は今後もっと危険な行為になるだろうと警告を発していた。第一次世界大戦を経験した人々は、化学者がほかの科学者より危険な存在になりうることを学んでいた。新たな化学者の戦争が勃発しようとしていた。政府側の化学者たちを、密造酒製造業者の帝国に雇われた化学者たちと闘わせようとしているのだ。

禁酒法に従わない動きがあることに連邦政府が激怒していたのは秘密でもなんでもなかった。禁酒法が施行されたとき、推進派は、何よりも憲法の修正という お墨つきを得た以上、いやいやながらも国民は法に従うだろうと考えていた。ところが、その後の数年間でそれはまちがいだったことが証明された。以前より多くの人がさらに向う見ずに、さらに大胆に酒を飲むようになったのだ。修正第一八条の施行のために定められたボルステッド法が強引に可決されたワシントンDCでは、この法律が制定されて以降、飲酒運転による逮捕者が約一〇倍に増えたという警察の発表があった。

違法なアルコール売買が蔓延しただけでなく、しだいに手口が巧妙化していった。一九二〇年代なかばに手に入った蒸留酒の多くは盗まれた工業用アルコールからつくられたもので、毒性の高さで有名だった。一九〇六年以降、アメリカ政府は製造業者に対し、工業用アルコールを変性させる（毒を加える）か、さもなければ酒税を支払うよう求めていた。一九二〇年代までにおよそ七〇に及ぶ変性方法が存在した。最も簡単な方法は、メチルアルコールを余分に足すだけだった。ほかの方法は、死を招くほどではないものの苦い味の添加物を配合し、まずすぎて飲めないようにすることだった。

このように有害な原料を使わなければならなかった密造組織は、工業用アルコールを浄化するのに化学者の手を借りることにした。十分な謝礼を支払って優秀な化学者たちを確保すると、彼らはすぐに、最も単純な変性剤を中和させた。香水や化粧品用のアルコールを製造するのに使われた製法39bは、違法なアルコール売買の場でとくに人気のあるものだった。特別に危険があるわけではなく、うまく〝復元〟できたからだ。強力な工業用アルコールは危険性が高く、安全にするのがより難しかった。けれども最近になって、密造組織に雇われた化学者たちは、もっとも毒性の高いものでも復元できる方法が見つかったと主張した。彼らによれば、メチルアルコールを容器の底に沈殿させ、そのほとんどをろ過できる方法を発見したということだった。その結果残った蒸留酒は、従来の穀物アルコールよりは毒性が強いものの、飲んだ者が突然道端で死ぬほどではなかった。

密造者に雇われた化学者たちが変性の前線に立とうとしている兆しが見えるなか、議会の禁酒法推進派はより厳しい措置と、より強い毒物を要求した。彼らの立場は、アメリカ人が今後もこの法律を破り、官憲の努力を無駄にするというなら、禁酒法を執行する最良の方法は、犯罪組織のために働いている裏切り者の化学者たちでさえ救済できないほどアルコールを危険なものにするというものだった。とても飲めない代物だったら、どんなにしぶとい密造者でもあきらめざるをえないだろう。

そして一九二六年夏の噂は――まったくの真実だった。政府は新たな変性剤の研究を進めており、変性の過程でもっと大量のメチルアルコールを使用するつもりだった。ベンゼン、ケロシン、ブルシン（ストリキーネに近い植物性アルカロイド）など、ほかの毒物の使用も検討された。政府側の化学者は、これはたんに法の執行にすぎないと擁護した。米国化学会はある報告書で、本当の問題は「無知、政治、密造酒製造」であり、「禁酒法の是非とその執行方法についての終わりのない論争」のせいで、市民のあいだに仕事熱心な化学者たちに対する敵意が生まれはじめていると苦言を呈した。

一九二六年までに、政府側の化学者たちは密造者やその顧客たちを思いとどまらせるために新たな一〇通りの変性法を開発した。一方、闇市場の化学者たちはこれらの動きに対抗できる手腕を示した。その年の春、塩化第二水銀を使用した製法6が攻略された。九月には製法3と4も放棄せざるをえなくなった。製法1と5――最も多くメチルアルコール（少量のベンゼンとピリジンも）を含むタイプ――は危険性が維持されたが、それはある政府の化学者が語ったように、メチルアルコールを完全に中和する方法を誰も解明していないからというのが最大の理由だった。

結論は明らかだ。政府側の化学者は、風変わりな製法を編み出す必要などなかった。手近にある最強の毒は、依然としてメチルアルコールだったのである。

一年も終わりに近づき、街が華やいだ明かりに彩られたクリスマスイブ、ひとりの男が足をもつれさせながらベルビュー病院の救急治療室に駆けこんできて、野球バットを持ったサンタクロースが五番街からずっと追いかけられてくると訴えた。[2] 彼はその二日間で病院にやってきた六五人のうちのひとりだった。みながクリスマスのお祝いでおかしくなっていた。

チャールズ・ノリスの報告によれば、問題はおもに有害な酒だった。街に新しく出回っている密造酒は十分に浄化されておらず、相変わらず政府の加えた不純物とメチルアルコールの混ざった、きわめてたちの悪いものだった。ベルビュー病院では八人が死亡し、ほかに一五人が入院した。クリスマスの二日後には二三人が死亡、八九人が入院していた。そのうちの大半が、のちにベルビュー病院のアルコール中毒病棟に押しこまれた。メチルアルコールにより幻覚を起こし、嘔吐し、失明した患者たちが、おびただしい数の薪のように寝台に縛りつけられていた。

一二月二八日、怒り心頭に発したノリスが声明を出した。

アルコールに毒物を入れることで飲酒を止められないのは、政府もわかっているはずだ。[3] 密造者がそれで何をやっているか知りながら、政府は毒性の高いアルコールをつくりつづけている。飲まずにはいられない人々が日々その毒を取りこんでいることをかえりみずに。この事実を知っている合衆国政府は、法的責任はともかく、毒性の高い酒によって引き起こされた死の道義的責任を負うべきだ。

同じくらい憤慨した反応が、反酒場連盟の会長ウェイン・ウィーラーから発せられた。ノリスとその発言を載せた新聞を非難し、密造酒業者とグルになっていると糾弾した。そのいわゆる〝被害者〟たちは実際のところ法律を破っているのであり、彼らの違法で愚かな行為は同情には値しないと。もぐり酒場の客は、「薬局に入っていって、〝有害〟というラベルの貼ってある瓶に入った石炭酸を買い、その中身を飲んでいるのと同じだ」[4] とウィーラーは主張した。もし彼らが自殺行為をすることを選ぶのなら、それは彼らの選択であり、重要かつ正しい政策を変える理由にはならない。

翌日の一九二六年の大みそか、ウィーラーの立場と連邦政府の立場が同じであることが明らかになった。財務省は、変性アルコールの毒性を高める措置を求める決定をしたと発表した。すべての製法でメチルアルコールの量を少なくとも二倍にする、つまり、従来の二パーセントから四パーセントにするということだ。それでもうまくいかない場合は、禁酒法支持派の化学者たちが開発した特別製法1を使用する。それはメチルアルコールを五パーセントないし一〇パーセントに増量するものだ。

密造者がそれを精製できる可能性は低かった。蒸留によって、かえって毒が濃縮されてしまう場合もあるかもしれないが、ウィーラーが明言したように、それは飲む側の問題だった。


コロンビア大学の総長は、このすべてにうんざりしていた。

ニコラス・マレー・バトラーは、最初から修正第一八条に反対だった。[5] 酒場の規制に反対ではないが、彼に言わせれば、憲法を修正してまでやることではない。一九二七年で、この社会実験に突入して七年になるが、禁酒法が大きなまちがいだったのは、ばかでもわかる、とバトラーは言った。誤りを正すには国の指導者を変えるしかない。

二月、バトラーは自身が大統領選に出馬する意向を示し、反禁酒法の立場で共和党候補になる道を探った。修正第一八条を撤回し、アルコールを規制する権限をそれぞれの州に戻すのだ。ところがバトラーの出馬宣言は、注目よりも辛辣な批判が集まった。

「アメリカの国民は、けっしてアンクル・サム（政府）をバーテンダーにはしないだろう」と反酒場連盟のウィーラーは反論した。バトラーのような「欲とラム酒にまみれた」人間を大統領に選ぶことも絶対にない。法を順守する禁酒《ドライ》派の議員はアメリカ国民の過半数を代表しているのであり、「酒の密造に密輸者、もぐり酒場のオーナー、反禁酒派《ウェット》の新聞、暗黒街の住人、アルコールの奴隷、個人の自由の狂信者」の巣窟であるニューヨーク市を代表する人物を国の指導者に選ぶはずがない。「ニコラス・マレー・バトラーであれ、ほかの誰であれ、酒の擁護者がホワイトハウスに入ることはけっしてないだろう」

ウィーラーに対する「まるで何か困ったことが起きたようだ」という、バトラーの反応は、どこか面白がっているようにも見える。いや、少しうんざりしていたかもしれない。だがウィーラーとその仲間たちは――少なくとも当面のあいだは――まだ政治的実権をふるうことができた。バトラーは大統領候補の指名を勝ち取れず、今後も経済的繁栄を維持し、〝高貴な目的の実験〟として禁酒法を継続する意向を明らかにしていた商務長官ハーバート・フーヴァーが共和党の大統領候補となった。

後年フーヴァーの友人が明らかにしたところによれば、この実験はフーヴァーには少し高貴すぎたようだ。商務省からの帰宅途中、彼は定期的にベルギー大使館に立ち寄っていた。大使館は厳密にいえば国外であったため、そこでは合法的に飲酒ができたばかりか、きわめて質の高いアルコールが保証されていたのだ。

ニューヨーク市監察医務局の病理学者と化学者は、政府が毒性のある添加物をアルコールに入れることを国民に対する背信行為と見なしていた。[6] 平均で年間一万二〇〇〇体の遺体を扱っている彼らは、不必要な死に慣れていた――半数近くの遺体は事故、自殺、殺人の結果だった。けれども彼らは、政府が国民を大量に殺す方針をとることには慣れていなかった。ベルビュー病院にある彼らの職場では、怒りが電流のようにほとばしっていた。

一月、ふだんは控えめなゲトラーがニューヨークの新聞社に出かけていき、変性アルコールにより奪われた命について自説をふるった。彼はいつものとおり、金持ちは安全が買えると訴えた。会費の高いクラブのメンバーや、ジャズの香りのするカクテルの愛好者たちは質の高い酒を市場で買うことができる。彼らの多くはなじみの密造業者を定期的にパーティーに招き、変性アルコールに個人的な保険をかけることができた。けれども貧乏人は粗悪な酒を買うしかない。安アパートでつくられたニッケルウイスキー、バワリー地区のスモークカクテル、ストレートのメチルアルコール。禁酒法の真の代償を支払っているのは、誰よりも困窮した市民なのである。

ゲトラーがニューヨークの各紙に提供した統計によれば、以下の事実がわかる。ニューヨーク市ではなんらかの工業用アルコールを飲んだことにより、一九二六年だけで約一二〇〇人が病気になるか失明するか、またはその両方を併発していた。ほかに四〇〇人が命を落としているが、その大半がマンハッタンのロウワー・イーストサイドやガス・ハウス地区、ヘルズ・キッチンをはじめ、近隣の似たような地域の住人である。「酒場《サルーン》があった時代にアルコール依存症で死亡した人数を超えている」決然とそう語る彼の口調は淡々としていた。「毒入りのアルコールを飲んでも病院へかつぎこまれるほどの症状が出ていなければ、神経系にどれほど影響が及んでいるかはわからない。だが、これほど多くの人を殺せる量の毒を含む酒が、ゆっくりとだが確実に、さらに多くの人々の命を奪いつつあるのはまちがいない」

ジミー・ウォーカー市長の最初の反応は、いかにも筋金入りの大酒飲みらしいものだった。「もし私がクラブを所有していて、毒入りの酒を売っている男を見つけたら、警察を呼ぶ前に自分で頭を殴りつけるだろう」。二番目は、公衆衛生上の危機に直面した市長としての反応だった。彼は報告書を求めた。市内で相次ぐアルコールによる死亡者数の把握とその評価を、監察医務局長に求めたのだ。チャールズ・ノリスは、そのような機会を逃す男ではなかった。

二月に発表されたウォーカーの要請に応え、彼はまず身近なところでベルビュー病院におけるケーススタディに着手した。禁酒法が施行されたばかりのころ、医師たちは毎年、密造酒やメチルアルコールによる中毒患者を平均一二件ほど診ていた。おそらくそのうちの四分の一が死亡している。ところが一九二六年、同病院では毒性アルコールに起因する幻覚や失明、そして麻痺症状を訴える患者を七一六人治療している。そのうち六一人の患者が死亡しているが、このなかには慢性のアルコール依存症による死者は含まれていない。ちなみにその数は、一九一八年には八七人だった。ケーススタディが行なわれた一九二七年については、一月と二月の死者数から、年末までに七〇〇人以上の市民が飲酒によって死亡するだろうとノリスは予測している（のちにその予測が正しかったことが証明される）。

人々は禁酒法のもとでこれまで以上に酒を飲んでいるばかりか、政府の共謀により、酒の名に値しないアルコールを摂取している、とノリスは指摘した。ノリスのチームはもぐり酒場やスモーク酒場で売られている酒だけでなく、道端で行き倒れていた死体のポケットに入っていたヒップフラスクの中身も分析した。すべての酒にメチルアルコールが含まれていたが、ガソリンやベンゼン、カドミウム、ヨウ素、亜鉛、水銀塩、ニコチン、エーテル、ホルムアルデヒド、クロロホルム、ショウノウ、石炭酸、キニーネ、アセトンなどの物質も入っていた。安アパートや食料品店でつくられた密造酒のいちばん新しいニックネームが〝ホワイト・ミュール（白いラバ）〟だったというのもうなずける。透明な液体で、飲んだ者は頭を蹴られたような強い衝撃を受けた。

市内のどこにも「純粋なウイスキーはない」とノリスは警告した。「監察医務局のスタッフと私自身の経験にもとづく見解は、現実には禁酒法は存在しないというものだ。禁酒法以前から酒を飲んでいた人々はいまも飲んでいる――まだ生きていればだが」

ニューヨークの新聞各紙――反酒場連盟に嫌悪されていた反禁酒派のメディア――は、政府の方針が破綻している証拠としてノリスの報告書をただちに掲載した。「この地域における禁酒法は完全な失敗だ」と、ヘラルド・トリビューン紙の社説は宣言した。「茶番の実行であり、国民を毒入りアルコールの犠牲者にする蛮行だ」。コラムニストのヘイウッド・ブルーンはニューヨーク・ワールド紙で「一八条は、死刑を科す唯一の憲法修正条項だ」と書いた。そしてイブニング・ワールド紙は、連邦政府を大量毒殺者と評し、「自国民の健康を危険にさらす」ことにおいてこれほど成功した政府はないと指摘した。

ノリスの報告書は市外へも波紋を広げた。ミズーリ州選出の上院議員ジェームズ・リードはセントルイス・ポスト紙に対し、ニューヨークの監察医の見解を目にして、禁酒法を支持することは野蛮だと思うようになったと語っている。「酒を飲んだだけの人間を殺したり失明させたりしたいという欲望をもつのは野獣の本能をもつ者だけだ。たとえ彼が法律に違反している者から買ったとしてもだ」。セント・ポール・パイオニア・プレス紙は、政府を「死を招く変性材を使うなら殺人の共犯」だと評した。修正第一八条を支持していたクリーヴランド・プレイン・ディーラー紙ですら、この条項への支持が「禁酒法を破る人々を罰したい」ことを意味するわけではないと述べた。

そしてシカゴ・トリビューン紙がこんな社説を掲載した。

通常、アメリカ政府はこのようなことをしない。偽札業者を捕まえるのに釘を詰めこんだトラップ銃を仕掛けるようなことはしないだろうし、実際にしない。また、郵便泥棒を捕まえるのにチーズサンドイッチに殺鼠剤を入れたりしないし、これは郵便制度の悪用だと知らせるために切手に毒を仕込んだりもしない。どれほど野蛮な手段を用いても正当化されると見なされるのは、禁酒法へのおかしな狂信のせいだ。

一方、禁酒派の新聞は、ノリスの論には説得力が欠けていると見なし、禁酒法が施行されるずっと前から数千人もの人がアルコールで死亡していると指摘した。「アンクル・サムはまず酔っ払いの安全を確保しなければならないのか?」とネブラスカのオマハ・ビー紙は疑問を呈し、イリノイ州南部のスプリングフィールド・リパブリカン紙は、抗議全体を〝反禁酒派《ウェット》のプロパガンダ〟と一蹴した。そしてピッツバーグ・ガゼット・タイムズ紙は、禁酒法反対派さえ困惑させる的を射た疑問を投げかけた。飲めば死ぬかもしれないとわかっているのに、なぜホワイト・ミュールやスモーク、ペンキ屋の安酒、密造《バスタブ》ジンを飲みつづけるのか? 頑固な大酒飲みにもいくらかの責任はあるのではないのか、「飲酒の結果として得た病の責任を取るのは飲酒者本人である」べきではないのか、とピッツバーグの社説担当者は悲しげに問いかけている。

ベルビュー病院の遺体安置所に死体が積み重なるにつれ、ノリスは自問自答するようになった。なぜ一杯の酒でロシアンルーレットをしようとするのだろう? なぜ禁断のボルジア・カクテル――ある政治家がこう呼んだ――を飲みつづけようとするのだろう?

理由のひとつは、もぐり酒場の客はそのリスクをわかっていなかったからだ。最新版の変性アルコールが、彼らの記憶にあるメチルアルコール入りウイスキーや、ケンタッキー州やテネシー州から密輸される昔ながらの密造酒より危険であることを知らなかった。ニューヨークのドリンカーたちには政府の警告を信じる理由がなかった。反アルコールの政府が、実際以上に危険を誇張しているのだと信じていたからだ。もちろんそれは部分的には正しかったが、残念ながら全面的に正しくはなかった。

一九二三年、ドイツの化学者が〝メタノール〟と呼ばれる合成のメチルアルコールの製造に成功した。製造の鍵は炭素と酸素、水素を工業用の圧力釜に入れ、華氏四〇〇度（摂氏二〇四度）以上まで加熱することだ。その結果、ほぼ完璧なメチルアルコールができあがる。合成メタノールはこの上なく純粋できわめて安価に製造できた。すると二年もたたないうちに、木材を原料にメチルアルコールを製造していた工場は次々と閉鎖され、新たな化学に道を譲った。一九二五年、ノリスはマンハッタンの通りでドイツ製のメタノールが従来のもの半値で売られていると警告を発した。[7] 見つけるのは難しくない、と彼は付け加えた。「自動車のラジエーターや家庭用洗剤、ペンキ、虫除けスプレー、美容ローションに使われている。一般家庭や工場に使う二〇〇〇点以上の製品に入っているのだ」

ノリスは人々に理解してほしかった。「混じり気がない《ピュア》」という言葉は「安全」を意味しない、と彼は言った。メタノールの場合、混じり気のない〝毒〟を意味するのだ。

メチルアルコールにはもうひとつ事態を悪化させる要素があった。シアン化合物のように飲んで数分で急激に具合が悪くなり、一五分以内に死に至るような毒物ではなく、ホワイト・ミュールを飲んでも、毒を飲んでいるという実感はまったくない。地下のバーで飲んでいるときのような、心浮き立つなじみ深い気分になるだけなのだ。

飲むときに気をつけていれば、メチルアルコールと穀物（エチル）アルコールの最初の違いは酩酊時間の長さであることがわかる。メチルアルコールでは楽しい酔いの時間は短くなり、一、二時間以内に二日酔いの感覚が訪れることがある。分量が多ければ数杯飲んだだけであっという間に頭痛、めまい、吐き気に襲われ、体がふらつき、頭が混乱し、最後はどうしようもないほど眠くなる。メタノールを純粋な毒物と評したノリスは誇張していたのではなかった。希釈していない場合、致死量は子どもではわずかティースプーン二杯、大人では四分の一カップ程度だった。その控えめな量のせいで、かなりの頻度で失明し、昏睡状態におちいり、そして死に至る人が続出した。

禁酒法以前に提供されていた穀物アルコールと違い、メチルアルコールは体内で簡単に分解されない。エチルアルコールをすばやく片づける肝臓内の酵素は、メチルアルコールには手こずらされる。その結果、より有害な成分が体内に残り、臓器内で長くくすぶったあと、ごくゆっくりと代謝されていく。体内にとどまる時間が長いほど、さらに有害になっていくのだ。人間の体内で生成されるメチルアルコールのおもな副産物は、ホルムアルデヒドとギ酸である。

ホルムアルデヒドは刺激毒として知られ、深刻な内臓障害を引き起こすことがあり、ギ酸も同じくらい破壊的だが、科学者にはハチ毒の主成分として知られている。メチルアルコールによる中毒症状を起こした場合、最初の一時的な気分の悪さから回復すると、アルコールが代謝されているあいだ気分がよくなったように感じられる。ところが一〇から三〇時間たつと、ふたたび分解産物による中毒症状におちいることが多い。

まず、視界がぼやける。視神経と網膜はギ酸塩にきわめて弱い。たえまなく画像を処理している視神経は高い代謝状態で働いているため、血液が高速で循環している——そのため、そこにたえず毒素が送り届けられることになる。検視解剖では、しばしば視神経が驚くほど萎縮していることが明らかになった。周辺の組織が腫れ、出血し、スポンジ状になっている。メチルアルコールとその副産物は、頭頂葉皮質すなわち視覚の処理をつかさどる脳の領域に似たようなダメージを与える。そしてまた、働き者の肺にも同じように集中する——そして肺組織の機能停止は通常、人を死に至らしめる。

ノース・アメリカン・レビュー誌に掲載された「私たちの根絶実験」というエッセイで、ノリスは政府の方針にさらに辛辣な攻撃を加えている。このとき彼は、全国の読者に自身の考えを直接伝えて、禁酒法を〝高貴な実験〟と呼んだフーヴァーをあからさまに揶揄した。

ゲトラーと同様、ノリスはこの法律により貧困層がひどい影響を受ける点にとりわけ激しい怒りを感じていた。真に毒性の高い酒は、秘密の蒸留所でつくられ、「金をかけて安全性を確保できず、質の低いものを質の低い取引で扱うしかない」密造者によってこっそり販売されるのが常だった。メチルアルコールで命を落とした人のうち、「社会の上位階層の出身者はほんのわずか」だった。富裕層や権力者、芸術家、政治家に提供された安全性は、違法アルコールにある種の優雅なイメージや、抗いがたい危険な魅力を与えることになった。「禁酒法はまちがいなくアルコールに新たな魅力を与えている……若者の欲望に火をつけて刺激を与え、放蕩を許している」

ノリスは、カクテルパーティーや、二〇代の若者が控えめに酒をたしなむことには反対していなかった。彼が懸念するのは、若者たちが地元のパブでの一杯のワインや飲みやすいビールといった軽いものから飲酒をスタートできない点だ。誰もがいきなり強い酒から入らなければならなかった。それ以外ほとんど手に入らないからだ。「かつてはビールやワインを好んでいた普通の人々も、いまでははるかに危険なアルコールで満足しなければならなくなっている――以前の倍は危険なアルコールで」

一九二七年初め、下院では反禁酒派の議員が工業用アルコールに有害な添加物を入れることを禁止する法案を通そうとしていた。[8] けれども、誰もが法に従い道徳的に正しい生活をしようとすれば、誰も死なないはずだという禁酒派の反対によって廃案に追いこまれた。それに対しノリスは、ひとつのグループの個人的信念を社会のほかの人々に押し付けることは道徳として正当化できないと反論した。

さらに修正第一八条という実験は、自分の主張が正しいことを証明しているとノリスは述べた。たしかにこの法律は、古い生活様式、古い飲酒スタイルを変えたが、新たな飲酒様式や新たな不道徳を生み出した。「過剰飲酒を減らしたり、抑制したり、コントロールすることはできなかった。それどころか密造者という新たな社会組織をつくりだし、できたばかりの産業を保護する結果になった。いまでは法律で手厚く保護され、その利益は国家の安全や統合を真に脅かすものになっている」

「そして」ノリスはこう締めくくっている。「死がそこまで忍び寄っている」

その年の三月にロングアイランドである殺人事件が起き、アルコールの政策をめぐる政府との闘いからノリスの注意は少なくとも一時的にそがれることになった。世間の誰もが注意をひかれるたぐいの殺人事件だった。

まず塩化第二水銀が、そしてクロロホルムが使われた。その後数杯のアルコールに続いて、上げ下げ窓の鉛《サッシュウェイト》の重りが頭部を直撃、そして仕上げに絵画を吊るすピクチャーワイヤーが首に巻きつけられた。これほど〝過剰殺傷〟という言葉が誇張でなく当てはまるケースはめったにないだろう。

このアルバート・スナイダー殺害事件によって、監察医務局の職員たち――とりわけアレグザンダー・ゲトラー――に注目が集まった。複雑なこの事件は瞬く間に国民的イベントになり、タブロイド紙や煽情的な話が好きなその読者たちにとって、うってつけのストーリーになった。

魅力的な妻ルースと彼女を溺愛した不倫相手のジャッド・グレイがつくりあげたスナイダー殺害事件の筋書きはあまりに奇怪で、小説家ジェームズ・M・ケインによってのちに代表作二冊の題材として使われることになった。『郵便配達は二度ベルを鳴らす』と『殺人保険』である。ケインはのちに裏切りという暗いテーマに引きつけられたと語っているが、それ以外の圧倒的多数の人々はこの犯行の滑稽な面に目を奪われた。ニューヨーク・アメリカン紙のコラムニスト、デイモン・ラニアンは、この犯人たちは桁外れに愚かであるという罪で有罪になるべきだったと語っている。犯行そのものは、〝大間抜《ダンベル》け殺人事件〟と呼ぶべきだったと付言した。

一九二七年三月、ルースとアルバートのスナイダー夫妻は結婚して一二年になっていた。[10] 四四歳のアルバートは、ハースト社のモーター・ボーティング誌でアートエディターとして働いていた。三二歳のルースは陽気なブロンド美人だった。ふたりにはロレインという一〇歳の娘がいたが、アルバートはそのせいで妻を許せずにいた――息子が欲しかったのだ。

実際、アルバートはほとんど満足することがなかった。家をつねに完璧な状態に保つよう妻に求め、皿の置き場所が違っていたり、部屋の隅が汚れていたりすると毎回声を荒らげた。気に入らないことがあると妻と娘を散々殴った。そして禁酒法に逆らって、大酒飲みになっていった。自宅の地下でビールを醸造し、もっと強いものが欲しいときは地元の密造者の客になった。妻が自分を憎むよう、自分が仕向けているとは一度も思わなかったようだ。それとも気にしなかっただけかもしれない。ロレインが学校に行っているあいだ、ルースはできるだけ頻繁に家を抜け出して列車でマンハッタンに行き、友人たちとランチを楽しんだ。

一九二五年の夏、五番街にあるレストランのカウンターで、ルースは隣のスツールに座った男と何気ない会話を楽しんでいた。巻き毛の黒髪にべっこう縁の眼鏡をかけた、なかなか魅力的なビジネスマンだった。夏が終わるころには、ルース・スナイダーは定期的にジャッド・グレイと〈ウォルドルフ＝アストリア〉で会うようになっていた。彼が仕事でニューヨークに来たときにいつも泊まるホテルだ。グレイはコルセットのセールスマンで、ニュージャージー州イースト・オレンジに住んでいた。顧客をもてなすときに酒を飲むのを妻が嫌ったため、仕事でマンハッタンに泊まるというのはいい口実になった。

不倫は二年続き、ふたりは駆け落ちすることに決めたが、それには金が必要だった。より学があり、より金銭的に抜け目のないグレイの入れ知恵により、ルースは夫アルバートに四万五〇〇〇ドルの生命保険をかけた。契約した保険には倍額保障の特約がついており、〝不慮の事故〟で亡くなった場合、保険金は倍の九万ドルになる。

どちらもそれほど長く待ちたくなかった。アルバートが協力さえしてくれれば、すぐにでも新しい生活を始められるのだ。

一九二七年三月二〇日日曜日の朝、ロレイン・スナイダーは隣家のキッチンのドアを激しく叩いた。縛られて気を失った状態の母親がリビングルームの床に倒れていたのだ。助けが到着すると、ルースはゆっくりと目を覚まし、押し入ってきた強盗に体を縛られ、頭をこん棒で殴られたと小声で痛々しく説明した。

隣人たちは廊下を走って彼女の夫を探した。寝室のドアを開けると、アルバート・スナイダーが血の筋のついた枕に顔を伏せて横たわっていた。首筋にはピクチャーワイヤーが巻きつき、両端が宙に突き出していた。

警察が到着すると、前夜、夫とブリッジパーティーに出席し、帰ってきたのは午前二時ごろだったとルースは説明した。眠りに落ちかけたとき、廊下で物音がした。なんだろうと思って起き上がると、大男がこちらに向かってきた。"イタリア系"の強盗だ。叫ぼうと口を開いたものの、そのときすべてが真っ暗になった。頭を殴られたに違いない、と彼女は言った。それから数時間後に目を覚ますと床の上で体を縛られていた。

家の中は荒らされていた。リビングルームの床にはソファーのクッションが散らばり、キッチンには鍋やフライパンが放り出されていた。アルバート・スナイダーが死んでいたベッドのまわりも同じような状態だった。けれども奇妙なことに――と刑事たちは思った――寝室に散乱したもののなかにアルバートの輝く金の懐中時計があった。高価なプラチナの鎖とともに。

その不可解な点からストーリーは崩れていった。

ルース・スナイダーを診察した医師は、頭の傷も、こぶも、痣も、六時間気を失っていたという主張を裏付けるものは何も見つからなかったと述べた。彼女は足を縛られた状態で見つかったが、手は縛られていなかった。刑事たちは、なぜ自分で足をほどかなかったのかと疑問に思った。ルースは、夫の懐中時計は残っているが、自分の宝石や毛皮はなくなっていると訴えた。ところが布に包まれた指輪三つとシルバーの飾りピンがマットレスの下から見つかった。リスの毛皮のコートは地下のトランクのなかで発見された。

地下室ではさらに不利なものが発見された。アルバート・スナイダーが作業場にしていたコーナーにあるベンチの下に、道具箱が押しこまれていたのだ。そのなかにはスクリュードライバーやハンマーとともに、血のついたサッシュウェイトが入っていた。丸みを帯びた重りの先端とスナイダーの顔についていた丸い痣の形状とが完全に一致した。

翌朝、ルース・スナイダーが自白した。

つまり、ジャッド・グレイにすべての罪をかぶせたのだ。彼が生命保険のプランを立てた。彼が凶器を買った。自分と夫がブリッジパーティーから帰ってまもなく彼がやってきた。彼は自宅の鍵を持っていた。片隅の暗がりに彼が立っていたのを見た。そのとき彼はゴム手袋をはめていた。「嘘でしょ、ジャッド」ルースは息をのんだ。「まさか本気じゃないわよね？」でも彼は心を決めていた、とルースは言った。彼にやらされたんです。

警察は市内から北に向かう列車内でジャッド・グレイを見つけた。彼は毒入りウイスキーの入ったボトルを持っていた――ルース・スナイダーに持っていくよう言われたんです、と彼は言った。彼女が犯人です、彼女が夫に毒入りウイスキーを飲ませ、サッシュウェイトで殴り殺したんです。

強盗の筋書きは彼女のアイデアです、と彼は続けた。彼女にそそのかされてアルバートを気絶させるためにクロロホルムを買いました。サッシュウェイトを買ったのは彼女です。ぼくはあまりに怖くて一度かすめるようにしか殴れませんでしたが、ルースが前に飛び出してとどめをさしたんです。重りをつかんで夫の側頭部に殴りつけ、彼は床に倒れました。はい、意識を失った彼をベッドまで運ぶのを手伝いました。はい、そのあとピクチャーワイヤーを取りに行ってスナイダーを確実に死に至らしめました。けれども茫然としてほとんど覚えていません、とグレイは主張した。責任はすべて彼女にあります、と。

四月に行なわれたルース・スナイダーとジャッド・グレイの公判にあたり、クイーンズ区の裁判所はつめかける報道陣のために新たに電話機を五〇台設置した。犯人や、裁判を傍聴する著名人をひと目見ようと、野次馬が通りにあふれかえった。屋台の店主はホットドッグやソーダを売る許可を求め、商店主は多くの警察官が駆り出されたせいでパトロールが減り、強盗が増えたと文句を言った。

裁判所では著名人たちに誰もがうらやむ席が用意された。映画監督のD・W・グリフィスやミステリ作家のメアリ・ロバーツ・ラインハート、歴史家ウィル・ドュラント、作曲家アーヴィング・バーリンといった面々が一堂に会していた。ブロードウェイの出演者があまりに多かったため、彼らの座席は〝役者特等席〟と呼ばれた。そしてはるばるイギリスからクイーンズベリー侯爵夫妻が傍聴に来ていた。アメリカの正義をじかに見てみたいということだったが、所属するクラブで行なわれている賭けでは、セクシーなスナイダー夫人が極刑に処される確率は五対一だと話していた。

見世物として、この二人組にはその価値があった。互いに罪をなすりつけ合い、事件の詳細があまりにむごくなると、ルース・スナイダーは気を失った（弁護士によれば、気絶しやすいたちだった）。ジャッド・グレイは供述のあいだ――警察は彼が重りやクロロホルム、ピクチャーワイヤーを買った場所を特定していた――すすり泣き、ルースに強要されて汚れ仕事をやらされたと訴えた。

けれども、恋人たちの茶番を無視すれば――デイモン・ラニアンがしたように――もっとも意味のある証言はアレグザンダー・ゲトラーの口から出たものだった。彼はダークスーツに身を包み、静かな口調でふたりの被告人の供述を丁寧に反駁していった。使ったのはベルビュー病院から持参した化学的・病理学的レポートだけだった。

ゲトラーがこの事件に関わったのは、警察から彼の実験室にジャッド・グレイが所持していたウィスキーのボトルが送られてきてからだった。ボトルには塩化第二水銀が大量に残っていて、刺激臭が強く、とても飲めたものではなかった。もしルース・スナイダーがこれを夫に飲ませようとしたのなら、彼はまちがいなく吐き出していたはずだ。ゲトラー自身、これほど高濃度の昇汞《しょうこう》が混入されたアルコールを見るのは初めてだった。「見上げた女」だと、ゲトラーは皮肉を込めて捜査陣に語った。グレイは、ルースにボトルを処分するよう頼まれたと主張した。けれどもタブロイド紙の犯罪記者たちは面白半分に、彼女が愛人にひと口飲むことを期待していたと書き立てた。やがて新聞各紙はこの裁判のことを〝ルース対ジャッド事件〟と呼びはじめる。

ゲトラーは、アルバート・スナイダーの脳はこの密造酒で泥酔状態だったと証言した。頭は朦朧としていたはずだ。スナイダーが反撃してきて、サッシュウェイトで応戦せざるをえなかったというグレイの供述はとても信用できない、とゲトラーは言った。スナイダーはまっすぐに立って応戦などできなかったはずだ。まして、強力なクロロホルムを嗅がされているのだから。

監察医務局は、サッシュウェイトでの殴打によりスナイダーの頭蓋骨が砕かれたと結論づけたが、それで死亡したのではなかったかもしれない。ピクチャーワイヤーで首を絞めたことで息の根が止まったのは確実だが、彼はすでに死にかけていた。ゲトラーの化学分析によれば、スナイダーを本当に殺したのはアルコールとクロロホルムの組み合わせだった。もしふたりが余計なことをしなければ、倍額保障を求めなければ、彼は就寝中に死んだように見えたかもしれない。ふたりがもう少し頭がよければ、ほんの少し欲を抑えていれば、罪に問われずにすんでいたかもしれないのだ。

ところが現実は、わずか九〇分で陪審がルース・スナイダーとジャッド・グレイに第一級殺人で有罪の評決を下した。一九二七年五月九日、ふたりは電気椅子による死刑を宣告された。

スナイダー対グレイ事件は、ゲトラーのような毒物学者にも強烈な印象を与えることになった。クロロホルムを毒殺者の道具から除外するのは早計に過ぎた。

モースがクロロホルムを使って七人を殺した事件から一二年が過ぎていたが、頻度は減ったものの、クロロホルムは引き続き犯罪に使われていた。前の年、ブルックリンで強盗団が四人家族をクロロホルムで気絶させ、そのあいだにアパートから金目のものをごっそり盗み出すという事件があった。一九二七年九月には、ブロードウェイの格式ある高級ホテル〈マルティニーク〉で宿泊客の女性が二人組の強盗にクロロホルムを嗅がされて意識を失い、一六〇〇〇ドル相当の現金と宝石が奪われた。

米国医師会の努力にもかかわらず、依然として多くの医師がクロロホルムを麻酔として使っていた。リスクがあることはわかっていたが、クロロホルムは安価でしっかり役目を果たしてくれたからだ。医者からのニーズが途切れずにあることは、薬局には――ジャッド・グレイも〝おつかい〟に行って買ってきたように――つねにストックされているということだった。

医者がクロロホルムを使いつづけたもうひとつの理由は、いまだ裁判で有罪にするのがきわめて難しいという事情があったからだ。この一年でマンハッタンの医師ふたりが麻酔中に患者が死亡した責任を問われ、過失致死の容疑で起訴されていた。患者のひとりは一八歳の女性、もうひとりは小喜劇《ボードビル》の女優で、その夫は不法死亡訴訟も起こしていた。どちらの裁判でも、同僚たちが結束して医師を擁護した。女優の死に関する聴聞会ではある医師が陪審員に対し、自分の患者がひとりもクロロホルムで死んでいないのは「ただ幸運だっただけ」だと明言している。この薬は医師にとって謎だ、と別の医師は言った。「はっきりしたルールが当てはまらない」のだ。

医師たちはクロロホルムの予見の難しさを訴え、ふつうは安全に機能するのだと釈明した。体内のクロロホルム量を測定する方法がないのは本当に残念だ、科学者ですらどのくらいで死に至るか予測できないし、死後に正確に致死量を計算することは不可能だ、と口をそろえた。だが、のちに明らかになるように、アレグザンダー・ゲトラーがすぐにその状況を変えることになった。

一九二七年九月一五日、ルビー・ゴンザレスという若い女性がマンハッタンのクリニックを訪ねた。[11]彼女はニュージャージー州アズベリーパークのウェイトレスで、五歳の娘がいる働き者のシングルマザーだった。ゴンザレスは、ニューヨーク市内で加算器のセールスマンをしている恋人とともに、幼い娘も一緒に連れてきていた。

クリニックを訪れた目的は中絶だった。完全に違法で、完全に秘密の行為であったため、二七歳のゴンザレスには恋人の支えが必要だった。それに、娘を連れてくるほか選択肢はなかった。友人はみんな働いていて、昼間は子どもを見ていてもらえなかったのだ。恋人は、処置のあとホテルかどこか体を休ませる場所に連れていくと約束していた。

そのクリニックを運営していたふたりの医師は、手術はありふれたもので安全だと請け合った。ところがクリニックに着いてから三〇分後、ルビー・ゴンザレスは手術台の上で死亡した。幼い娘は火がついたように泣き出し、恋人が隣近所に聞こえるほど大きな声で怒鳴り散らしたため、医師たちは警察を呼ばざるをえなくなった。彼女が中絶手術のためにそこにいたことは誰にも知られたくなかった。そこで警察が来たとき、クリニックのある西一〇丁目を三人で歩いていると彼女が急に出血したという話がでっちあげられた。恋人がクリニックに運びこんだものの、医師たちの尽力もむなしく彼女は息を引き取ったということにしたのだ。

モルグの病理学者たちは、はっきり言って、その話は信じがたいと思った。どう見ても中絶手術の失敗だった。この遺体には、慌てていたか無能な医師によってズタズタにされた女性のものであることを示すあらゆる兆候があった。彼女は高級クリニックで失血した――べつに不思議はない。彼女の内部はめちゃくちゃに切り裂かれていたからだ。中絶の証拠を突きつけられると、医師はふたりともしらを切り、彼女は自分たちのクリニックに来る前に手術を受けていたのだろう、と口をそろえた。クロロホルムはそのときに投与されたのに違いない。自分たちは彼女を助けようとしただけだ。それが彼らの供述の要旨で、それを変える理由は何もないと考えていた。

中絶禁止法に賛成か反対かはともかく――当時は大多数の国民が賛成していた――監察医たちは、患者を切り刻んだ医師たちがなんのお咎めもなくすまされている現実にうんざりしていた。このふたりの医師は以前も中絶の失敗で起訴されたが、判事と陪審は両者を無罪にした。窮地におちいった女性より専門職の男性の味方をしたかったようだ。この新たな死は――同じ医師、新たな患者――フラストレーションを増大させた。
ゲトラーは、ルビー・ゴンザレスの脳から採取した組織に通常の毒物検査を行なった。クロロホルムまみれで、一〇〇〇グラムの組織全体に一五六ミリグラムのクロロホルムが浸透していた。アルバート・スナイダーの脳から発見されたクロロホルムの三倍以上の量だ。死因はこれだろうか？　判断は難しかった。彼女はあっという間に失血死したため、麻酔の要素は無関係だとされる可能性があった。

けれども、このケースについて考えながら、ゲトラーはクロロホルムの検査結果は役に立つかもしれないと気がついた。いずれにしても興味深い疑問が生まれた。たとえば、クロロホルムはどのくらいの時間で脳から消えるのか？[12] 患者はどれくらいで頭がすっきりして通りを歩けるようになるのか？　それがわかれば、ゴンザレスが別の場所でクロロホルムを投与されていたのなら、それがどれくらい前のことか推測できるはずだ。そして医師たちが嘘をついているなら――監察医務局のスタッフは全員そう思っていたが――それが証明できるかもしれない。

問題は、裁判が終わる前にその答えを見つけなければならないことだった。ゲトラーはただちに動物実験を行なうことにした。クロロホルムの研究に犬が適していることはよく知られていた。人間ときわめて近い濃度で反応を示し、同じように代謝する。つまり、同じ速度で体内から排出されるということだ。そこで、ゲトラーはクロロホルムへの反応を調べる明解な検査方法を考案した。ルビー・ゴンザレスがどのように死に至ったかをすぐに解明できるテストである。

結果を絶対確実なものにするため、何か見つかればくり返し確認できるよう一〇匹の犬が使われた。犬はそれぞれ固定し、鼻と口をガーゼのマスクで覆った。マスクにはクロロホルムをしみこませてあり、異なる時間――五分、三〇分、一時間――置いたあと取り外された。それからまたそれぞれ異なる回復時間を経たあとで殺された。何頭かはまだ意識のない状態だった。ほかの犬は目を覚ましたあと、体を起こしたあと、立ち上がったあと、よろよろ歩きはじめたあと、あるいは完全に覚醒したあとで殺された。それぞれの段階で脳を調べ、どれくらいクロロホルムが残存しているか確認された。

麻酔下の状態で死んだ一匹の犬はクロロホルムに殺された。その犬の脳には一〇〇〇グラムの組織に対し、二七〇ミリグラムのクロロホルムが含まれていた。まだ完全に意識が戻っていない状態の犬の場合は一二〇から一八二グラム残っていた――ルビー・ゴンザレスの脳に匹敵する量だ。立ち上がりはじめた犬は五一・三ミリグラムだった。立ち上がって普通に歩きはじめた犬の脳には――マスクが外されてから最低一五分から三〇分はかかったが――三〇ミリグラムのクロロホルムしか残っていなかった。

つまり、ルビー・ゴンザレスが脳に一五〇ミリ以上のクロロホルムが残っている状態で、ロウワー・マンハッタンを歩きまわれたはずがなかった。彼女は手術台の上で亡くなったはずだ。息を引き取ったときに意識はなかっただろう。

地区検事はふたりの医師を呼び戻し、この実験データを示した。クリニックを経営していた医師は見るからにショックを受けていた。彼は中絶手術の失敗を認め、ゴンザレスが亡くなったときまったく意識のない状態だったことを明らかにした。手術を行なった医師は過失致死罪で有罪になり、シンシン刑務所に送られた。ニューヨークの新聞各紙の報道によると、医師が行くことはめったにないという。

一九二八年一月一二日、上訴がすべて退けられ、ルース・スナイダーとジャッド・グレイは電気椅子送りになった。

シンシン刑務所の高い塀のまわりは、ぞっとするカーニバルのような様相を呈していた。[13] その年最大の処刑を見逃してはならないと野次馬が殺到し、遠くシカゴからやってきた者もいた。刑務所の前の通りには自動車がずらりと並び、母親は子どもを腰に抱え、恋人たちは人目を避けながら抱擁していた。ルース・スナイダーのファンは――彼女は刑務所にいるあいだに一六四件の結婚の申し込みを受けていた――門に向かって罵り声をあげ、減刑を叫んでいた。記者たちは有利なポジションを得ようと工夫を凝らした。デイリー・ニューズ紙の記者は、正門の近くに放置されたホットドッグ店の屋台を借りて電話線をつなぎ、いち早くニュースを伝えることができるよう備えた。

きわめて口汚い論争のあと、刑務所側は電気椅子による死刑執行を見学させるため二〇人のジャーナリストに通行証を発行した。ほかの立会人と同様に一列に並び、死刑囚たちが〝デス・ハウス〟と呼ぶ大きな白い部屋へ歩いていくよう指示された。

彼らが入った部屋の奥の壁には大きな木のドアがあり、そのオークのドアには、〝静粛に〟とひと言だけ書かれた札がかかっていた。死刑囚たちはこのドアを通って、〝ダンスハウス〟と呼ばれる待機房のあるエリアから入ってくるのだ。

オークのドアの右一メートルほどのところに、その椅子はあった。黒い金属のマットの上に置かれた、黒い金属の椅子。その珍妙な黒い椅子に死刑囚が座り、体を拘束される。手首、上腕、胸、胴、足首がすべて革ひもで固定されていく。長いワイヤーにつながれ、通電性を上げるため塩水を含んだスポンジに包まれた電極が足首と頭部に取りつけられる。シンシン・ヘッドギアをつくったのは死刑執行人だった。革製のフットボール用ヘルメットを改造したもので、スポンジで包んだ電極を押さえるためにゴムが裏打ちされていた。さらに死刑囚が死ぬときの顔が見えないよう、鼻と口の部分に切れ目を入れた黒い革のマスクを考案したのもその執行人だった。

立会人は、椅子のほうに向けられた教会用のベンチ四つに分かれて座った。そして、静粛にという指示に従い、ドアが開くのを待った。

ルース・スナイダーがまず姿をあらわした。黒いコットンのスカートに簡素な茶色いスモックという服装で、十字架を持ち、マスクをかぶせられたあともくり返し「神よ、慈悲をお与えください」とつぶやいていた。死刑執行人がコントロールパネルのスイッチを入れ、二〇〇〇ボルトの電流がワイヤーに流れると、拘束具で固定されていれるはずの体が前につんのめった。執行人は念のため、あと二回スイッチを入れた髪に火がつき、マスクの端からのぞく肌が黒く焦げているのが見えた。やがて看守たちが彼女の体を椅子からおろしてストレッチャーに乗せ、部屋から運び出した。

次は、整然とピンストライプのスーツに身を包んだグレイの番だった。じっとマスクを装着されるのを待ったあと、「主は私の羊飼い」と詩篇二三篇を唱えはじめた。「私は、乏しいことがありません」。死刑執行人がスイッチを入れる。グレイの右の靴下がくすぶり、ヘルメットの下から煙が上がりはじめた。執行人はふたたびスイッチを入れ、もう一度二〇〇〇ボルトの電流を流した。看守たちはふたたびストレッチャーを押し出した。二つの遺体が灰色の霊柩車に乗せられ、埋葬のために運び去られた。

翌日のニューヨーク・デイリー・ニューズ紙の一面に一枚の写真が載った。ルース・スナイダーの体が電流に貫かれた瞬間をとらえた写真だ。シンシン刑務所の所長から知事まで、州の高官はみな激怒した。

同紙はシカゴ・トリビューン紙のずる賢さで有名なカメラマンを雇い、作家と偽って〝デス・ハウス〟に送りこんでいた。カメラマンは片方の脚にカメラをくくりつけ、ズボンのすそからポケットまでケーブルを這わせた。電気椅子によって生み出される火花と恐怖にまぎれて一枚写真を撮るため、ポケットに電球をしのばせていた。

カメラマンは最前列のベンチに割りこみ、視界を遮られることなく、電流に震えるルース・スナイダーの姿をとらえた。デイリー・ニューズ紙は写真の上にひと言「死んだ《デッド》!」という言葉を添えた。写真は少しきめが粗かったかもしれないが、それがいっそう興奮をかきたて、その号は一五〇万部を売り上げた。殊勲のカメラマン、トム・ハワードは逮捕される恐れがあったため、シカゴの新聞社は彼をニューヨークから直接キューバでの仕事に派遣した。のちの回想によれば、キューバにいた海兵隊の一団が彼の名前に気づいた。撮った写真の対象と同じくらい、彼は一時的に悪名高い存在になっていたからだ。

ハワードは最初、海兵隊が自分を逮捕しに来たと思った。けれども彼らはたんに、海兵隊に匹敵するハワードの大胆な行為を祝いたがっていただけだった。彼をバーに連れていき、上質なハバナのラム酒で成功を祝ってくれた。なんといってもそれは完全に合法で、本物で、格別にすばらしい味だった。

第8章　ラジウム（Ra）　一九二八～一九二九年

一九二八年の初め、ノリスはコロンビア大学医学部で同窓だった人物から変わった要請を受けた。相手はハリソン・スタンフォード・マートランドというニュージャージー州の監察医である。[1]

年齢差はあれど——マートランドはノリスより一六歳年下だった——ふたりは同じ仕事に従事する専門家というだけでなく、友人同士でもあった。マートランドがニューヨーク市内に仕事で来たときは一緒に食事に行き、ときには互いの妻を連れて芝居を観に行くこともあった。ふたりとも法医学の重要性を信じ、仕事に真摯に向き合うところが共通している。ノリスと同様、ハリソン・マートランドも生まれながらの戦士だった。

マートランドの医学者としてのキャリアは、一九〇九年、ニューヨーク市立病院のフルタイムの病理学者に任命されたところから始まった。第一次世界大戦が勃発すると、マートランドはその職を辞し、ベルビュー病院の部隊《ユニット》に志願した。不屈で疲れ知らずの彼は、軍医としてほとんど何もないところから医療体制をつくりあげ、中佐の地位までのぼりつめたあと、フランスのヴィシーにある病院の運営を任されることになった。戦争が終結したときにはジョン・パーシング将軍その人から勲章を授与され、「並外れて立派で驚異的な貢献」をしたと称えられた。

ニューアークの開業医の息子であったマートランドは、戦後、故郷に戻って市の病理学者の仕事に就いた。一九二五年、今度は不審な死や病に対する法医学検査を監督するエセックス郡専属医師の仕事の申し出があった。承諾はしたものの、すぐに肩書きだけの役職だと判明した。選挙で選ばれた郡の検視官がすべての権限を握っていたのだ。もし協力体制を築くことができたら、マートランドも受け入れていただろうが、ニューヨーク市の前例と同様に、検視官の制度はあきれるほど腐敗していた。

マートランドは真の権限を要求し、エセックス郡で政党マシンを動かしている者たちをうろたえさせた。つまり、検視官の職務をノリスの例を手本に監察医制度に置き換えることを求めたのだ。郡の高官たちに拒否されると、彼は闘争の場を州議会へ移した。二年の月日がかかったが、一九二七年、マートランドはエセックス郡の初代監察医務局長に就任した。

ニュージャージー州の工業地帯には、安全性を調査すべき職場がふんだんにあった。マートランドの調査により、火薬製造工場の労働者がニトログリセリン中毒にかかっていることが証明された。さらに彼はそのころ盛んになってきたエレクトロニクス産業で使われていたベリリウム（可とう性〔折り曲げることができる柔軟性〕をもつ金属）へのばく露が致死的な肺の疾患を引き起こしかねないという初の論文を執筆した。彼自身の容赦ない圧力も手伝って（自分の研究が実際に役立つのを見るのが好きな男だった）、こうした発見が最終的に規制の強化につながることになった。

一九二八年、マートランドは労働現場における新たな健康被害を調べていた。毒性物質の標準的な定義を見直さなければならなくなる事態が起きていたのだ。不可解な調査結果を見て、マートランドはニューヨーク市の監察医務局に連絡をとることにした。彼の手元には、ニュージャージー州の元工場作業員の骨があった。設備の整ったベルビュー病院の研究施設でなら、この疑問に答えが出せるのではないかと考えたのだ。骨は放射能を帯びるのか？

この疑問の真の意味を理解するには、三〇年ほど前、フランスの科学者たちが、ある驚くべき発見について発表した時点までさかのぼる必要がある。地表を覆う岩石は、金属や鉱物が死んで冷え固まったものばかりではない、不思議なことに生きているものもあると宣言したのだ。なかにはエネルギーを帯び、放射線を発しているものさえあるという。

フランスの物理学者アンリ・ベクレルが最初にこの新発見を世に知らしめたのは一八九六年のことだった。[2] 彼が行なった実験で、ウランが金属箔を透過し写真フィルムを感光させる微細な素粒子を放出していることがわかったのだ。その後、同僚で新婚のピエールとマリーのキュリー夫妻がベクレルの仕事を引き継いだ。とりわけマリーはこの生きた石に魅了された。ウラン尾鉱（ウラン鉱を抽出したあとに残る放射能を帯びた残渣《ざんさ》）を大量に調べ、〝ウラン線〟を慎重に測定したところ、ウランだけでは説明がつかないほど放出レベルが高いことがわかった。

さらに二年の歳月をかけて研究、実験を重ね、フィルムへの感光記録をとりつづけたのち、キュリー夫妻は二つの新元素の発見を明らかにした。どちらもウランより高濃度の粒子を放出しており、ひとつはマリーの祖国ポーランドにちなんでポロニウム、もうひとつはたんに放射《ラジエーション》からラジウムと名付けられた。ふたりはラジウムやポロニウムのような不安定な原子の動きがある元素を〝放射性〟元素と呼ぶことを提案した。

これら新たな物質のうち、ラジウム――マリーは「私の美しいラジウム」と呼んでいた――が最も有望に思えた。ポロニウムはきわめてアクティブで、一年で燃えつきてしまう。ウランはもっと安定しているが、エネルギー量が低く比較的ゆっくり放射線を放出する。一方、ラジウムは可能性に輝いていた。崩壊に時間がかかり半減期は一六〇〇年に及び、一定量のエネルギーを放出しつづける。キュリー夫妻はラジウムの放射能をウランの三〇〇〇〇〇倍と評価した。塵のなかから小さな星を見つけるような作業だった。ごく小さな星だ——純粋なラジウムは、約三トンのウラン鉱石からわずか一〇〇ミリグラムしか分離できなかった。だがそれだけに、真に希少な物質としての魅力があった。

それから二年もたたないうちに、ラジウム塩の投与により癌が小さくなることが判明し、二〇世紀に入るとまもなく〝ラジウム療法〟が医療の場に導入された。医師たちは従来のものと比べると奇跡に思える治療効果を相次いで報告し、新聞はラジウムの魔法を体に良い黄金の太陽光線になぞらえた。そして誰もが、自然に病を癒してくれる光を浴びたいと望んだ。

ラジウムはすぐに一般消費者向けの製品にも使われるようになった。瓶入りのラジウム・ウォーター（飲めば活力に満ちあふれる）、ラジウム・ソーダ、ラジウム・キャンディ、ラジウム入りフェイスクリーム（肌を若返らせる）、ラジウム入りフェイスパウダー（ホワイト、ナチュラル、褐色、アフリカンの四色）、石鹸、痛みを緩和する軟膏にローション。[3]やがて、癒しの力があることで有名なヨーロッパの温泉にラドンが含まれていることが明らかになった。ラドンはラジウムの崩壊により発生するガスで、温水で底にある岩の鉱物が溶けて放出される。ミネラル入り温泉の健康効果は地中にある放射性元素から来ていると思われた。ニューヨーク州北部にあるスパは、競い合ってウラン鉱石をスイミングプールに投下した。ニュージャージー州のある会社は〈ラディトール〉を何十万本も売って大儲けした。この〝認証済み放射線水〟は、新たな活力とエネルギーを保証する強壮剤だった。

輝くばかり《ラディエント》の健康、それが広告の謳《うた》い文句だった。美しい肌、無限の活力、そして永遠の健康——

ラジウムを摂取することは、日光を浴びる次に体に良いことだと考えられた。

しかし、マートランドはラジウムを美しいとも感動的だとも思わなかった。ニュージャージー州オレンジ市で起きた奇妙な健康被害の報を受け、彼はその調査に没頭していた。[4]

ニューアークの北西に位置するこの町にはペンシルベニア州に至る高速道路が走り、長いあいだ小規模な工業都市として栄えてきた。デラウェア・ラッカワナ・アンド・ウェスタン鉄道（DL&W）のターミナル駅もあり、列車は一日に何度も停まってペンシルベニアからの石炭を届け、時計や鉛筆削り器、靴などの工業製品を運び去った。禁酒法が施行されるまで、オレンジ醸造所はDL&Wでビールを出荷していたが、いまでは当時の古い建物だけがひっそりと残っている。そのかわり、別の産業が花開いた。米国ラジウム・コーポレーションが一九一七年に工場を設立し、かつてない活況を呈していた。

この会社は新たなテクノロジーの需要を背景に、第一次世界大戦中に操業を開始した。ヨーロッパの戦場で泥だらけの塹壕にうずくまる兵士たちはすぐに、戦場には懐中時計が適さないことに気がついた。ポケットから落ちて、後ろから這ってくる別の兵士に押しつぶされてしまうからだ。粉砕を免れたとしても、夜になるとまったく文字盤が読めなくなった。そうした軍のニーズを受け、時計会社は手首にしっかり留められるよう時計に革バンドをつけ、同時に暗闇で文字盤を光らせる方法を模索しはじめた。

幸い、大戦が始まる数年前にドイツの科学者が〝自発光〟塗料を開発していた。この塗料が光るのは、小規模な化学的作用が連続して起きるためだ。ラジウム塩と亜鉛化合物を混ぜ合わせると、ラジウムから放出される粒子が亜鉛原子を振動させる。この振動がエネルギーを発生させ、わずかな光の震えとして目に見えるのだ。この薄緑色の光は太陽光には簡単に負けてしまうが、暗闇のなかでは、敵の兵士に居所を知られることなく文字盤を読める程度に明るく光った。

アメリカ軍の参戦後、オレンジ市の工場はラジウムを使用した文字盤の腕時計を軍に供給する契約を取りつけた。戦争が終結するころには、光る文字盤と便利なリストバンドがついた腕時計はすっかり定番になっていた。同様に、上品な家には、金と黒檀で美しく彩られ、夜光塗料の文字盤が使われた置き時計が置かれていた。米国ラジウム・コーポレーションの業績はこれまでにないほど好調《ヘルシー》だった――健康的《ヘルシー》なラジウムと同じくらいに。

不満ひとつ疑問ひとつほとんど持ち上がらず、ラジウムはじつに元素のなかのゴールデンチャイルド（奇跡の子）に思われた。

工場では作業のさい、筆の先を唇で整えて、腕時計の文字盤の小さな数字や線、おしゃれな置き時計の凝った模様を描くよう指導された。作業員は一日に二五〇個の文字盤を塗り、一週間に五日半働くことを期待された。その仕事は週におよそ二〇ドルの稼ぎになった。文字盤ひとつにつき一セント半の計算である。

この塗装作業を担ったのは一〇代や二〇代を中心とする若い女性たちで、彼女たちは一緒に働いているうちに親しくなり休憩時間には塗料を使って遊んでいた。暗闇でカールが光るようにその輝く液体を髪に振りかけたり、爪に塗って輝かせたりした。チェシャー猫のように笑うため、夜帰宅するとき歯に塗った女性もいた。誰もこうした行為が危険だとは思わなかった。医者がこれと同じものを使って病気を治しているのに危険なはずがない。裕福なスパの利用者がわざわざ高い料金を払って、これを入れたプールに入り、近隣の会社も人気の強壮剤〈ラディトール〉を大々的に売り出しているのだから。誰の目にも――少なくとも文字盤塗装作業員《ダイアル・ペインター》の目には――不安要素などひとつもなかった。

ところが、やがてひとり、またひとりと若い女性作業員が不可解な病に倒れていった。歯が抜け落ち、口のなかが腫れあがり、顎の骨が腐って、対処のしようがない貧血で衰弱していったのだ。一九二四年までに文字盤塗装作業員のうち九人が死亡した。全員が二〇代の、以前はいたって健康だった女性たちで、共通点はともに時間を過ごし、同じ工場の鉄と木でできた机に向かって、光り輝く数字を精密機器に描いていたことだけだった。

マートランドがチャールズ・ノリスらに放射線の鑑定を依頼した骨は、オレンジ市で最初に死亡した文字盤塗装作業員のひとりのものだった。マートランドは彼女の遺体を掘り返し、骨をニューヨークに送るよう命じた。この決定は注目を浴び、ニューアークの新聞にニュージャージー州の病理学者が骨を持っている写真が掲載された。ハリソン・マートランドが崩れ落ちた顎の骨を持っているところをとらえたものだ。

ニュージャージー州で発覚したこの労働災害をきっかけに、科学者も国民もラジウムに対する態度を変えることになった。変化はゆっくりと訪れた――なんといってもラジウムは当初、奇跡の特効薬と見なされていたのだ。これが救世主であると同時に殺人者であることが周知されるまでには、じつに二〇年以上の年月を要するのである。

マリーとピエールのキュリー夫妻は放射性元素の研究が認められ、一九〇三年、アンリ・ベクレルとともにノーベル物理学賞を受賞した。のちにマリーは自身の賞金の大半を連合国に寄付している。一九二一年にはアメリカ合衆国を旅して、ラジウム研究への寄付を求めた。アメリカ滞在中、彼女は偉大な名声を獲得した女性にふさわしい熱烈な歓迎を受けた。

講演旅行の最中、マリーは自身の発見を恐れるそぶりはまったく見せなかった。[5] スカートのポケットにラジウムの入った小瓶を忍ばせ、講演の途中で取り出して聴衆に見せていた。暗闇のなかでゆったりすわって、このきれいなブルーグリーンの光を眺めるのが好きなんです、と彼女は語った。マリーはこの明るい光は安全だと信じていたが、ほかの地域ではラジウムについて科学的な懸念が浮上していた。一九〇六年に夫のピエールが荷馬車にひかれて死亡したのは、ラジウムにより体が衰弱して転んだからだという噂が流れ、ヨーロッパのラジウム研究所では、気がかりな白血病を発症する科学者が出はじめていた。そして講演旅行が終わったとき、米国からの贈り物としてアメリカの高官によって一グラムのラジウムがマリーに手渡されたが、それは一一〇ポンドの鉛の箱に厳重にしわまれた。

ヨーロッパで科学者が命を落としていることは、アメリカではほとんど話題にならなかった。しかしニュージャージーでは、文字盤塗装作業員のあいだに病が広がるにつれ、ラジウムへの不安が増していった。皮肉にも、彼女たちが病に倒れはじめたのは、マリーが大成功のうちにアメリカ講演旅行を終えてまもなくだった。一九二四年までに作業員たちは相次いで命を落とし、米国ラジウム・コーポレーションの経営陣は増えつづける死の謎を解明するため、ハーバード大学から科学者のチームを招くことにした。

ハーバードの科学者チームは、時計工場がラジウムダストにまみれていることに気がついた。作業員たちはたびたびそれに覆われていた。ある科学者によれば、文字盤塗装作業員は暗がりのなかで幽霊のように光っていたという。最終的に科学者チームは、従業員の死は工場の仕事に関連があると結論づけた。〝引き起こされた〟のではなく、〝関連がある〟だ。ラジウムは安全だとの認識が広くあり、彼らはそれを否定することをためらったのだ。だがこの慎重な評価でさえ、工場の経営陣は気に入らなかった。内容がデリケートすぎるとして、米国ラジウム・コーポレーションは調査結果の公表を許さなかった。

けれども同じ年、あまり協力的でない科学者たちが同社の問題を追及しつづけ、体調の悪い作業員の健康調査を行なった。仕事を続けている者もいればほかの仕事に移った者もいた。労働者の安全について妥協しないことで定評のあった、ニュージャージー州消費者連盟の医師たちは、この調査結果を公表した。オレンジ市のその時計工場は、奇妙で、これまでになかった、恐ろしい職業病を生み出しているという内容だった。

この時点でハリソン・マートランドは独自に調査を行なうことを決めた。経営者側の思惑にも労働者側の思惑にも左右されない中立的なものだ。彼はすぐにラジウムへのばく露が問題の源だという見解に同意した。そして、若い文字盤塗装作業員たちを調べるなかで、無視できない新たな事実を発見した。

女性たちはラドンガスを吐き出していた。[6]

この発見は、作業員の体内で何が起きているのかを解明する最初の本格的な手掛かりになった。また、本来の自己破壊的な性質により人体に損傷を与えるラジウムの働きについて初期の知見が得られた。

ラジウムの元素構造はきわめて不安定だ。実質的に、絶え間ない崩壊のなかに存在し、その過程で余分なパートを捨て去っていると言える。亜原粒子粒子があらゆる方向に飛び散ることで、いっそう不安定な化学配列が残され、さらなる崩壊が始まる。ラジウムはウランが崩壊してできた、それ自体が崩壊の産物である。さらにそれが崩壊してできるのが超電荷元素のポロニウム（ラジウムAと呼ばれることもある）とラドンガスである。

ラジウムが〝放射能を帯びる〟のは、たえず何か違うものに変化し、亜原子粒子という形で不要なものを捨て去っているからだ。ラジウムからおもに放出されるのはアルファ粒子と呼ばれ、基本的に陽子と中性子が固く結合したものである。

アルファ粒子が高速で飛び出すとき、エネルギー荷電された寿命の一部もともに放出される。この高速の放出が放射線、正確にいうとアルファ線である。ラジウムはまた、度合いは劣るものの、ほかに二つの放射線を放出する。電子で構成されるベータ線と、X線より高いエネルギーをもつ、危険な粒子で構成されたガンマ線だ。

文字盤塗装作業員たちの健康状態を調べたマートランドは、ラジウムから放出される粒子の九〇パーセント以上がアルファ線だと計算した。外部被ばくならばそれほど悪い状況ではなかったかもしれない。体外では、アルファ粒子はどちらかというと弱い原子力だ。紙一枚や布一枚はもちろん、皮膚の角質層でもさえぎることができる。だがほかの二つの放射線はもっと透過力が強い。ベータ線は簡単に紙を突き抜けるが、アルミニウムの薄い板は通さない。いちばん強いのはガンマ線で、粒子の流れを止めるには鉛のような高密度の金属が必要だ。

だがマートランドもすぐに気づいたように、いったん体内に入ると、アルファ線は精密に設計された内部被ばくを引き起こす。ハーバードのチームが見つけたラジウムダストは、吸いこむ可能性があるためまちがいなく危険なものだった。けれどもそれが同じ工場内で別の作業を行なっていた作業員より高い割合で死亡した、文字盤塗装作業員の病を引き起こしたのではなかった。問題は筆をなめるという習慣だった。筆を口のなかに入れて穂先をとがらせるたびに、彼女たちは少しずつラジウムを取りこんでいたのだ。

ラジウムを吸収するのにそれが最悪な方法だということがやがて明らかになった。構造的に、ラジウムはカルシウムの過激な親せきとみなすことができる。両方ともアルカリ土類金属で、色は銀白色だ。そして両方とも立方晶系の結晶構造をしている。そのため、体内に取りこまれたラジウムは、カルシウムと同じような道筋をたどることになる。一部は代謝され、一部は神経や筋機能に使われ、そしてほとんどが骨に蓄積される。

けれどもカルシウムが骨のミネラル質を増強させるのに対し、ラジウムは逆に骨の組織を破壊していく。アルファ線が小さな穴がたくさんある骨質を破砕し、徐々に穴を大きくしていく。やがて骨の真ん中で血液をつくっている骨髄にも放射線が当たる。アルファ線は燃えつきるまで取り除くことはできない――しかもこれは半減期が一六〇〇年の物質なのだ。最終的にマートランドは骨からラジウムを取り出す方法を発見したが、それは患者が死亡してからでないと行なえない作業だった。骨を焼いたあと、その灰を何時間も塩酸で煮出すとアルファ線は消失するが、生身の人間の体内では、ラジウムは際限なくアルファ粒子を放出しつづける。このラジウムと骨との親和性こそが、顎の骨が腐り、股関節が折れ、足首が砕け、骨髄で貧血と白血病が引き起こされた理由なのだ。

一九二五年、マートランドはラジウム中毒の原理について《米国医師会誌》に詳しい調査報告を発表した。死亡した文字盤塗装作業員の遺体を調べることにより多くの事実を発見したのと同時に、存命中の作業員を調べて、吸ったガスの量をもとに体内にどれくらいのラジウムが蓄積されているかを求める計算式も考案した。ラドンガスはラジウムが骨のなかで崩壊するときに発生する。そのガスは血流に乗り、肺に運ばれ、吐き出されて空気中に漂う。

　そしてまたそれを吸いこむのだ。

　マートランドの報告書が公表された年、米国ラジウム・コーポレーションで以前働いていた従業員のグループが同社を訴えた。ラジウム・ガールズ（メディアは彼女たちをこう呼んだ）のうちこの動きに加わったのは五人だけだった。数人は大企業を相手にすることを恐れて和解に応じた。いまの仕事を失うだけでなく、裁判でも負けると思っていたからだ。

　彼女たちは会社が簡単に折れるはずがないと知っていた。実際、法律論争が繰り広げられ、最初の裁判期日が決まるまで、じつに三年を要している。ハリソン・マートランドが何年も前に亡くなった女性の遺骨のことで、チャールズ・ノリスに電話したのが一九二八年だったのも、これが理由である。

　その遺骨はイタリア系アメリカ人のアメリア・マッジャのものだった。[7] 文字盤塗装作業員として四年間働いたのち、二五歳で死亡している。工場勤務の最後の年である一九二一年、彼女は突然の体重減少に見舞われ、関節痛を訴えるようになった。翌年、顎の骨がばらばらに砕けているのをかかりつけの歯科医が見つけ、そのほとんどが取り除かれた。貧血が日増しにひどくなり、たえず口から出血したのち、一九二三年九月に亡くなった。死亡証明書には「潰瘍性口内炎」と書かれている。

　マートランドは元文字盤塗装作業員のリストにマッジャを見つけ、その診断に疑念を抱いた。症状はラジウム中毒に典型的なものだったからだ。だがそれを証明するには遺骨の放射線を調べるほかなく、墓を掘り返さなければならなかった。けれども腐りはじめている骨の放射線を調べるのにどの方法が最良なのか確信がもてなかった。そこでニューヨークの監察医務局なら助けてくれるのではないかと考えたのだ。

ノリスは、有能な毒物学者にこの仕事を担当させようと申し出た。研究所としても興味があった。当時、ラジウム中毒について詳しいことはほとんど知られていなかったからだ（マートランドの論文のタイトルは『放射性物質の使用と取り扱いにおける未知の危険性』だった）。科学者たちは生きている人間に対するリスクがどれほどのものなのかよくわかっていなかったし、アルファ線が死んだ女性の骨にどのくらいの期間影響を与えるのかについてはさらにわからなかった。

アメリア・マッジャの遺骨に関する報告書には、結末を暴露するような『死後五年の遺体に残された放射性物質』というタイトルがつけられている。アレグザンダー・ゲトラー、ニューヨーク大学のラルフ・ミューラー、そしてベルビュー病院病理検査室のA・V・St・ジョージが執筆した論文には、埋葬された遺体から骨や組織を取り出して放射線を調べる方法が詳しく書かれている。

ゲトラーたちはまずナイフを使って、残っている組織を可能なかぎり削り取った。そして一部を灰になるまで焼き、その後さまざまな骨（頭蓋骨、頚椎五個、肋骨五本、両足、左右の大腿骨、右脛骨、右腓骨）を洗濯ソーダ溶液（炭酸ソーダのアルカリ加工物）で三時間煮た。骨は真っ白になるまで洗浄したあと自然乾燥し、大きめの骨はのこぎりで二インチ大に切断した。

次にゲトラーとミュラーはその骨を暗室へ持っていった。実験材料はすでに用意してあった。黒い保護紙に包まれたX線フィルムだ。ふたりはそのフィルムの上に骨を置き、余計な光が差して実験の妨げにならないようきっちりと包みこんだ。灰にした組織についても同じ手順を踏んだ。それから比較のため、普通の遺体から採取した洗浄済みの骨と組織にも同じ処理を行なった。骨、組織、X線フィルムは、「もし放射能を帯びていたら放射線を発し、ベータ線とガンマ線は黒い保護紙を透過してフィルムに影響を与えるはずだ」という仮説のもと、そのまま一〇日間放置された。

一〇日後、ゲトラーたちはその包みを開けた。公開された写真には明るく白っぽい点がポツポツと写り、黒の背景に星のように浮かび上がっていた。「普通の骨を置いたフィルムを示さないのは、何も写っていなかったからだ」とゲトラーたちは記している。この実験チームが書いているように、明るい点ひとつひとつが、文字盤塗装作業員の骨から放出された荷電粒子が保護紙を突き抜けてフィルムに当たった証拠である。「フィルムを使ったこの実験により、我々が調べた骨、そして灰になった組織がすべて放射能を帯びていることが証明された」

報告書を読むと、複数の方法で結果を検証したいというゲトラーのいつもの強迫観念的な欲求が伝わってくる。彼はフィルムでの実験結果に、ほかの手法で行なった実験結果も添えている。ふたたび頭蓋骨、残った顎の骨、椎骨、脚や足の骨の一部を灰白色になるまで焼き、肝臓、肺、脾臓、脳の組織の一部も重さを測って灰になるまで焼いた。

これらの灰はリンド・エレクトロスコープという放射線検出器にかけられ、〝普通の〟遺体から採取した組織や遺灰との比較が行なわれた。この装置は、アルファ線のみならずベータ線、ガンマ線を検知することも可能だった。この実験により、フィルム実験の結果が検証された。公表された報告書によれば、マッジャの遺体は死後五年たっても「強い放射能を帯びて」いた。
ゲトラーとミュラーは、のちにもっと芝居がかったやりかたで骨に残存するラジウムの危険性を実証して見せるようになる。ガイガーカウンターに取りつけたチューブのなかにマッジャの遺骨の一片を置くと、ガイガーカウンターはカチカチカチと音をたてて、アルファ粒子とベータ粒子の放出を検知した。ゲトラーたちはラウドスピーカーを二つつなげて、その連射音を轟かせた。講演ホールには、ラジウムが崩壊するさいに発する、敵の砲撃音に似た不穏な音が響きわたった。

裁判が長引くなか、五人のラジウム・ガールの体調は悪化の一途をたどっていった。[8]
そのうちのふたり、クウィンタ・マクドナルドとアルビナ・ラリスは、その遺骨が数多くの証拠を提供してくれたアメリア・マッジャの姉妹だった。クウィンタの股関節は左右両方とも砕けていた。アルビナは寝たきりで、片方の脚がもう片方より四インチ短かった。エドナ・ハスマンは自分の部屋を移動するのがやっとだった。工場を辞めてから何年もたっているのに、彼女の髪はいまだに暗闇で光を発した。グレース・フライヤーは銀行で働きはじめていたが、背骨を支えるのに首から腰まで金属の支持具を装着しなければならなかった。キャサリン・ショーブの顎は砕けはじめていた。弁護士に語ったところによると、彼女は賠償金で――ひとり二五万ドルの支払いを求めていた――葬儀費用をまかないたいと望んでいた。「二五万ドルあれば、バラをたくさん飾ってもらえるでしょう?」
裁判が提起されてから三年のあいだに、ショーブのいとこを含む一三人の文字盤塗装作業員が命を落とした。ところが一九二八年の春、会社側の弁護団は、彼女たちの訴えを斥ける新たな理由を持ち出した。原告らの被害については出訴期限を過ぎていると主張したのだ。彼女たちは米国ラジウム・

コーポレーションを辞めて何年もたってからではなく、実際にラジウム被ばくをしたときに訴えるべきだったというのだ。

確かに原告のうちの数人は、もはや歩くことも話すこともできないので（顎の骨が壊死したため取り除かれたからだ）仕事を辞めていた。だが、法律論の駆け引きで裁判手続きが引き延ばされているのも事実だった。それでも会社側は、この事案はあらゆる正当性を失っていると主張した。ニュージャージー州の州法では、被害を受けてから二年以内に訴えを起こすことが求められている。原告の何名かは、裁判を起こした一九二五年よりもだいぶ前に工場を辞めている。労働被害からこれだけの時間がたち、法律問題としてラジウム・ガールズたちはすでに時期を逸している、と。

女性たちの弁護団は、ハリソン・マートランドとアレグザンダー・ゲトラーの調査結果の公表を受け、ただちに行動を起こした。

一回の直接的な投与で死に至ることもあるヒ素や水銀のような昔ながらの毒物と違い、ラジウム被ばくは生涯にわたる被害を引き起こす。女性作業員たちは、けっして体内から排出されない放射性物質に日々さらされていた。確かに裁判提起から三年たっているし、彼女たちは文字盤塗装の仕事をそれより前に辞めている。だがそれは問題ではない。五人の女性たちはいまでもラドンガスを吐きつづけ、骨のなかのラジウムは彼女たちを殺しつづけているのだ。

ニューアークの衡平法《エクイティ》裁判所の判事たちは、原告側の主張や取り返しのつかないほど放射能を帯びた骨の写真を目の当たりにし、これは恐しい惨事であり、訴えは妥当であると全面的に認めた。こうして会社側の申し立てが斥けられ、ついに裁判期日が決定した。六月八日、マンハッタンの連邦地方裁判所で法廷が開かれることになったのだ。

それから一週間と少したったあと、米国ラジウム・コーポレーションは和解手続きに応じた。和解による解決金は、女性たちが望んだものよりはるかに少ない金額だった。ひとりにつきわずか一万ドルの現金と四〇〇ドルの年金の支払い、そして医療費の全額負担を米国ラジウム・コーポレーションとその保険会社が保証すること。けれども彼女たちは、まだ生きているあいだに少しでも手にできたことに胸をなでおろした。

その年の六月、テキサス州ヒューストンで行なわれた民主党全国大会はいつもどおり盛況だった。誰もがこの大会を楽しんでいたが、行儀よくふるまい、人前で飲酒しないよう特別に言い渡されていたニューヨーク州の代表団は別だった。取材をしたユーモア作家のウィル・ロジャーズは、ニューヨーカーたちは気の毒だった、ただ気の毒だった、と書いている。「みんなこう言っている、『よりによって、なぜおれたちだけが素面《しらふ》でいなけりゃならないんだ?』と」

その答えは明らかだった。ニューヨーク州知事のアル・スミスが現実的に大統領候補に指名されるチャンスを帯びていたからだ。彼には大きな政治的ハンデが二つあった。ひとつはプロテスタントが支配する国でカトリック教徒であったことこれは変えられない事実だ。もうひとつは密造酒売買業者から資金提供を受けているなどとして、禁酒法の敵と見なされていたことだが、こちらは少なくとも最小限に抑えることが可能だった。

ロジャーズの言葉を借りれば、「ここ(南部)では禁酒法に賛成か反対かという話ばかりだ。それを話し合うのに、代表団たちは次のボトルを開けるのが待ちきれないようだった」。スミスは、酒飲みの仲間だと見られることはもはやハンデではないのではないかと考えた。数年前は確実にそうだった。

だがいま民主党は、懲罰的なアルコール規制に反対する党としてアピールしようとしているのかもしれない。

全国大会の終わりには、アルコールの不足した同僚たちに助けられ、スミスは激戦を制し、アメリカ合衆国大統領選の民主党候補になった。一一月の本選挙では、改革志向の共和党員で、熱烈な禁酒法賛成派に支持された商務長官ハーバート・フーヴァーに挑むことになる。

本選挙が近づくにつれ、国が続けているアルコールとの違法な火遊びに対するロジャーズの見かたは気楽さを失っていった。ニューヨーク・タイムズ紙へ宛てた書簡で、いまや友人との飲酒によってももたらされる絶え間のない危険について思いを巡らせている。「この〝もぐり酒場《スピークイージー》〟ビジネスは世界でもっとも自立した、儲かる商売に違いない。なかでもニューヨークではそうだ。これほど顧客を殺しても差し支えない産業はこの世に存在しないだろう。彼らはサイドビジネスとして葬祭業も手掛けたほうがいい」

一〇月の最初の週末、毒性のあるアルコールにより四人のニューヨーカーが死亡し、一一人が病気になった。[10]翌週末にはまた一一人が亡くなり、六〇人が病院にかつぎこまれた。ノリスは新たな警告を発した。「現在ニューヨーク州で売られている酒には、事実上ほとんどすべて毒性がある」。なぜなら、事実上ほとんどすべての酒が、再蒸留されて変性アルコールになっているからだ。「スモークと呼ぼうが、ホワイト・ミュールと呼ぼうが、なんらかの香料を入れてジンと呼ぼうが結果は同じだ」

その二日後、さらに二二人が亡くなった。

ジミー・ウォーカー市長は〝スピークイージー〟なライフスタイルを好むことで知られ、〝夜の市長〟の異名をとっていたが、その彼ですら、この状況にはうんざりしていた。一〇月八日、市長はロウワー・イーストサイドの闇酒場の一掃を厳しく求めた。近ごろ相次いでいる死の元凶であり、示しをつけなければならなかった。「この毒性アルコールをつくって売る行為は、ボルステッド法を破る以上の殺人罪に相当するため、関わった者たちは逮捕・起訴されなければならない」

一方、ノリスはその責任を別のところに負わせようとした。ゲトラーの最新の実験により、死を招く要因はメチルアルコールだけでなく、政府が断固として使用を拡大している毒性の高い添加物も同じであることが明らかになったのだ。アルデホール、ピリジン、ベンゼン、フタル酸ジエチル、ニコチン、水銀、アニリン、フェノールなどだ。

「禁酒法は冗談のようなものだ」とノリスはきっぱりと言った。「私は大統領候補のふたりに、この高貴な実験を終わらせることを勧めたい。監察医には、相次く死を止めることはできない。これを止めるのは政府の責任だ」

一九二八年一一月の本選挙で、ハーバート・フーヴァーは四八州のうちニューヨーク州を含む四〇州で勝利した。一方のスミスは、どちらも大きなカトリック人口を抱えるマサチューセッツ州とロードアイランド州、そしてメキシコ湾岸沿いの南部の州をいくつか獲得した。南部州がスミスに流れたのは、フーヴァーが白人用の学校と黒人用の学校を統合させる方針だという誤った噂のせいだった。けれども相手側が流した噂のほうが、はるかに大きい打撃をスミスに与えた。選挙期間を通してずっと、スミスはまずヴァチカン、次にタマニー・ホール、そして三番目に、密造酒売買による利権を今後も確保したいギャングの言うことをきくという噂と闘わなければならなかったのだ。

ニューヨーク州知事のスミスは地元の州を取りこぼしたものの、腐敗政治に慣れ、禁酒法に反対することが神を敬うことの次に大切だと考えられているニューヨーク市では勝利した。

一九二九年一〇月、マリー・キュリーはふたたびアメリカでラジウム講演旅行を敢行した。[11] そしてまた、当代における最も著名な女性科学者として暖かい歓迎を受けた。

最初の訪問から八年がたち、ラジウム人気にも陰りが見えはじめていた。公衆衛生局はラジウム塗装作業の健康被害について調査を開始し、ニュージャージー州のみならず、オハイオ州やコネティカット州の時計工場にも対象を広げていた。キュリー自身もラジウムにほとばしる情熱を失い、ラジウムはやはり危険を伴うので、取り扱いは専門家に任せたほうがいいと呼びかけた。

彼女はこの旅で長引く疲労感に悩まされ、「体調不良のためインタビューや写真撮影を控えてくれた寛大さ」に対しマスコミに感謝を表している。とはいえ、たとえこの一〇年近くのあいだにラジウムに対する疑問が投げかけられるようになったとしても、それを発見したキュリーはやはり称賛すべき女性だと考えられていた。彼女はパイオニアであり、二〇世紀前半に科学で成功を収めた数少ない女性であり、その発見が物理と化学のありようを変えた研究者だった。

二度目のラジウム講演旅行のあいだ、キュリーはヘンリー・フォード主催のトーマス・エジソンを囲む晩さん会に出席し、ウエストチェスター郡の公園で〝ラジウム楓〟を植えた。ニューヨーク市女性連盟から名誉勲章を受け、名誉学位を授与されたセント・ローレンス大学で化学棟の除幕式を行なった。もちろん列車でワシントンDCに赴き、ホワイトハウスで開かれたパーティーで、フーヴァー大統領から「人類への慈悲深い貢献」をしたと称えられた。

一カ月に及ぶ滞在が終わり、イル・ド・フランスにある自宅へ戻るさい、彼女はアメリカの崇拝者からふたたび五万ドル相当のラジウムを一グラム贈られたが、このときも鉛の箱のなかに深くしまいこんだ。けれども彼女を苦しめていた疲労感がやわらぐことはなかった。そしてついにマリー・キュリーは美しいラジウムの犠牲になった。一九三四年、彼女は再生不良性貧血でこの世を去った。骨髄が激しく損なわれ、血液細胞が再生されなくなる病気だ。多くのラジウム・ガールズの命を奪ったのと同じ貧血である。

キュリーの二度目のラジウム・ツアーが終わってまもなく、アメリカは経済危機に突入した。彼女がフランスに向けて出発してから一週間とたたずに、ニューヨークの株式市場が暴落したのだ。株価は連日下落し、一〇月二九日に底を打つと、この日はそれ以降〝ブラック・チューズデー〟として記憶されることになった。わずか一週間で経済的損失は三〇〇億ドルにのぼり、第一次世界大戦でアメリカが使った以上の金額が失われた。

直後から企業の経営悪化、銀行の倒産の噂が相次いで流れ、自殺者が続出した。監察医務局では文字どおりその巻き添えとなった人々をを数えることになった――ウォール・ストリートにあるビルの七階の窓から飛びおりた先物取引会社の社長、自宅で毒物をあおったブローカー、トラックの下に飛びこんだ銀行家、川に身を投げた会計係。パニックと死が激しく渦巻くさなかにあって、ノリスは監察医として最悪だったと振り返ることになるミスをおかした。

一一月九日金曜日の夜、カントリー・トラスト・カンパニーの頭取であるJ・J・リオーダンが自ら頭を撃ち抜いた。[12] ノリスが連絡を受けたのは土曜の早朝、リオーダンの妻が遺体を見つけ、あちこち電話をかけはじめてからまもなくのことだった。それらは重要性の高い電話だった。ノリスに連絡してきたのは前州知事アル・スミスの友人だった。大統領選に敗れてからスミスは公職を離れ、のちにエンパイア・ステート・ビルと呼ばれることになる記念碑的な摩天楼の建設準備を進めていたが、前知事としてまだ市政府に強いコネクションを持っていた。彼の友人がアッパー・ウエストサイドにあるノリスの自宅に消防車であらわれ、リオーダンの自宅に送り届けた。スミス本人が玄関口でノリスを迎え、リオーダンの書斎に案内した。

リオーダンの遺体は、赤いフラシ天の椅子にすわったままの状態だった。緋色の生地のせいで椅子に飛び散った血痕が目立たなくなっていたが、リオーダンのかつては白かったシャツの右側がどす黒い赤に変わっていた。右眉の真上に開いた穴の周囲が黒く汚れている。ノリスはかがみこんで銃弾の出口を捜したが、見当たらなかった。こめかみのあたりを強く押してみると、銃弾が左側の砕けた頭蓋骨に引っかかっているのがわかった。脳みそを貫いて骨のぎりぎり内側で止まっている。

銃はどこに？　ノリスが尋ねると、リオーダンの妻は夫の手からもぎ取って隠したことを認めた。ノリスはそれを出すよう求めた。銃は薬室が五つある、三八口径のコルト・リボルバーで、ひとつを除いてすべての薬室に銃弾が込められていた。ノリスは銃を証拠袋に入れ、メモをとり、報告書を作成するためオフィスに戻ろうとした。のちの述懐によれば、そのとき遅ればせながらアル・スミスがそこにいた理由に気づいたという。そして自分がなぜこれほど人目を避けて連れてこられたのかを。

「前知事がおもにスポークスマンとなって」死の公表を控えてくれとノリスに求めた。具体的に言えば、役人たちがノリスのまわりを取り囲み、銀行の閉店時間である土曜の正午まで待ってほしいと迫った。口座を整理するのに時間が必要だ、と。誰もが取り付け騒ぎを恐れていた。シカゴ、マイアミ、ロサンゼルスと全米各地から毎日のように銀行倒産のニュースが届き、翌年にはニューヨークにも銀行危機が訪れ、数百の金融機関が閉鎖されるだろう。すでにパニックの悲鳴が空気中にこだましていた。

そうした事情を考慮し、ノリスは自分が見たものの公表を遅らせることに同意した。その日リオーダンの銀行が閉店したあと、ノリスは直々に警察本部長のもとに出向き、動かぬ証拠であるリボルバーを提出した。ところが、慎重に慎重を期したにもかかわらず、この小細工は新聞にリークされ、関係者一同が恥をかくことになった。だがノリス以上に恥ずかしいと思った者はいなかったようだ――少なくともこの隠ぺい工作に関わったなかで公式に謝罪したのはノリスひとりだった。

あれはまちがいだったと、ノリスはのちに語っている。信用不安を回避するために必要だと説得されたわけだが、カントリー・トラスト・カンパニーの顧客だった善良な市民をもっと尊重すべきだった。リオーダンの死を隠ぺいした結果、より大きな不信を招き、監察医務局は市の上層部と共謀をはかるのだという評価が広まることが懸念された。「公表が遅れた責任は私にある」ノリスが出した緊急の声明が、この論争に終止符を打つ助けになった。

けれどもノリスは関係者全員に腹を立てていた。何よりもこの隠ぺい工作に従った自分自身に。「局長は表立っては何も言いませんでしたが、内心では言いたいことが山ほどあったのです。彼の言葉は生き生きとして、つねに的確でした」と市の病理学者エドワード・マーテンはのちに語っている。ノリスは、みずからに課した大原則のひとつを忘れた自分を責めた。監察医はけっして政治家に左右されてはならない。この失敗を、彼は二度と忘れることはなかった。

第9章　エチルアルコール（C_2H_5OH）　一九三〇～一九三二年

以下、アレグザンダー・O・ゲトラーの記録より。

〈ケース一〉

健康状態良好で、アルコールを適度にたしなむ二五歳の男性。[1] 一パイントのウイスキーを一〇分以内で飲み干すという賭けをし、一・五パイントの安ウイスキーを飲んだのちに家路についた。しかし、すぐに意識を喪失し、嘔吐したのち昏睡状態におちいった。顔は鉛色に変色し、呼吸も荒く、四、五回の痙攣ののち、飲酒の約六時間後に死亡。検死解剖時、胃には未消化の液体が残存し、瞳孔は不均衡に散大。脳は充血し、肺には複数の出血斑が確認された。

〈ケース二〉

断続的に大量の飲酒をくり返していた四一歳の女性。きわめてアルコール度の高いウイスキー、一・五パイントを摂取。その数分後に、意識を失った状態であおむけに倒れているところを発見され、意識を回復することなく、五時間一五分後に死亡。検死解剖によれば瞳孔散大、胃の粘膜がところどころ剥離しかけ、胃壁の一部は燃えるような赤に変色。

〈ケース三〉

三三歳の労働者。一〇オンスないし一五オンスのウイスキーを摂取。二〇分以内に酩酊して転倒すると、深い眠りに落ち覚醒不能となる。瞳孔は針の先ほどに収縮し、一九時間後に死亡。死亡の三〇時間後の検死解剖では、死後硬直によって全身は完全に硬直、脳はうっ血状態であった。

法医化学者であれば、この三人の記録を見ただけで被害者のおおよその人物像は見当がつく。飲み会好きの陽気な青年とアルコール依存症の中年女性、そして酔っ払い労働者だ。しかしゲトラーがのちに証明したように、この三人のうち、あの危険なメチルアルコールを飲んだために死んだ者はひとりもいない。そう、彼らが命を落とした原因は、良質な酒と言われるエチルアルコールでつくられたウイスキーだった。

政府が蒸留酒を故意に汚染したおかげで、酒はこれまでも危険な飲み物だったという事実を人々はすっかり忘れてしまったらしい。しかし、エチルアルコールを含んだ飲料が〝強い酒《ハード・リカー》〟と呼ばれているのにはちゃんと理由があるし、その種の飲料の摂取や過剰摂取が禁酒法へと発展する激しい怒りを招いたのも、その歴史が依存症や街なかでの喧嘩騒ぎなどさまざまな破滅的行動に彩られているのも、メチルアルコールよりもずっと多くの人々を死に至らしめてきたことにもそれなりの理由がある。

「どの点から見ても、エチルアルコールは医療者と法律専門家にとって最も重要な毒物と見なすべきだ」[2] とゲトラーは論文に記し、無限にも思える死亡例の一覧表を紹介している。「［この］アルコールはさまざまな形で摂取されるが、これほど多くの死者を出し、これほど多くの肉体的、精神的な病を発症または悪化させる毒物は他にない」

根っからの研究熱心な化学者であるゲトラーは、いまこそエチルアルコールが人間の体を損なう仕組みを解明するべきだ、いや、もうすでに遅いぐらいだと考えていた。とくに突きとめたかったのが、エチルアルコールが脳に及ぼす影響だ。ゲトラーは「アルコール禁止を強化しようとしている国で、あえてアルコール成分が人体に与える影響を研究する必要などないように思える」とも付け加えているが、それでもやはり研究するつもりだった。確かに連邦政府内の禁酒支持者たちはこの研究を不用と考えたかもしれない。しかし、新世代の法毒物学者たちは、自分たちが何をすべきかわかっていたし、それはアメリカの保険会社も同じだった。保険会社は試験管ではなく統計を使ってその研究を進めたが、彼らの研究結果はゲトラーたちの研究結果と驚くほど酷似していた。

一九三〇年のはじめ、メトロポリタン生命保険会社は、アルコール依存症による死者数（保険契約者一九〇〇万人中の死者数）が、禁酒法が施行された一九二〇年の死者数より六〇〇パーセント増加したと発表した。[3] まさに、禁酒法が大酒を飲む習慣を助長し、それによって何千人もの人々が命を落としていることを物語る数字だ。

プルデンシャル生命保険会社も、これと同様の暗澹たる結果を報告した。同社の記録によると、禁酒法が始まった当時、国内の急性アルコール中毒死者数は年間で約一〇〇〇人だったが、いまやその数字は五〇〇〇人に迫る勢いとなっていた。これは同社の保険契約者に限った死者数だが、プルデンシャルの統計主任はこの数字にもとづき、アメリカ人は一万人中三人が急性アルコール中毒で命を落としていると算出した。国内で最も酒好きな州とされるニューヨークの死亡率はさらに高く、なんと一万人中七・五人にものぼった。そして、アルコールによる死亡率がニューヨークに匹敵するほど高いのがワシントンDCだったが、ゲトラーが言う〝最も重要な毒物〟の歴史にこの特殊な一章を刻むことになった法律が制定されたのもまたこの場所だった。

だが、アレグザンダー・ゲトラーがエチルアルコールの科学的性質を探ろうとした理由はもうひとつあった。確かにエチルアルコールは重要な毒物だが、一方で非常に魅力的な毒物でもあり、地球上の化学物質がもつ奇妙な逆説的性質、すなわち生命を維持することも殺すこともできるという逆説的性質を知るのに大いに役立つ見本例でもあったのだ。

議論の余地はあるかもしれないが、地球上で最も重要な原子は炭素、酸素、そして水素だ。炭素は過去も現在も、地球上に存在する生命体すべての基本的化学塩基となっている。腐敗し、化石化した過去の生命でできた燃料――石炭やガソリンなど――が燃えると、その燃料は炭素を空気中に排出する。一方で酸素は、炭素ベースの生命体を維持するのに不可欠で、嫌気性細菌などいくつかの奇妙な生物から生命体を守る役割を果たす。また、二つの水素原子がひとつの酸素原子と結合してできるH_2O、すなわち水は、この世になくてはならない輝かしい液体だ。

炭素と酸素と水素を混ぜたり、配列を変えたりしながら、それを長い鎖状、あるいは入り組んだ構造やシンプルな原子の塊にすることで、この地球上の生命の歴史は書き上げられてきた。この三つが形成する物質は、糖、タンパク質、酸、ホルモン、酵素など枚挙にいとまがなく、この複雑なリストには、私たちがよく知っている、そして危険なあのアルコール群も含まれている。

メチルとエチルを含む第一級アルコールは、炭素と水素と酸素をごく単純に配列したものだ。[4] そしてこれが科学の奇妙なところだが、二つの合成物がある場合、構造が単純なほうが危険度はずっと高い。メチルアルコール（CH_3OH）は、まず三つの水素原子が、ひとつの炭素原子を取り囲み、その塊がヒドロキシルラジカルと呼ばれる一対の酸素と水素と固く結合している。一方エチルアルコール（C_2H_5OH）はメチルより少し大きな化合物で、その構造は、炭素原子二つと水素原子五つが塊となって結合しており、こちらもきわめて反応性が高いヒドロキシルラジカルと結びついている。

より高級なアルコールのなかには、含まれている炭素原子が多いなど、もっと複雑な構造のものもある。しかし、構造が複雑なアルコールは、酒飲みの武勇伝のネタになることなどないし、黄金色のブランデーのソーダ割りや、赤銅色のスコッチの水割りの秘密の材料になることもない。なぜなら、構造が複雑なアルコールは、余分な炭素原子が分子の混合プロセスを妨げてしまうため、水溶性ではないからだ。

一方、水に溶けやすくて簡単に酔うことができ、果物や穀類を発酵させればできる（野菜を使うことさえある）エチルアルコールは、数あるアルコールのなかでも抜群に人気が高く、研究もいちばん進んでいる。エチルアルコール研究の始まりは、八世紀までさかのぼる。当時、バグダッドのカリフ〔イスラム圏の宗教的・政治的指導者〕に仕えていた錬金術師たちが蒸留方法の実験に取り組み、ワインを沸騰させて可燃性の蒸気を発生させたときの詳しい観察記録を残したのが最初だ。

そして一〇〇〇年以上の時を経た一九世紀、イギリスの科学者たちはエチルアルコールの化学式を特定し、エチルアルコールの合成や産業規模での生産を可能にした。こうして大量生産されるようになったエチルアルコール（エタノールとも呼ばれる）は、飲用の蒸留酒以外にもさまざまに使われるようになった。変性エチルアルコールは、溶剤から燃料までありとあらゆるものに利用できるからだ。なんと自動車でさえアルコールで走らせることができた。実際、禁酒法が施行されるまで、フォード・モデルT（T型フォード）は燃料としてエタノールの使用も可能で、エタノールで走っていることも多かった。しかし酒の密造者たちが自動車から抜いた燃料を瓶に詰め直して酒として売りはじめると、政府は犯罪行為を促進したとしてエタノール製造業者を告訴したため、エタノールの燃料使用はすたれていった。

　禁酒法が施行されるまでは、燃料用アルコールを飲もうと考える人間などほとんどいなかった。そんなものを飲まなくても、トウモロコシでつくったバーボンなどのおいしいウイスキーもあれば、ビールやスコッチといった穀物原料のアルコールもあり、りんご酒や、ブドウを発酵させたワインやブランデーまで、アルコール飲料の選択肢はふんだんにあったからだ。また、このような酒が合法だったころは、酒に含まれるアルコールの量を政府が規定していた。たとえばビールの場合、アルコール度数は通常二パーセントから六パーセント、ワインは七パーセントから二〇パーセント、ウイスキーは四〇パーセントという具合だ。だが、密造者たちがつくるウイスキーはこれとはまったく別物で、警察が没収してベルビュー病院の研究所で分析したウイスキーのアルコール度数は、なんと六〇度（驚きの一二〇プルーフだ）もあり、混ざりもののなしの純粋なアルコールなどというものさえあった。

　それを良いと思うか悪いと思うかは人それぞれだが、禁酒法時代の酒はどれも強《スティッフ》かった。

　エチルアルコールで命を落とした人々の遺体を考えると、この〝スティッフ〟という表現は非常に皮肉に聞こえる。なぜなら、モルグにある他の死体は時間がたつと夏の日の蠟のようにやわらかくなるのが普通だが、エチルアルコールが死因の場合は、亡くなって硬直すると、その後何日間も硬直したままということが多く、病理学者たちにもその理由はよくわからなかった。

おそらく、体内に取りこまれた大量のアルコールが遺体を保存している、あるいは遺体がアルコール漬けになっている、というのが監察医たちの読みだった。だがゲトラーは、よほどの大酒飲みでもないかぎり、命を落とすほど大量のエチルアルコールを飲むことなどできないと指摘している。エチルアルコールは、化学組成的にはメチルアルコールと非常に近いが、メチルアルコールのような破壊的性質はもっていないからだ。実際、この二種類のアルコールがもう少し似ていれば、飲酒があれほど流行することもなかっただろう。

肝臓の酵素がメチルアルコールを分解すると、ギ酸とホルムアルデヒドという二つの毒物ができる。一方エチルアルコールのほうは、比較的簡単に分解され、苦いけれど基本的には無害な合成物質の酢酸ができる。そして酢の主成分であるこの酢酸は、さらに二酸化炭素と水に分解される。

この優雅な分解過程を見るかぎり、適量であれば、エチルアルコールは体に直接害を与えることなく代謝、排出され、その存在自体に特別な注目が集まることなどないように思える。とはいっても、もちろん継続的に飲みつづければリスクは増大する。たいていのアルコールと同様、エチルアルコールも刺激性があるため、大量に摂取すれば胃が炎症を起こし、吐き気や嘔吐を引き起こす。また、エチルアルコールは脱水の原因にもなる。「アルコールが組織から水分を抜き、タンパク質を凝固させる」とゲトラーは言葉を選びながら語っている。常習的な飲酒が引き起こす慢性的な炎症と脱水は、長期的なダメージを体に与える。とくにダメージを受けるのが、アルコールを体外に排出するために分解するプロセスの大半を担っている肝臓だ。

チャールズ・ノリスの部下の病理学者が明らかにしたように、エチルアルコールを頻繁に摂取する人の多くは、慢性的な肝損傷の兆候が出るより先に死亡する。そして、そんな彼らを解剖すると、肝臓ではなく別の場所が損傷していることがわかった。胃と食道は炎症によって真っ赤に変色し、胃の粘膜には小さな血の斑点模様ができ、うっ血した脳は痣でもできたかのように赤らんでいたのだ。

この最後の点に気づいたゲトラーは、アルコールが血液脳関門を通過することを思い出した。だが、脳内に充満した血液は、いったいそこで何をするのだろうか？　長年にわたって遺体を回収し、街角から無数の酔っ払いを拾ってきたものの、その答えは誰にもわからないままだった。

ゲトラーや彼のもとで研究する若い化学者たち――やがて〝ゲトラー・ボーイズ〟としてこの世界でその名を知られるようになる次世代の毒物学者たち――にとって、アルコールで死亡した遺体や、その硬直状態への疑問と興味は尽きることがなかった。

病理学者たちは、歩道や吹き抜け階段で発見された遺体に、エチルアルコールによるダメージを示す血性の証拠が残っているのを日常的に目にしていたし、ニューヨーク市の毒物学者たちもつねに、血液や脳からアルコールを検出していた。しかし彼らは、そこに意味付けをする術をもっていなかった。また、血液中にどれくらいアルコールがあれば酔っていると言えるのかもわからなかったし、ましてや脳内のさまざまなアルコール濃度を計算する方法など知るはずもない。[5] したがって、血液中のアルコール濃度が高ければ高いほど酔いの度合いも高い、という常識的な前提が基本だった。

一方で、少量のアルコールを飲んだだけで酔っ払う人もいれば、大量のウイスキーやカクテルを飲んでも驚くほどしっかりしている人もいる。酒が強いのは頭が固いからだとか、年季が入っているからだとか言う人もいるが、そんなふうに酔いかたにばらつきがあると、病理学者としては、その人物が死亡時に本当に酔っ払っていたのかどうかを判断するのは難しい。

ゲトラーは、血流中にアルコールが存在しているからといって、それが酩酊の真の証拠にはならないと考えた。なぜなら血流は行動に影響を及ぼさないからだ。血流は、脳などの臓器に物質を運ぶだけに過ぎないからだ。同様に、胃のなかに残存している酒も、行動に影響を与えることはできない。「血液や胃のなかに残っているアルコールは、当人がアルコールを摂取した証拠でしかなく、酔っ払っていたことを示す指標にはならない」とゲトラーは書いている。

答えは、血中のアルコール濃度と脳内のアルコール濃度の相関関係にあるはずだと彼は考えた。アルコール濃度がどれくらいなら心地よい酔いで、どれくらいで泥酔となるのかが重要だと考えたのだ。いまこそ、この問題を解明するときだ。そう考えたゲトラーと彼の弟子たちは、禁酒法が施行されている最中にアルコールという違法物質について研究するという不都合などまったく気に留めなかった。


ブルースの歌詞に毒物が登場するようになったのは一九三〇年に入ってからだ。テネシーでは、ある男性が友人と酒を酌《く》み交わしたあと、全身麻痺で歩くことも話すこともままならなくなったと嘆く歌が生まれた。ウィスコンシンでは、ジンジャー・ジェイクと呼ばれる飲み物について苦々しく語る歌が誕生し、その作詞家は、知り合いがみなジンジャー・ジェイクというカクテルで人生を台無しにしてしまったことを心配していた。

それと同じ年、ミシシッピでは歌手のウィリー・〝貧乏人《プア・マン》〟・ロフタスが「ママが悲鳴を上げたんだ、ああ、神さま、かわいそうなうちの父ちゃんは、もうなんにもできなくなっちまった、ジェイクを飲みすぎたせいで、脚も立たなくなっちまった」[6]と物悲しく歌っていた。

ブルックリンからは、また別の音が聞こえてきた。[7] それは怒りに満ちた衝突音だ。一九三〇年五月、業を煮やした酒類取締局の取締官が地元の密造業者の強制捜査を行なったのだ。そこは、ある特殊な有害アルコール飲料をこしらえていた小さな工場だった。あの嘆きに満ちた歌があちこちの州で生まれる原因となったジンジャー・ジェイクだ。彼らはそれを樽に詰め、南部の州に大量に売りさばいていたのだ。

もちろん、ブルックリンのデッカー・イングラハム&スミス製薬会社を経営するウォルター・アンダーソン氏だけがジンジャー・ジェイクを製造していたわけではないし、この会社が全米最大の詐欺業者だったわけでもない。取締官たちはその後、セントルイスやシンシナティでジェイクを製造していたもっと大きな組織も摘発している。だが、この飲料をアイスクリームや出来合いのサンドイッチを売るドラッグストア、菓子屋、道路沿いの売店に卸値で一樽二二五ドル、二オンス瓶に小分けしたものをひと瓶三五セントで販売したアンダーソンも、大儲けしたことは確かだ。

ジェイクは、ジャマイカン・ジンジャーと呼ばれる古くからある売薬をベースにした飲み物だが、実際にはジンジャー味のエチルアルコールで、アルコール含有量は重さにして七〇から八〇パーセントという代物だった。修正第一八条が可決されたあと、政府はブルックリンにあったアンダーソンの会社のようなジャマイカン・ジンジャー製造業者に対し、アルコール分を減らし、ジンジャーの量を倍増させるよう命じた。しかし禁酒法に従ったこの製造方法により、それまで大人気の清涼飲料だったジンジャー・ジェイク（とくに安酒を求めている層に人気だった）は、恐ろしく苦くて黒いシロップとなり、まったく採算の合わない商品になってしまった。

じつはアンダーソンはすでにその一年前、ジャマイカン・ジンジャーの製造許可をはく奪されていた。財務省の検査で、彼が商品にアルコールを多めに加えていたことがばれてしまったからだ。だが彼は、飲料の製造をやめたりはしなかった。新たな事業を秘密裏に立ち上げ、アフターシェーブローションをつくると見せかけて、あの実入りのいいジンジャー・ジェイクをつくっていたのだ。

酒の密造者たちは、ジャマイカン・ジンジャーの代用品をできるだけ安くつくろうと長年にわたって試行錯誤を続けていたため、たいていの場合、新種のジェイクには最も安い材料が使われていた。短命に終わった製法には、クレオソートと石灰酸を使ったものまであったほどだ。しかし一九三〇年のはじめ、ボストンの密造組織で働くふたりの化学者が、もっといい製法を編み出した。可塑剤と呼ばれる工業用の化合物をベースにしたレシピで、可塑剤はニューヨーク州ロチェスターにあるジョージ・イーストマンのコダック社や、ニュージャージー州ニューアークのセルロイド社から安く手に入れることができた。アンダーソンが採用したのも、この製法だった。

可塑剤とは、写真フィルムなどのプラスチックがもろくなるのを防ぐ化合物で、基本的な原子——炭素、水素、酸素——にリンを結合させた物質だ。その技術名であるリン酸トリクレジル（tri-o-cresyl phosphate）という名を見れば構造は一目瞭然で、炭素、水素、酸素が結合してクレゾールと呼ばれるリング状の構造をつくり（クレオソートと同じだ）、そのリングにリンが、泳ぎ疲れた人が救命具につかまるようにぶら下がっている。

新しいジャマイカン・ジンジャー、すなわちジェイクでは、この可塑剤が変性アルコールと結合して有機リン酸エステルと呼ばれる化合物を形成し、この強力な化合物が、ジェイクに激しい酩酊効果をもたらした。じつはジェイクを摂取した人たちが強烈な酔いを感じたのは、有機リン酸エステルが強力な神経毒だったからで、その恐ろしい事実はすぐに明らかになった。

〝ジェイク・レッグ〟と呼ばれる病気の流行が始まったのは一九三〇年二月。オクラホマシティで突然、原因不明の麻痺を訴える患者が大量発生したことが始まりだった。当初、オクラホマシティの医師たちは、あの恐ろしい伝染病、ポリオの大流行が始まったと思いこんで慄然とした。しかし、一週間で六五人もの男性患者が病院に殺到したが、そのうちの誰ひとりとして発熱や硬直、筋肉の痙攣、嚥下《えんげ》障害、呼吸困難といったポリオの症状を示している者はいなかった。彼らはただ、それも非常に奇妙なかたちで、自分の手足のコントロールを失いはじめていた。

この奇妙な病気にり患した者のなかには、歩くことはできても、足を動かす筋肉をうまくコントロールできない者もいて、彼らはのちに〝ジェイク・ウォーク〟と呼ばれるようになった独特の歩きかたをするようになった。それは、脚を高く上げてから、つま先を下に向けて着地するという奇妙な歩きかただ。脚を上げ、つま先で着地してから踵を落とす、脚を上げ、つま先で着地してから踵を落とす――そうやって歩く彼らは、足を踏み出すたびにコツッ、カチッ、コツッ、カチッという特徴的な音を立てた。さらに他の筋肉――膝から下の筋肉や、親指と他の指をつなぐ筋肉――も、勝手にぴくぴくと跳ねるように動いたが、ジェイク・レッグ、ジェイク・フット、ジェイク炎、ジェイク麻痺、ジンジャー・フットなど、この病気のニックネームとして世間に広まった悲しい名前はどれも、コツコツ音を立てる彼らの歩きかたにちなんだものだった。

夏を迎えるころには、ジェイクを製造するアンダーソンの会社のような企業の製品がもたらした悲劇が、全国の医師たちから報告されるようになった。何千人もの麻痺患者が南部や南西部で生まれたが、それは長年にわたりジャマイカン・ジンジャーをジンジャーエールで割って安いカクテルとして飲んでいた地域だった。公衆衛生局はミシシッピ州だけでも二〇〇〇件以上のジェイクの症例を確認した。さらにはカンザス州でもほぼ同数の患者が確認され、ケンタッキー州やオクラホマ州、テネシー州、ジョージア州、テキサス州でも何百人か、そしてロードアイランド州やマサチューセッツ州でも何人かの患者が確認された。

この病の原因が可塑剤であることを化学者たちが特定するには、何カ月もかかった。[8]彼らはまずクレオソートを疑い、次に石炭酸を疑い、その後ようやくジンジャー・ジェイクの化学的構造を解明したのだ。被害をもたらした原因が可塑剤だとわかると、彼らは心底驚いた。有機リン酸エステルがそこまで危険なものとは誰も思っていなかったからだ。しかしジンジャー・ジェイクの登場で、公衆衛生にたずさわる化学者たちは、その認識を改めざるをえなくなった。その後、この流行病の原因を探る研究は検死解剖と動物実験（オクラホマの科学者たちはニワトリを使って実験を行なった）の両面から進められ、有機リン酸エステルの作用が恐ろしく正確で、脊髄内の特定の神経細胞体、すなわち前角細胞だけをピンポイントで破壊することが判明した。この細胞は運動ニューロンで、ALS（筋萎縮性側索硬化症）患者もこの細胞が侵されていることがのちに明らかになっている。

しかしジンジャー・ジェイクの悲劇ぐらいでは、非常に有望なこれら新しい工業用化合物への強い関心は衰えなかった。まもなく、武器にも使えそうな有機リン酸エステル化合物の威力に、軍の科学者たちが目をつけた。そして一九三〇年代も終わるころには、ドイツ、ナチスの研究者たちが四つの神経ガス――なかでも最も有名なのがサリンだ――を開発した。どれも、ジンジャー・ジェイクの犠牲者たちに起こったのと同様の被害を与えるようにつくられたものだ。だが、その効果があまりにも悲惨だったため、結局、戦争で使用されることはほとんどなかった。

ニューヨーク市で一九三〇年に好んで飲まれていたのは密造のジンだったため、ブルックリンの革新的化学メーカーに余計な注目が集まらなかったら、流行病のジェイクもたんに好奇の目で見られるだけで終わっていただろう。

アンダーソンを逮捕し、彼のジンジャー・ジェイク工場を強制捜査した取締官たちは、化粧品会社を隠れ蓑にした密造酒の闇の販売ネットワークがあることを発見した。その密造組織では、化学者たちが全国から香水を買い集めて、そこから余計な成分を除去して純粋なアルコールをつくると、酩酊作用を強化するためにジンジャー・ジェイクに使ったのと同じ可塑剤を混ぜてから、それを再び香水として包装して薬屋に販売していたのだ。それを買った薬屋は、アルコールを求める客にその香水を闇で売り、これを買った気の毒な客たちが、麻痺症状を発症することとなったのだった。

この密造組織のトップ――政府によればハリー・マンデル、別名チャールズ・ハリス、またの名をブルックリンのラルフ・ルイス――は、誰もがうらやむ全国規模のネットワークを構築していた。政府が彼の共犯者全員を捕まえたころには、ハリス・ルイス・マンデルとその他一七人のブルックリン住民に加え、カンザスだけでも一〇〇人以上の薬屋が起訴されていた。

財務省、工業用アルコール局のジェームズ・ドラン局長はこの機会を利用して、酒の密造業者はけっして市民の味方ではないことを、飲酒をやめられないアメリカ国民に訴えた。さらにドランは、酒の密売屋は金のためなら自分の母親にだって毒を盛る、と言い、彼らは犯罪者であり、大嘘つき、そして「てっとり早く金持ちになることだけを考えている」悪徳商人だと非難した。

〝金持ちになる〟ことだけが密売業者たちの関心事であり、唯一の目的である、というその一点においては、チャールズ・ノリスやアレグザンダー・ゲトラーもドランと同意見で、これは監察医務局と禁酒法推進派ドランの意見が一致する、きわめてめずらしいケースだった。

一九三〇年を迎えるころには、ゲトラーは酩酊状態の化学について調べるべく、百科事典的な症例リストをつくりあげていた。[10] 一九二〇年代、彼は見習い研究員で前途有望な化学者アーサー・ティバーとともに、楽観的な見通しでこのプロジェクトに着手した。道を歩けば「毎日、酔っ払いに遭遇」し、アルコール関連で亡くなった遺体が毎晩モルグに運ばれてくるのだから、調査対象には困らないと思っていたからだ。

今回もまた、ゲトラーはこの種の研究をするには最適の部署、最適の建物、そして最適の職に身を置いていた。モルグはアルコールや事故、銃撃の犠牲者や溺死者、病気や老衰で命を落とした遺体の宝庫で、アルコール度を検査するための遺体も、比較目的で利用できる遺体もごまんとあったからだ。のちに彼がこのプロジェクトに費やした時間と遺体の数を計算したところ、研究にかかった時間はなんと五年、調べた脳は六〇〇〇にものぼった。

ひと言でいえば、この研究は〝単調でおぞましい作業〟以外の何物でもなかった。

基準値を確立するために、ゲトラーとティバーはまず、自然死した人々の脳の一部を細かく切り刻んだが、ときには一回の試験で半ポンド（約二二五グラム）ほどの脳みそを使用することさえあった。そして、血にまみれたどろどろの脳組織を蒸留し、ほぼ透明なピンク色の液体を回収する。次にその液体を半分に分け、一方の試料を取り分けておいてから、もう一方の試料を試験する。さらに、残しておいた半分の試料をさらに半分に分けて、その片方の試料を試験する。どんなに少量の試料でも求めている答えが出ることを確認するために、化学者たちがアリコートと呼ぶこのような分割試料の試験、再試験、分割、再分割を何度もくり返した。

ゲトラーが使用した水蒸気蒸留装置は、蒸気をつくる二リットルのフラスコと、脳の組織を入れたもうひとつの容器とをガラス管で接続し、その容器と濃縮装置をさらにガラス管でつないで、最後に滴り落ちる最終生成物をガラスの容器に回収するというものだった。フードに覆われたこの装置は、全長八フィート（約二・四メートル）ほどだったが、必要な試験項目が増えるのに合わせてゲトラーは装置を増やしていき、最終的には彼の実験室全体を特大サイズのアルコール分析装置が占めることになった。

この装置は、人体がエチルアルコールを酢酸に代謝する仕組みを模倣してつくられていた。組織の試料にアルコールが含まれていれば、クモの巣のように接続されたガラス管内で酢酸がつくられ、それが最後のフラスコに滴り落ちるのだ。もし大量のアルコールを使って実験するのであれば、こんな複雑な方法を取らなくても、もっと直接的にエチルアルコールを検出することができる。だがゲトラーが探していたのは、長いあいだ検出不可能とされていた低レベルのアルコールの痕跡を見つける方法だった。脳組織の塗抹《とまつ》標本を分析した彼は、酢酸試験こそが最も感度の高い計測法であることを突きとめていた。

ゲトラーと助手たちは、三階実験室でその試験をくり返し、あるひとつの事実、すなわち正常な代謝が行なわれていれば、正常な脳の組織には必ずエチルアルコールの痕跡が認められることを突きとめた。ちなみにこの痕跡《トレース》という言葉はまさにそのとおりで、脳に自然に含まれるアルコール量は、最大でも一パーセントの一〇〇〇分の二と、ごく微量《トレース》だった。

だがこのわずかな数字、あるかないかのアルコールの輝きは、それを摂取した人の脳と比較するさいの基準値となる。なんといってもそこがいちばん知りたいところなのだ――いったいどれくらいアルコールを飲めば人は酔うのか？　どれくらいでほろ酔いとなり、どれくらいでひどい酔っ払いになるのか。そしてどれくらい飲めば、脳がアルコール漬け――と言ってもいいだろう――になるのだろうか。

「でも先生、ふたりが同じ量のアルコールを飲んでも、ひとりは酔っ払い、もうひとりは何ともない、ということもありますよね？」公共の場での酩酊や飲酒運転など、アルコール関連の罪で告発された人々の弁護士たちはつねに、この質問をゲトラーにぶつけた。禁酒法の時代になってもなお、この手の問題は刑事司法システムを悩ませていたのだ。

「我々は、その人物が飲んだものを分析しているわけではない、というのが私の答えです」。ゲトラーは長年、その人物が何を飲んだのかなどどうでもいい、酒瓶やその人物の胃、内臓に何が入っていたのかも、血中のアルコール濃度も関係ないと言っていた。「我々は、脳内にどれだけアルコールが含まれているのかを分析しているのです。アルコールが脳に達すれば、影響は必ず出る。そしてその影響は、脳の組織に存在するアルコール量に比例するのです」と彼は語っている。

脳内のアルコール量と酔っ払いの行動の相関関係を突きとめるために、ゲトラーは死亡時に酔っていたとされる者や、階段から転落して頭蓋骨骨折をした者、走る車の前にふらふらと飛び出した者、あるいは鉄道線路に転落しばらばらになって回収された者の遺体を丹念に調べた。そしてそれぞれの遺体と、警察が集めた目撃者の証言、すなわち、彼らがつまずいたり、軽口をたたいたりしながら最期を迎えた場所へとふらふら歩いていくのを見ていた人たちの証言を照合した。また比較のために、アルコールを飲んでいない人や長期入院のあとにベルビュー病院で亡くなった人など、脳の組織内のエチルアルコールが確実に基準値を下回っている人々の脳も調べた。

ゲトラーとティバーは、そのすべて――脳内のアルコール含有量、負傷、行動、それぞれの死の前後の状況すべて――を論文に記載。その論文は、酩酊に関する初めての科学的基準を打ち立てたとして広く評価されることとなった。

ゲトラーが使った酩酊度の基準は、その度合いをプラス記号（＋）で示したもので、各プラス記号は酩酊度が基準値より一レベル高いことを指している。つまり、脳のアルコールの基準値よりもプラス一レベル、プラス二レベル、プラス三レベル、プラス四レベル高い、という表記だ。それぞれの基準は、たとえば次のように使う。

＋　すべてのケースで、脳内のアルコール含有量は〇・一パーセントを下回り、アルコールによる明らかな機能障害はまったく見られなかった。

＋＋　アルコール含有量は、〇・一から〇・二五パーセント。被験者は少々酩酊の症状を見せており、行動は正常よりも多少攻撃的で、注意深さも少々欠如。何杯か飲んだあとにバーで喧嘩騒ぎを起こして刺殺された男性の酩酊度は＋＋。

＋＋＋　アルコール含有量は、〇・二五から〇・四パーセント。死亡するまでの数時間、被験者はおぼつかない足取りで大声を上げており、目撃者全員が彼を酔っ払いと判断した。酔って階段を転げ落ち、首の骨を折って死亡したあとの検死解剖により、彼の酩酊度は典型的な＋＋＋と評価された。

＋＋＋＋アルコール含有量は、〇・四から〇・六パーセント。これらの被験者は、酔って昏倒したあとに死亡。大量の酒を摂取したせいでエチルアルコール中毒におちいったもので、病院到着後数時間で死亡。

ゲトラーの一から四までの酩酊度は、脳の組織の数値を基準にしているため、死亡時の酩酊度を証明するうえではまさに理想的だった。

このあとすぐに、別の評価基準――交通事故で一命を取りとめた酒気帯び運転手用の基準――も登場した。一九三一年、インディアナ大学の毒物学者ローラ・ハーガーが、〈ドランク＝オー＝メーター〉という装置を発明したのだ。これは、飲酒をした人が風船に息を吹きこみ、化学者がその呼気を分析するという装置だ。ハーガーのシステムもゲトラーのシステム同様、化学的分析で得られたアルコール含有量と、それに特有の行動とをリンクさせ、そこから酩酊の度合いを割り出していく方式だった。

禁酒法時代は、アルコールによる酩酊の科学を構築していくかに役立つ、貴重なデータの宝庫だった。

報道記事によれば、八月、ニューヨークの一番街にある闇酒場で、ふたりの男性がアルコール中毒で死亡した。九月には六人が死に、二一人が入院したが、この全員がブルックリンのバーで供されたメチルアルコールによる中毒だった。一〇月にはさらにニューアークで二〇人が死亡したが、彼らは明らかに再蒸留のプロセスを丸々省いた工業用アルコールを、ストレートでがぶ飲みしていた。[11]

一九三〇年一二月、工業用アルコール局長ジェームズ・ドランは、アルコール関連の死亡率が上がっていること、少なくとも「飲酒衝動に抑えが利かないタイプの人々」[12]の死亡率が上がっていることに気がついた。当時最新のクリスマスドリンクは、不凍液に使用されるアルコールを使ったものだった。この不凍液カクテルは、線路の保守管理作業員や貨物車に無賃乗車する移動労働者たちのお気に入りで、飲んだとたんに酔っ払えることから、〝ディレイル（脱線）〟と呼ばれていた。もちろん死人も何人かは出たはずだが、彼らはこういう危険と隣り合わせのアルコールの作用には慣れっこだった。鉄道作業員たちは、〈スターノ〉（缶入りの固形燃料）だって飲むし、ほかに何もなければベーラム（アルコール入りの化粧品用香料）入りのアフターシェーブローションだって飲むと豪語していた。

「このような死の原因は、いわゆる毒酒、政府の監督のもとで製造された変性アルコールだ」とドランも認めざるをえなかった。禁酒法を支える化学者たちは、依然として続くこのような批判――チャールズ・ノリスなどは、アメリカ合衆国を偽善の国とまで呼んでいた――に応えて新たなアルコール製法を開発し、一九三一年に導入した。このアルコールなら、人々は嫌がって飲まないだろうから、人命が奪われることもないと考えたのだ。

その新たなアルコールとは、アルコールに石油製品、すなわちガソリンを精製したときにできるヘドロのような物質を混入したものだった。有毒なうえ、硫化水素のせいで腐った卵のようなにおいがするため、まともな人間ならその不快なにおいを嗅いだだけで、飲もうなどとは思わない、と彼らは考えたのだ。この新たなアルコールを宣伝するために、財務省はジャーナリストたちを招いて味見会を開いた。するとベテラン記者のひとりはそれを飲んだとたんに、これにはベンゼンかエーテルが入っていると見抜いてしまった。どうやらその記者は一般的な毒入りアルコールを飲み慣れているらしく、サンプルのアルコールをさらに一杯お代わりし、それを見たドランは「どうやら、きみたちがいつも飲んでいる代物ほど、まずくないらしいな」と皮肉ることしかできなかった。

ジャーナリストはとくにその傾向が強いようだが、なぜアルコールをがぶ飲みしても、特段の影響が出ない人たちがいるのだろうか？[13] マティーニを長時間飲みつづけても、ひっくり返らない人がいるのはなぜなのか？これは、二日酔いに苦しむ友人たちが恨めしそうに、そして禁酒法支持者たちが腹立たしげに訊いてくる質問で、研究者たちもこの謎に何十年ものあいだ首をひねってきた。

ゲトラーは、そんな研究者の当惑が伝わってくる論文を一九世紀の初めまでさかのぼって見つけることができたし、実際、そういった論文を引用もしている。最も興味深いもののひとつが、ネズミとウサギにエチルアルコールを定期的に与えてその結果を調べた一九〇八年の論文だった。研究者たちはまず、アルコール依存症の動物群をつくり、次には彼らに与えていたのと同じカクテルを、アルコールを摂取したことのない動物に与えた。すると同じ量のアルコールでも、アルコールを飲んだことのないネズミやウサギはベロベロに酔っ払い、飲み慣れているネズミやウサギはケロリとして何も影響が出なかった。

この動物たちの血液を継続的に採取して調べたところ、アルコールを飲み慣れているほうの動物は、摂取したアルコールを上手に処理する術を身につけていることがわかった。一方、アルコールに慣れていないほうの動物は、最初の二時間で、飲み慣れている動物より二〇パーセントも多くアルコールを血流中に取りこんでいた。その結果、一日の終わりには、アルコールを初めて飲んだ動物の血中アルコール濃度のほうが、飲み慣れている動物より六六パーセントも高くなっていた。

ゲトラーは、毒物学を学ぶ才能あふれる学生エイブラハム・フライライク（彼はのちに、ニューヨーク州ナッソー郡の監察医務局長になった）とともに、酒飲みのタイプによってアルコール代謝がどう違うかを突きとめようと考え、実験対象として犬を使うことにした。

ゲトラーとフライライクは二四匹の犬を集めると、その半分の一二匹をアルコール依存症にすることにした。まずはその一二匹に、水が九八パーセント、エチルアルコールが二パーセントの飲料を与え、その後二カ月をかけて、アルコールの分量を三〇パーセントまで増やしていった。そして犬たちがアルコールにすっかり慣れたと判断すると、実験を本格的に開始し、満足な結果が出るまで二年間、その実験を続けた。

最初は単純に、エチルアルコールに慣れている犬と、エチルアルコールに接したことのない犬にアルコールを与えてその影響を比較することから始め、どちらの犬にも、アルコール分三〇パーセントの溶液を、徐々に量を増やしながら与えていった。そのアルコール溶液を半カップ与えると、慢性的にアルコールを飲んでいる犬は平然としたようすで、「いつもどおりはしゃいで」いた。一方、アルコールを飲んだことがない犬のほうは少々千鳥足になると、あとは座りこんで動かなくなった。次に、アルコール飲料の量を倍にすると、アルコールに慣れている犬にも影響があらわれた。実験室に放された犬は、足元を少しふらつかせて座りこみたがったが、それでも呼ばれればちゃんと歩いてきた。もう一方の犬はふらふらと部屋を一周回ったのち気を失い、約二五分後にようやく目を覚ました。

ゲトラーとフライライクは一カ月ほど間隔をあけながら、この比較実験をさらに一一回くり返した。しかし最初の実験で明らかになったパターンが変わることはなく、アルコールを飲んだことのない犬は、エチルアルコールによって機能が著しく損なわれたが、慢性的にアルコールを飲んでいた犬は、エチルアルコールの影響が顕著にはあらわれなかった。この比較実験が一セット終わるごとに、犬たちは灯用ガスで殺処分され、脳、肝臓、血液、髄液の分析が行なわれた。「犬たちは、体重も、摂取したアルコール量も、アルコール摂取後の生存時間も同じだった」が、内臓に含まれていたアルコールの量は、アルコールに慣れている犬のほうが慣れていない犬よりもつねに少なく、慣れていない犬の内臓には、慣れている犬のほぼ二倍のアルコールが含まれていた。

もちろん、慣れているほうの犬も酔っている兆候は見せたものの、その兆候が出るのは慣れていないほうの犬よりも遅かった。また、脳内のアルコール含有量が〇・二五パーセントを上回ると（人間の基準で＋＋＋またはそれ以上）、どの犬も人間と同様、目に見えてほろ酔い加減になっていった。ゲトラーはこれを見てある重要な事実、すなわちアルコールの影響をまったく受けない人などいないという事実に気がついた。「もし、獲得耐性によってアルコールに強くなれるのなら、この分析の結果はまったく違っているはずだ」と彼は指摘した。

アルコールに慣れた犬たちがアルコールに耐性を示すようになるのであれば、彼らは素面《しらふ》でいつづけられるはずだ。また、酔いに対する免疫があれば、脳のアルコールレベルが＋＋＋でも、彼らの行動はいっさい変わらないはずだ。しかしどれほど酒に強い犬でも、その脳に十分な量のアルコールが入れば、やはり足元がおぼつかないほどの酔っ払いになる。

このゲトラーとフライライクの研究は、酒の常飲者の体がエチルアルコールに慣れていき、より効率的にアルコールを代謝できるようになる仕組みを明らかにした。酒を飲み慣れている人の肝臓は、アルコールを分解する酵素をより多く生成するようになるため、より多くのアルコールが分解され、血流に入るアルコールも少なくなる。その結果、酔いを感じるほどのアルコールが血中に蓄積して脳に到達するまでには、より多くの時間がかかるというわけだ。これは必ずしも、純粋にいいニュースというわけではなかった。なぜなら飲酒の常習者の場合、酔っ払う程度まで脳のアルコール度を上げるには、より多くのアルコール、場合によっては非常に大量のアルコールを摂取しないといけないからだ。

年季の入った酒飲みが酒に強い――友人と同じペースで飲んでも、それほど酔っ払わない――と言われる理由もここにある。だがそれは、彼らが獲得した魔法の免疫というわけではない。むしろ一見健康そうに見えるが最終的には身を滅ぼしかねない危険なもので、ゲトラーとフライライクはそれを「常習的な大酒飲み」の体内化学と呼んでいた。

一九三一年一月一日、経済恐慌で資産を失った百貨店の跡継ぎリー・アダム・ギンベルは、〈イェール・クラブ〉の一六階から身を投げた。二月には、かつては大金持ちだった製靴会社のオーナーが、ダウンタウンのホテルで服毒自殺を図った。三月には、水道設備機器会社のマネージャーが〈ニューヨーク・アスレチック・クラブ〉の九階から投身自殺を図った。四月には、ウールワース社の女性相続人ジェシー・ウールワースの夫で、株式仲買人だった人物が、塩化第二水銀を飲んで自殺した。五月には、法律事務所のパートナーが〈ホテル・コモドア〉の三階の客室から身を投げ、頭蓋骨骨折で命を落とした。

一九二九年に起こった株価の大暴落〝ブラック・チューズデー〟で、すでにぼろぼろだった株式市場は、ヨーロッパの経済破綻や、長引く干ばつから抜け出せずにいた大平原諸州の穀物の不作でさらにその傷が深まり、再度の大暴落に見舞われた。一九三〇年、株式の価値は四〇パーセントも下がり、全国で二〇〇〇の銀行が破綻した。そして一九三一年、その数字はさらに悪化の一途をたどった。

その年の春、チャールズ・ノリスは年間報告書で、前年にニューヨーク市で発生した変死の件数は史上最高を記録したと発表した。[14] ニューヨーク市の五つの行政区の変死件数は、経済恐慌による投身自殺の激増で、なんと六五二五件にものぼったのだ。総自殺件数は一四七一件で、平均すると一日に三件となる計算だ。つまり、ニューヨーク市の変死件数のほぼ四分の一が、絶望による自死だったということになる。

監察医の仕事量は激増したが、ニューヨーク市の切迫した台所事情のせいで、監察医務局の予算は大きく削減された。

「監察医務局としてなすべき仕事を続けるために、私は現在、毎月三〇〇ドル近くを自らの個人資金でまかなっています」[15]と、チャールズ・ノリスは一九三二年に市長に宛てた手紙で訴え、「私も他の人々同様、苦しい生活を強いられていますから、不況時のこの出費はけっして嬉しいものではありません。この仕事の重要性が身にしみているからこそ、これほどの金額を毎月、個人的に負担しているのだということを、何卒ご承知おきください」としたためている。監察医務局はつねに最低限の予算で仕事をしていたが、もはやその最低限さえも下回っていたのだ。

ゲトラーは四〇〇〇ドルにも満たない年俸でふたり分の仕事量をこなしていた。というのも、ニューヨーク市は予算不足を理由に、月給わずか一〇〇ドルの助手を雇うことさえ拒んでいたからだ。ノリスが若い化学者の半日労働分の給料を自腹で払っていたのは、「助手がいないと、仕事がまったく回らなくなってしまうから」だった。

疲労も怒りも限界に達したノリスはニューヨーク・タイムズ紙に手紙を書き、大都市と言われるニューヨーク市の二流行政官に対する不満と、世界レベルの監察医務局を維持することの難しさを訴えた。「そもそも当初から、これは苦しい戦いでした」ノリスは市長宛てにも手紙を書き、自分には休暇が必要だと伝えた。そして、今後自分の資産をニューヨーク市の財政を補てんする以外の目的で使うつもりであり、休暇を取って一カ月間、妻と西インド諸島への船旅に出る予定だと記した。

さらに、三月末には船旅から戻るが、もしそれまでにニューヨーク市が質の高い法科学の重要性を認めないようであれば、今後も監察医務局で働きつづけるかどうか、よく考えることにするとも付け加えた。

「ようするに」とノリスは続け、「自分が監察医務局に残ることが果たして正しいのか疑問に思うほど、事態は差し迫っているのです」と釘を刺している。

だが問題は、予算不足への不満だけではなかった。これまで、ノリスや他の法科学者たちは口が酸っぱくなるほど、同じ教訓を世間に伝えてきたが、人々はろくに耳を貸そうとせず、彼はすっかりやる気を失っていたのだ。

ハリソン・マートランドは依然として、ラジウム中毒が公衆衛生上非常に危険であることを他の医師たちに理解してもらおうとしていたが、その努力はまったく報われないままだった。たとえばつい最近も職業病の権威である人物から「この病は、原因のはっきりしないよくわからない病気だ」[16]と言われて愕然としたという。

「その言葉に同意することはできなかった」と彼は、発光塗料の危険性について論じた一九三一年の論文の序文に決然と記している。そして彼はその論文で、ゲトラーや消費者連盟で働く医師たち、ハーバード大学やイェール大学の研究者、その他の科学者たちがこれまで行なってきた研究について詳しく説明し、発光塗料の問題はけっして原因のはっきりしない問題などではないことを明確に述べている。

だが、時計の文字盤を塗装していた職人の死亡件数は着実に増加を続けていた。その前年の秋、マートランドはニュージャージーの工場の訴訟が和解して以来、五人目となる被害者の死を確認した。二七歳のその女性は、腰を骨折したのち数カ月のあいだ、姉妹の家で寝たきりで過ごし、夫と三歳の娘を残してこの世を去った。また、訴訟を起こしたラジウム・ガールズのひとりも死亡し、もうひとりは、室内を歩いていて右足を骨折し、入院していた。

そのうちに、マートランドがこの病気の死亡者の記録をつけていることをニュージャージーの新聞が嗅ぎつけた。そしてジャーナリストたちがそのリストを〝一種の運命の書〟と呼ぶと、マートランドは烈火のごとく怒り、リストに誰の名前があるのかを問い合わせる何十件もの電話すべてに対応した。彼はマスコミに情報を流した弁護士たちを非難し、もう彼らのためにはいっさい仕事をしないと心に決めた。世間の過熱した注目が集まることで、被害女性たちが怪物扱いされることを彼は怖れたのだ。

「私はその話をしたくないだけだ」マートランドはそう言って、彼につきまとう新聞記者たちをはねつけた。

そのリストは、患者の症状があらわれるまでの期間を記録する目的でつくられていた。そのころに発表した最新の論文で、ラジウム中毒ははっきりと異なる二つの形であらわれると彼は指摘している。ひとつは急性の中毒で、早期に死に至るこの中毒は、深刻な再生不良性貧血や、顎の骨の急速な崩壊、唇や舌に広がるただれ、そして日和見的な細菌感染が特徴だ。

「遅いほうのグループ」と彼が呼んだ患者たちは、当初はそれほど多くのラジウムを摂取していなかったものと思われる。そのような女性たちは病気の進行もゆっくりで、「骨に軽度だが有害な病変」が徐々に生じてくる。骨自体に放射性物質が蓄積して骨髄が崩壊するためだとマートランドは考えていた。中毒がどちらの経過をたどるにしても、けっして明るい結果が待っているわけではない。彼は、新聞記者たちが被害者のデータを死の宣告を受けた人々のカタログ扱いすることが我慢ならなかった。「このリストに名前が載っていて喜ぶ人などいはしない」のだ。


西インド諸島の船旅から帰ってきたノリスは、快適な気候と合法のラム酒で、すっかり元気を取り戻していた。そして、そのわずか数週間後の三月三一日、またひとり、ラジウム中毒による死が報告された。だが今回のケースは、この問題を医療界だけにとどまらない大問題へと発展させ、世間の注目を集めることになった。

なぜならこれは〝重要な〟ラジウム中毒死だったからで、世間の反応がこれまでと違った理由は、犠牲者の社会階級の差にあった。[17] このとき亡くなったのは、ニュージャージー出身のイタリア系アメリカ人工場労働者ではなく、五二歳の億万長者、実業家であり、アスリートであり、社交界の一員でもある人物だったからだ。エベン・M・バイヤーズはA・M・バイヤーズ鉄工所の会長で、ピッツバーグ銀行やペンシルベニア・アンド・レイク・エリー・ドック会社の取締役も務める有力者だった。[18]

彼はこの大不況の時代にも、依然として特権階級の生活を満喫し、所有するニューヨークの厩舎を失う心配も、鉄工所があるピッツバーグの邸宅やロードアイランドとサウスカロライナにある休暇用の別荘を失う心配もない金持ちだった。また、イェール大学を卒業した彼は、テニスの全米チャンピオンであり、トラップ射撃の名手、そして明るく、身なりも優雅なパーティー好きのプレイボーイでもあった。

その五年前、バイヤーズはハーバード大対イェール大のフットボールの試合から帰宅するさい、貸し切り列車で夜遅くまで友人たちと酒を酌み交わしていた。そのとき、すっかり酔っ払った彼は、列車の寝台から転げ落ちて左腕を負傷し、傷はなかなか完治に至らなかった。腕の痛みはそのあとも続き、ついには夜もよく眠れないまでになっていった。彼は治療を求めて、あらゆる医師の門を叩いたが、そんなとき、あるピッツバーグの医師に、〈ラジソール〉を勧められた。ニュージャージー州オレンジ市で販売されていたラジウムをベースにした健康飲料だ。

バイヤーズ自身の計算では、一九三一年の末までにラジソールを一〇〇〇本以上飲んだらしいが、当時の彼は、この健康飲料の成分と工場で働いていた娘たちの不運な死に関連性があるなど、夢にも思わなかっただろう。だがこのころには、彼もすっかり体調を崩していた。なぜか骨がボロボロと砕け、皮膚は黄ばみ、腎臓も機能不全を起こしていたのだ。一九三二年三月、マンハッタンのドクターズ病院で息を引き取ったときの彼の姿は見る影もなく、体重はわずか四二キロにまで落ち、呼吸する彼の口からは、ラドンガスが吐き出されていた。

バイヤーズは、運動選手ならではのたくましい姿を失ったことを非常に恥じ、病のことをひた隠しにしていたため、彼の死は周囲の実業家たちにとってまさに青天の霹靂だった。巷では彼が破産しただの、経営する工場が傾いただの、経済的に行き詰って服毒自殺をしただのとさまざまな噂が飛び交い、そんなパニックにも似た憶測が広がったこともあり、ニューヨーク市は監察医務局による速やかな検死解剖を命じた。

じつはウォーカー市長は――彼自身も、関節の痛みを抑えるためにラジウム水を飲んでいた――チャールズ・ノリスを名指しして解剖を要請してきたのだ。そこでノリスはこの検死解剖にふたりの助手の協力を仰ぎ、マートランドは解剖を、そしてゲトラーは骨の分析を手伝うことになった。

彼らの報告書は、ラジウム・ガールのカルテとそっくりで、まるで彼女たちのカルテをコピーしたかのようだった。上下の顎の壊死、貧血、脳膿瘍（右脳の大脳皮質）、損傷した腎臓、ボロボロになった骨髄。「ラジウム中毒のすべての症状」がそろっていた、とノリスは市長に報告した。バイヤーズの骨は放射性があまりにも高く、ゲトラーがそれを黒い印画紙とフィルムで密封すると、骨から次々と放射されるガンマ線やベータ線によって脊椎の突起がくっきりと浮き上がり、脊椎の鮮明な画像があらわれたほどだった。

ノリスがバイヤーズの死因を報告してわずか数日のうちに、バイヤーズの友人たちはいっせいにワシントンDCにいる知り合いの政治家たちに電話をかけ、その結果、連邦取引委員会は即座に、ラジソールなどの医薬品の安全性に関する公聴会を実施すると発表。さらにFDA（米国食品医薬品局）も、その手の医薬品に関する警告を出した。アメリカの医学界で最も権威のある学会誌《米国医師会誌》

は、「治療薬として市販されている放射性物質は人体に有害なものが多い。また、そのような薬を指定された分量摂取すると、ニュージャージーの文字盤塗装作業員たちと同等の放射線物質を摂取することになることをマートランド医師は発見した」と伝えている。

だが、緊急記者会見でのゲトラーの言葉はもっとシンプルで「最初は効いた気がするでしょう。あの薬を飲めば、元気が出ますからね。でも、あなたがあれを飲みはじめたら、私たちはあなたの臓器を標本にする準備に取りかかりますよ」と言ったのだった。一九三二年の秋、連邦取引委員会は、ラジソールを製造するベイリー・ラジウム・ラボラトリーズ社に業務停止命令を出し、ラジソールの輸送を禁止した。一九〇六年に設立されたFDAは、当初はごく限られた権限しかもっていなかったが（消費者に警告を発するくらいしかできなかった）、このラジソールの件を追い風に、法的権限の拡大を目指す運動を積極的に展開した。また、米国もヨーロッパも、放射性物質の使用を規制する新たなルールについて議論しはじめた。

そしてチャールズ・ノリスはといえば、またも市長と予算問題でもめ、ついにはその職を辞してしまった。

新たな危機の原因は、ジミー・ウォーカー市長が個人的なスキャンダルに巻きこまれたことに端を発した市政の政権交代だった。[19] じつはこのころ、ウォーカーはかわいいショーガールとの浮気が妻にばれて離婚されたうえ、刑事事件を握りつぶした見返りを受け取ったことで取り調べを受けていた。さらに、州政府の改革を目指していたニューヨーク州の新知事フランクリン・デラノ・ローズヴェルトからの圧力もあり、ウォーカーは九月に辞任に追いこまれたのだ。

その後、清廉潔白さで聖なる《ホーリー》ジョーと呼ばれていた市長代理のジョセフ・マッキーが新たに市長に指名された。市長になった彼は、ウォーカーが市の予算を湯水のごとく使っていたことを知り仰天した。ウォーカーは市の予算の一部を使って彼の愛する贅沢な暮らし、すなわちシルクのシャツを着こんでショーガールと交際するという贅沢な暮らしをしていたのだ。

ニューヨーク市が一億ドル近い赤字を抱えていると知ったマッキーは愕然とした。そのうえ金融恐慌で痛手を負っていた州内の銀行からも、市の負債をまかなうための融資を拒まれた。けれども、もしマッキーが予算を健全化すれば、銀行は長期の公社債金融を引き受ける準備があるという。当時は誰もが青息吐息だったため――市内の失業率は二五パーセントに迫る勢いだった――マッキーも増税をするつもりは毛頭なかった。そこで彼は、市のすべての部署に予算の二〇パーセント削減を言い渡したのだが、そこには監察医務局が使用する車の経費も含まれていた。つまり医師たちは、監察医務局の車を使う代わりに、タクシーや列車、または徒歩で現場に急行しろ、というわけだ。

ゲトラーの助手の給料を肩代わりし、解剖室の備品も自腹で購入していたノリスにとって、これは我慢の限界を超えていた。九月一九日、彼は「私はこれをもって、ニューヨーク市監察医務局長の職を辞します」とだけ記した手紙をしたためた。そのあとは、耳を傾けてくれる人すべてに自分の不満をぶちまけたが、そのなかにはこの話に大きな興味を寄せた全国紙や大手雑誌も含まれていた。

タイム誌とのインタビューで、ノリスは例の車の一件についての不満を延々と語っている。死亡現場へ三〇分以内に到着しなければならない監察医には、街角で一般の人々と争いながらタクシーをつかまえている余裕などない、と彼は言い、「何もかもが、ばかばかしいことばかりだ」と記者を相手に語気を強めた。「うちのような小さな部署が一〇ドルの予算を確保するより、大きな部署が一〇〇万ドルを確保するほうがずっと簡単だ。つまらんところをケチって、大きなところでどんぶり勘定をやっているこの市のやりかたじゃ、監察医務局の仕事の質が著しく損なわれてしまう」と。

マッキーはノリスの辞表を「しぶしぶ」受け取ったが、その後に巻き起こった騒ぎに大きな衝撃を受けた。監察医務局の局長代理にはトーマス・ゴンザレスが指名されたが、彼は知事に、ノリスを復帰させるべきだと強く迫った。病院も開業医も、大学の学長や警官たちも同様だった。困り果てたマッキーは、消防署と警察署対抗の球技会でこの問題を警察署長に打ち明けた。そして、戻ってくるようノリスを説得してくれないかと泣きつき、ノリスへの伝言を託した。「ノリス医師ほどの貴重な公務員を失うわけにはいきません」

タイム誌が指摘したように、このときノリスは仕事を辞めることもできた。六四歳の彼は、引退してもおかしくない年齢だったからだ。もちろん年俸七五〇〇ドルを失うことにはなるが、彼が金を目当てに働いたことはこれまで一度もなかった。「なにしろ彼はペンシルベニアのノリス家の人間なのだ」とタイム誌は書いている。ノリスタウンを築いた一族であり、銀行家、商人、地主一族の一員である彼は、その気になればいくらでも快適な隠居生活を送れたのだ。

しかし、遊んで暮らす生活はノリスには向かなかった。彼にとっては、戦うべき大義を抱き、乗り越えるべき困難に挑んでいくことこそが最大の幸せだった。マンハッタンの西七二丁目にあるエレガントな自宅で過ごしていた彼は、自分が監察医務局のみすぼらしいオフィスに戻りたがっていることに気がついた。解剖室の血や消毒剤のにおい（在職中に彼が手掛けた検死解剖は、推定約四〇〇〇件だ）、そして手をつけたままの仕事が恋しくてたまらなかったのだ。日を追うごとに彼のいらだちは募り、落ち着きを失っていった。そして警察署長から復帰を促されると、ノリスの妻が彼の背を押した。

一〇月、ノリスはようやく監察医務局に復帰したが、それはマッキーが彼の局の車を復活させたあとのことだ。

一一月、フランクリン・デラノ・ローズヴェルトが大統領選で勝利をおさめた。当時は経済不況のせいで、フーヴァー大統領も共和党の緊縮政策もおそろしく評判が悪かった。一方、ローズヴェルトの公約は財政政策の変更だけにとどまらず、彼が改革を目指したもののなかには、一二年前のアメリカ合衆国憲法修正も含まれていた。フーヴァーが〝高貴な実験〟と呼び、彼が大失策と考えていた禁酒法を実現させたあの憲法修正だ。

多くのアメリカ人は、アルコールの規制が経済の崩壊や醸造所の閉鎖を招き、労働者から仕事を奪い、犯罪を増加させ、いまや誰もが認めるように、アルコール依存症患者も増加させたと考えていた。また、民主党もこの件ではローズヴェルトを強く支持し、禁酒法の廃止は新大統領と議会の主要な狙いのひとつだと発表した。こうしてローズヴェルトの選挙戦のテーマだった「幸せな日々が再びここに」は熱狂とともに受け入れられ、本選挙では四八州のうち四二州で彼が勝利した。

一九三二年の末、ノリスは毒入りの酒で命を落とした死者に関するホリデー・レポートをふたたび発表した。しかし意外なことに、今回の報告書はこれまでとは全く違う良好な内容となった。[20] クリスマス休暇の時期にメチルアルコール中毒で死亡したケースが、わずか二件だけだったからだ。

ノリス自身も、ニューヨーク市でも最もいかがわしいアルコールを出すことで有名な二つの地域に出かけていった。ひとつはブルックリンのウォーターフロントで、船乗りたちが「アルコールと名前がつくものはなんでも喜んで飲むと言われる」フーヴァー・シティだったが、そこで目にした船員たちはみな、非常に健康そうだった。もう一カ所はバワリー地区、こちらはいつもどおり、メチルアルコールと水を混ぜた飲料、スモークを飲んだとおぼしき男たちが、ぼんやりと腑抜けたようすで薄汚い通路を占領していた。しかし「彼らはうたた寝から目覚めると、すっかり元気を取り戻し、それぞれお気に入りの場所へとぶらぶら歩いていった。どうやら、禁酒法の規制をかいくぐって怪しげなものを飲ませるバーでさえ、命にかかわるほど危ない酒は出さなくなったらしい」とノリスは書いている。それでも依然として、人々はみずから進んでエチルアルコール中毒になっていた。監察医務局は、その年の末までにアルコール依存症で死亡した人数を七〇〇人以上と記録している。この数字も、エチルアルコールは毒物リストのなかで最も重要な毒物かもしれない、と言っていたゲトラーの言葉を思い起こさせる。

しかし、エチルアルコールが最も重要な毒物ではなかった時代などあっただろうか？ ノリスは、ニューヨーク市が経費を負担する車——もちろん、運転するのは彼のお抱え運転手だ——でバワリー地区をあとにし、報告書を書くためにオフィスに戻った。そして、宵闇迫る夕暮れに、レンガの壁にもたれて眠りこけている男たちのことを、詳細にわたって淡々と描写した報告書を書き上げた。だがそこに、メチルアルコール中毒の報告書に込められていた怒りは微塵もなかった。そうだ、これがエチルアルコールの風景だ。ノリスが監察医務局に勤めるずっと前から存在し、おそらくこのあとも長く存在しつづけるエチルアルコールの風景。そんなことを考えながら、闇が濃くなるコバルト色の空の下、霧が立ちはじめた川面を背に、彼は家路についた。

第10章　一酸化炭素（CO）パート2　一九三三〜一九三四年

三番街がブロンクス区を通るあたりに、日よけをつけた小さな商店があり、そのわきに三角形のレンガ塀が立っていた。その塀には、近くの映画館フェンウェイ・シアターの宣伝ポスター（『蛮勇タルザン』の主役バスター・クラブと『Bed of Roses（バラの花壇）』のコンスタンス・ベネット）が貼られていた。そして商店と塀のあいだに押しこまれたような形で、薄汚い小さな店があった。[1]

その店は営業しているようには見えなかったが、近所に住んでいれば、夜になると扉の錠が外され、汚れた箱を積み上げて目隠しした陰で小さなもぐり酒場が営まれているのがわかっただろう。ソファー一脚とテーブル四台、後ろの壁に沿って渡したベニヤ板のカウンターだけのごく簡素な店構えだが、ウイスキーだけはたっぷりあり、ひとりしかいないバーテンダーは、店を閉めたあとソファーで眠った。

たったこれだけのもぐり酒場ながら、店主はどうにか施しの食料配給の列に並ぶことなく暮らしていた。かろうじて、ではあったが。常連客はその場で金を払うこともあれば払わないこともあり、ポケットからありったけの小銭をかき出し、残りはツケにした。そのツケも払ったり、払わなかったり。最悪の客はマイケル・マロイという年老いたのアイルランド人で、懐具合に合わせて、街路清掃や棺磨きなどの仕事に就いたりやめたりをくり返していた。この〝マイク〟・マロイにただ酒を飲まれるせいで、酒場の稼ぎの大半が消えてしまうこともあった。

ある冬の晩、マロイがいつものごとく酔いつぶれてカウンターに突っ伏して寝てしまうと、酒場の話題は彼と金のことになった。店主のトニー・マリーノは仲間たちとあやしげなウイスキーを飲みカードゲーム《ピノクル》をしながら、景気の悪さをぼやいていた。ぎりぎりの経済状況だった。近所の果物屋も生きていくのがやっとの状態で、葬儀屋も料金を払えない客からの未収金を抱えていた。三人はさらに飲みながら、思いがけない遺産でも転がりこまないかと夢物語を語っていた。

おれたちの誰かに金持ちの親戚がいたら、それがだめでも、高額の保険がかかった病人でもいたら。この時期、そういう親族が都合よく死んでくれればどれだけ助かるか。テーブルを囲んで手札を切りグラスを重ねながら、男たちは冗談半分でそんな話をしていたが、しだいに本気で考えはじめた。とはいえ、使える親戚など誰にもいない。いや、まてよ、とマリーノが思いついた。いなければつくればいい——死んでも惜しむ人などいない誰か、生かしておく価値などない誰かを。

あとである男が聞いた話では、三人はこのとき、別の酔っ払いの横でいびきをかいて眠りこけているマイク・マロイのほうを見たという。この瞬間、ブロンクスのみすぼらしいもぐり酒場で、殺人計画にはおよそ適さない最悪の犠牲者が選ばれた——のちに新聞各紙が〝丈夫な《デュラブル》マイク〟と呼ぶことになる男である。

一九三三年の冬は、凍える寒さと、街全体を覆いつくす雪と、そして——マリーノの薄汚いバーのようなもぐり酒場の日々に終わりが訪れる気配をもたらした。二月二〇日、連邦議会は修正第一八条の廃止を決議した。[2] しかし、禁酒法時代を法的に終了させるには正式な憲法改正が必要になる。そこで議員たちは新たな修正案を作成した。「合衆国憲法修正第一八条は、ここにこれを廃止する」で始まる修正第二一条である。

下院も上院もこの修正を可決したが、新たな修正案は、四八州の四分の三にあたる三六州が批准して初めて立法化される。結果があまりにも読めないため、連邦政府は各州に対し、特別議会を招集し批准について採決するよう求めた。三六州の特別議会で修正第二一条が可決されるまで、禁酒法は国法として存続することになる。

その間、連邦政府は修正第一八条の施行を規定したボルステッド法にもとづく規制を緩めることを決めた。最初に規制が緩和されたのは、比較的弱いアルコール飲料とされるビールで、ふたたび合法的に販売できるようになった。修正案では、批准までに七年の猶予が設けられた。だが誰も――内心では成立してほしくないと願う禁酒主義者や密造業者でさえ――この法案の成立までにそう長くかかるとは思っていなかった。

マイク・マロイの殺害をたくらむ者たちは四人になった。トニー・マリーノ、彼の店でバーテンダーをしているレッド・マーフィー、地元の葬儀屋フランシス・パスクア、そして同じ通りにある果物屋のダニエル・クリーズバーグ。まず、保険会社とのコネをもつパスクアが顔つなぎをし、一九三三年の二月を迎えるころには、四人はまんまと三つの生命保険をかけていた。メトロポリタン生命保険会社で四〇〇ドル、さらにプルデンシャル生命保険で少額のものを二本。たとえばスナイダーとグレイの事件〔第七章〕などと比べればたいした金額ではなかったが、不慮の死の場合は倍額保障となり、一五〇〇〇ドル近い保険金がおりる。

マロイは酒場の仲間たちのためならなんでもした――マリーノに好きなだけ飲んでいいと言われたのだからなおさらだ。疑いを抱くようすもなく、マロイは保険証券にサインし、パスクアが掛け金を支払い、マーフィーを弟ということにして受取人にすることにも同意した。

マロイは身を持ち崩した残骸のような男で、年の頃は六〇、パスクアに葬儀場で寝せてもらえる晩以外は宿無しだった。長年にわたり浴びるように酒を飲んできた人に特有の、黄ばんだ案山子《かかし》のような風貌。殺人クラブのメンバーたちは、せいぜい一週間も飲みたいだけ自由に酒を飲ませれば、あっけなく死んでしまうだろうと考えた。ところが二週間後、毎晩ウイスキーを飲み、クラッカーにイワシを乗せたつまみもふるまわれたマロイは、死ぬどころか元気いっぱいだった。体重も少し増えたようで、彼専用の〝ハッピーアワー〟には毎日欠かさずやってきた。

酒に問題があるのか、とマリーノは思った。マロイは明らかに大量のアルコールを飲み慣れていた――慣れすぎていると言ってもいいくらいに。となれば、普通のアルコールではなく、何かもっと強いものが必要だ。監察医務局が何年もかけて説き広めた甲斐あって、メチルアルコールが〝強力な〟飲み物になることを誰もが知っていた。マリーノはさっそく、工業用アルコールを買いにガソリンスタンドへ向かった。

レッド・マーフィーがそれを薄めもせずマロイに出す――グラスにたっぷり注いだオン・ザ・ロックで。保険金殺人シンジケートは期待に胸を躍らせながら、老いた男がそれを飲むようすを見守った。ところが、マロイは気を失って床に倒れこむこともなく、たまにぜいぜいと耳障りな音をさせながら呼吸を続けている。そして一杯飲み干すと、グラスを掲げておかわりを求めた。次の晩もマロイはやってきて、マリーノの〝うまい〟酒をしこたま飲んでいった。

二月のなかばになると、共謀者たちはアルコール中毒の線に見切りをつけた。

マリーノは、酒ではなく食べ物でマロイを殺すことにした。彼が考案したひときわ独創的な料理のひとつが、腐りかけのイワシと、すりつぶしたガラス、金属の削りかす入りサンドイッチである。だが、これも失敗に終わった。オイスターのメチルアルコール漬けもだめだった。そこで、とくに寒さの厳しいある晩、彼らはマロイが眠りこけるのを待ち、外へ運び出して水をかけた。しかし、この方法もうまくいかなかった。水の冷たさで目を覚ましたマロイは、マリーノの酒場へ戻ってくると、床に寝て酔いを覚ました。

このころになると、どうにかして殺さなければとやけっぱちになっていたマリーノは、酒場の常連客をもうひとり陰謀に巻きこんだ。ハーシー・グリーンというタクシードライバーで、マリーノは彼に、酔いつぶれたマロイを道路に寝かせておくから車で轢いてほしいと依頼した。謝礼は一五〇ドル、保険金の小切手が届きしだい払うという約束だった。次の日の晩、共謀者たちは前後不覚のマロイを暗い脇道へ引きずっていった。グリーンはエンジンの速度を上げ、その衝撃でマロイの体が歩道に飛ばされた。誰かが死体を見つけてくれるようにと、彼らはマロイをその場に残してきた。ところが二、三日たっても、なぜかどの新聞にも路上生活者の死を報じる記事は載らなかった。

一週間後、マイク・マロイは脚をひきずりながら店に舞い戻ってきた。車に轢かれて、治療のために入院していたんだ、と彼は言った。轢かれたときの状況は覚えていなかったが、不自然な格好で歩道に倒れているのを、ある警官が見つけて病院へ運ばせたのだと聞いていた。頭蓋骨骨折のほかにも何カ所か骨が折れていたが、医者がうまく継ぎ合わせてくれた。

なあ、まだ痛むんだよ、とマロイは言った。とにかく一杯飲ませてほしい――どんな酒でもいいか
ら。

そのころほかのもぐり酒場では、常連客たちはなんの問題もなく次々にくたばっていった。

二月末の時点で、再蒸留した工業用アルコールが原因で一〇〇人近いニューヨーク市民が命を落としていた。ブルックリン地区検事ジョン・ラストンいわく、毒入りアルコールは蒸留器から、小型の密輸船から、そしていつものように、独創的なアルコール再加工の拠点として名高いブルックリンからやってきた。

「命よりも金を優先できる連中にとっては、人の命など安いものなのだろう」とラストンは訴えた。「たとえ酒類の製造販売を禁じる法がなかったとしても、毒の混合物を販売するのは罪であり、法を守る市民はみな声を上げて罰するべきだ」

そして禁酒法とも、それが引き起こした危険なアルコールの供給ともきっぱり手を切りたい、彼は心からそう望んでいた。できれば年内に、そうなってほしい。

二月も終わりに近づいたころ、またしても挫折を味わったマロイ暗殺チームは、次なる殺害計画を思いついた。今回はそれまでのやりかたなど話にならないくらい確実な方法だった。数ある毒のなかでも最も信頼性の高い毒のひとつである一酸化炭素を、これでもかというほど吸わせてやるのだ。

工場労働者になりすまし、レッド・マーフィーとダニエル・クリーズバーグは近くの下宿屋で部屋

を借りた。実際、ベッドが一台あるだけでほかには何もない部屋だが、照明はガス灯で、ちょうどベッドのところの壁に灯用ガスの吹き出し口があった。

二月二二日の晩、マーフィーはマロイがまた意識を失い床にくずおれるまでグラスを満たしつづけた。そして、まわりの全員に聞こえるように大きな声で、じいさんを家に送っていって寝かせてやったらどうかと言った。マーフィーとクリーズバーグは裏口からマロイを運び出し、半分引きずりながら下宿まで引っぱっていった。よろよろと階段をのぼっていく三人を見た下宿のおかみに、友達は具合が悪いのかと訊かれたので、いや、ただの酔っ払いだよ、とふたりは明るく答えた。

マロイをベッドに寝かせてドアを閉めると、マーフィーとクリーズバーグは手早く作業を進めた。ガスのバルブにゴムホースをつけ、もう一方の端をマロイの口につっこみ、顔にタオルを当てて鼻孔をふさぎ、ガスの栓を開いた。

マロイはエチルアルコールにも、メチルアルコールにも、腐った魚にも、発酵したオイスターにも、砕いたガラスにも、金属くずにも、滲み入る冷水にも、自動車の待ち伏せ攻撃にも耐えてもちこたえた。しかし、ここでも一酸化炭素は別格だった。のちにマーフィーは、マロイは五分もたたずに死んだだろうと語っている。

クリーズバーグがあるとき、いくらか脚色し、細いゴムホースから流れ出るガスのシューシューという音を口で真似ながら打ち明けたところでは、しばらく耳を傾けていたが、ふと、マロイがもう息をしておらず、死んだ男の肺に送りこまれる灯用ガスの、ヘビを思わせるシューシューという音しか聞こえないことに気づいたのだった。

以前から毒物学者のあいだでは、一酸化炭素が人を殺すのは、血液に入りこんで酸素を力ずくで追い出し、輸送タンパク質である酸化ヘモグロビンをカルボキシヘモグロビンに置き換えてしまうために窒息が起きるからだと知られていた。

しかし実際にどのくらいが致死量なのかははっきりせず、医学的検査によって、飽和度六五から八〇パーセント程度が最低ラインに設定された。だがゲトラーは、もっと低レベルでも致死量になるのではないかと思いはじめていた。一酸化炭素は着実に人を殺すガスであり、もっと少ない量でも命取りになりかねないと考えたのだ。そして今度もまた、市の死体安置所とのコネクションを生かして実証することにした。

ゲトラーは、かわいがっている学生のひとりヘンリー・フライマスの手を借りてこの仕事に取り組んだ。いかさまトランプの腕は超一流、化学者としても超一流の男だ。ふたりは過去数ヵ月間に運びこまれた死体のなかから灯用ガスが死因のものを抽出し、各ケースについて死亡時の血中の一酸化炭素飽和度を記録するところから始めた。

〈ケース二〉

男性、三八歳、ガスバーナーから口までゴムホースがつながった状態で死亡しているのが発見される。[3]

血中飽和度五三・六パーセント。

〈ケース九〉

男性、三五歳、死体発見時、ガスレンジのガス吹き出し口が開いた状態で、火はついていなかった。

コーヒーポットの湯が吹きこぼれ、火が消えたもよう。血中飽和度七五パーセント。

〈ケース五〇〉
男性、二〇歳、窓のない車一台用のガレージで死亡しているのが発見される。車の修理をしていた。血中飽和度四九・三パーセント。

〈ケース五七〉
女性、四〇歳、住居の火災後に死体で発見される（火が酸素を消費し、ものが燃えて一酸化炭素が発生）。血中飽和度五一・九パーセント。

〈ケース六五〉
男性、七六歳、ベッドで死亡しているのが発見される。壊れた煙管から石炭ガスが漏れ出た。血中飽和度六一・九パーセント。

六五の事例を調べた結果、そのうち約一〇パーセントが、血中飽和度五〇パーセント以下で死亡していることがわかった。なかには、わずか三〇パーセントで死亡したケースもあった。五〇から六〇パーセントのケースは全体の一四・五パーセント、そして教科書にもあるように、血中飽和度が五〇から六〇パーセントに達したあとに亡くなるケースが全体の七〇パーセント以上を占めていた。

だがゲトラーの興味を引いたのは、血中飽和度が低いのに亡くなるケースだった。それらは、一酸化炭素は自然界で最も手際のいい殺し屋《キラー》なのではないかという彼の予測を裏付けるものであったが、それ以上に、毒物学が目下直面している問題のひとつである、致死量の特定の難しさを物語っていた。ある種の毒物に非常に弱い人もいれば、並外れた耐性をもつ人もいた。

誰かが気づいてさえいれば、マイク・マロイはメチルアルコール研究における格好の事例となっただろう。しかし、彼はやがて別の理由からゲトラーの強い関心を引くことになる。マロイのような不屈の生命力をもつ人を殺すには、どれだけの一酸化炭素が必要なのか。その数値を割り出すことはできるのか。死体がすでに埋葬された場合、一酸化炭素の血中飽和度はどれだけの期間計測可能なのか。

死の数日後、マロイは貧困者用の墓地に葬られた。

マロイ殺しの共謀者たちは、酔いどれ老人はメチルアルコール中毒で死んだという死亡証明書にサインしてくれる医師を見つけた。保険金の分け前を条件に一枚嚙むことになったその医師は、元市会議員だった。

葬儀屋のフランシス・パスクアは、書類が整うとすぐさま死体を埋葬した。メトロポリタン生命分の保険金八〇〇ドルがおりると追加で埋葬費を要求したが、実際には市に埋葬を任せていた。このつまらないごまかしは、物事がうまくいかなくなる兆候だった。

一九三三年四月、拍手喝采を浴びながら、合法ビール（アルコール度数三・二パーセント）が待ちに待った復活を果たした。[4]

国内のビール醸造所では、二四時間稼働が始まった。あるプラントでは三五万ケースと小樽一万八

○○○本分がニューヨーク向けに出荷された。供給されたビールは、二日間ですべて消費されたという。人々は食料品店や街のスタンドで五セント瓶を一ダース単位で購入し、それが売り切れると一○セント瓶を買った。飲食店はどこもみな、陶製ジョッキを満たす黄金の液体を酌み交わす長尻の客でいっぱいになった。

もぐり酒場は、いそいそと合法的な店に転向した。目隠し用の仕切りをはずし、テーブルにカラフルなクロスをかけ、かごに入れたプレッツェルを置くと、ちょっとしたビアガーデンに変わった。喜びあふれる政治家たちは、湯水のごとく消費されるビールを見て、「酒に飢えた国民の過半数を占める酒飲みたち」の支持を得て、修正第一八条は年内に廃止されるだろうと予想した。

マリーノの小さな薄暗いバーでは、目隠し代わりに積み上げた汚い箱はそのままで、出される酒も各種密造酒、酒場のムードも楽しげではなかった。楽しいはずがなかった。

五月、マロイ殺しの陰謀団は分裂した。

トニー・マリーノの裏稼業仲間のひとりが、店で口論になり撃たれて死んだ。バーテンダーのレッド・マーフィーが重要参考人として勾留された。さらに、プルデンシャル生命保険が突如として疑いを抱き、死亡保険金の支払いを拒むという予期せぬ事態が発生した。マロイがあまりにも急いで埋葬されたのを、プルデンシャルの外交員があやしんだのだ。

そこへもってきて、ブロンクスのあちらこちらの酒場でなかなか死なない男の噂が広まりはじめていた。マリーノの店の常連客たちが断片的に耳にした話を誰かに話し、それがカードゲームや酒場の話題として伝わっていったのだ。そこへさらに尾びれ背びれがついて、〝殺しても死なないマイク〟

の伝説は、三番街沿いのすさんだエリアに広がっていった。陰謀に加担し保険金を受け取っていないメンバーは（タクシー運転手は、一五〇ドルの約束が二〇ドルしかもらえなかった）友人たちに不満を漏らした。こうして〝丈夫なマイク〟の話は何度となく語り継がれ、ついにはその界隈をパトロールする警官たちの耳にも届き、そのひとりが殺人課の刑事に話した。軽く情報収集をしたあと、刑事はブロンクスの地区検事にその話を伝えた。興味をもった検事は調査を指示した。

自分が聞いた話を語りたがる人が多すぎて、発見されるのを待つ証拠も多すぎだ。[5] かくして殺人シンジケートの運命は、興奮した逸走馬のごときスピードで急展開したのである。五月一二日、ブロンクスの地区検事は、マリーノ、パスクア、マーフィー、クリーズバーグ、そしてハーシー・グリーン（タクシードライバー）の五人を大陪審にかける、つまり起訴手続きに入ると発表した。それから五日がたち、二〇人の証言を得たのち、五人全員が第一級殺人で起訴されることが決まった。

死亡証明書にサインをした医者は共犯者として起訴され、不審死について報告を怠った有罪を認め、裁判で証言をすることに同意した。怖気づいたグリーンは暴行罪を認め（結局、彼はマロイ殺害に成功しなかった）、懲役一〇年の判決と引き換えに証言台に立つことを受け入れた。

だが、ほかの四人はなかなか屈しなかった。マーフィーはいっさい口を割らず、クリーズバーグは突如、マイク・マロイは本当にガスで死んだのかどうかわからないと言いだした。マリーノは記憶がはっきりしないと主張。地区検事は秋まで裁判を延期し、もっと時間をかけて殺人の証拠を集めることにした。

六月なかば、ベルビュー病院とニューヨーク大学は新たに〝法医学科〟の創設を発表した。[6] この種の学部としては国内初であり、医学部長の言葉を借りれば、これでアメリカもようやくヨーロッパで行なわれている医学捜査のレベルに一歩近づくことになる。

実際、「法医学（forensic medicine）」という言葉はヨーロッパの学術機関で使われているものをそのまま借りてきたもので、アメリカでは「医法学（medical jurisprudence）」という言葉が一般的だったが、一流大学の歴史に刻む意味でも、法よりも科学をより強調する意味でも、従来とは別の用語が採用されたのだった。それまで各大学の医学部では、この手の授業は数えるほどしか行なわれてこなかったが、専門の学部ができたことで、ひとつの信頼できる専門分野に昇格することになる。ハーバード大学でも法医学科ができつつあったが、そちらはより学術的な試みだった。その点ニューヨーク大学のほうは完全に実際的なプログラムで、犯罪捜査の分野に優秀な科学者を送りこむことを目指したものだった。

この新たな学科の教授陣リストを見れば、いかにレベルの高い専門性と実践的アプローチに支えられていたかがひと目でわかる。なにしろ学科主任はチャールズ・ノリス、副主任はハリソン・マートランドなのだ。毒物学を担当するのはアレグザンダー・ゲトラー。そしてトーマス・ゴンザレスをはじめニューヨーク市の監察医助手の大半が病理学の授業を受け持った。

死亡証明書への正しいサインのしかたから法廷での証言のしかたまで、ノリスは、ありとあらゆるトレーニングを盛りこんだ意欲的なカリキュラムを作成した。選択科目である実習コースには監察医務局での一カ月間の実務研修が組みこまれ、四年生には死体解剖の助手をつとめる機会が与えられる。医学部を卒業した新米医師で法医学の研修を希望する者には、監察医務局における三年間の実習コースが用意され、大学卒業後の毒物学コースも新設された。

学生たちは働きながらさまざまな経験を積むことができた。提示されたカリキュラムには具体的な仕事内容は書かれていないが、一九三三年当時であれば、市内の葬儀屋との押し問答もまちがいなく含まれていたはずだ。監察医務局から口頭で許可をもらったと言って事件現場から死体を運び出すのを商売にする新手の葬儀屋が出現したため、ノリスは警察に辛辣な意見書を送り、監察医の書面による許可が必要だと主張した。すると葬儀屋のほうからも、相手の都合を考えない監察医務局のお役所仕事への苦情が殺到した。チェルシーのある葬儀屋は、遺族がモルグから遺体を引き取るのに三六時間もかかったと書いている。「事務員は葬儀屋など屁とも思わず、見くだすような態度で接してくる。あの思い上がった連中に、目を覚ませと言ってほしい」[7]

ノリスは非礼を詫び、善処すると約束したが、新たに設けた手順については詫びなかった。モルグにやってきて、遺体を引き取る許可を遺族から得ていると嘘をつく葬儀屋がいると判明したためだ。ノリスは事務員に対し、葬儀屋の言葉が本当かどうか遺族に確認してから遺体を引き渡すよう指示を出した。いくら批判されても方針を変えるつもりはないと、ノリスは別の葬儀屋からの怒りの苦情にはっきりと答えている。

「混乱の多くは、葬儀業者の身から出た錆と言えましょう。とはいえ、私はけっして貴殿や葬儀業者組合を批判しているのではありません。人間という生き物は、とかく相容れないものですから」[8]

禁酒法はいまだ国法ではあっても、国全体がそれを忘却しつつあった。[9] 全米醸造業者組合によると、七月の一カ月間で、アメリカ国民は新たに醸造されたビールを一三億三二七九万四〇八杯飲んだことになる。ホテルではバーの営業を再開し、ビールやライトワインを提供した。教会でも、儀式で聖餐用ワインの使用がふたたび認められた。医師は薬用アルコールの処方を自由にできるようになった。法の撤廃プロセスは、いったん始まると不気味なほどとんとん拍子に進んだ。四月には最初の二州、ミシガン州とウィスコンシン州が修正第二一条を可決。五月にはロードアイランド州とワイオミング州。六月にはニュージャージー州、インディアナ州、デラウェア州、マサチューセッツ州、ニューヨーク州。そして九月の終わりまでに、二五の州が合法アルコールを取り戻す法案を可決、これで成立に必要な三六州のうち三分の二が達成されたことになる。

流通業者は早くも、イタリアのベルモットやフランスのシャンパン、スコッチウイスキーの輸入を再開すべく、ライセンス申請に動きだしていた。財務省としても、禁止法が廃止されれば合法アルコールが豊富に流通すると公言せざるをえなかった。すると、ある新聞に「ウイスキーたっぷり飲める、国が確約」と明るい見出しが躍った。きっと政府の禁酒法推進派を苦々しく思っていた酒豪の記者が書いたものに違いない。

しかし、違法アルコールの年月はアメリカの文化に変化をもたらしていた。ジン（新たに生まれたカクテル）とタバコで煙る空気が、おしゃれなパーティーやホットなもぐり酒場になくてはならない趣となっていたのだ。片手にグラス、片手にシガレット――この〝禁酒法時代ルック〟は洗練《ソフィスティケーション》された知性の新たな代名詞であり、しかもわずかな費用でそれがかなった。

一九三三年当時、紙巻タバコ《シガレット》ひと箱の値段は一三セント（ふた箱で二五セント）、一カートンで平均一ドル一九セントだった。無料のタバコを用意しているバーもあり、イワシのつまみや、ちょっと気の利いたもぐり酒場であればサンドイッチやチーズ、小さいソーセージ、スパイスのきいたピクルス、塩気のあるスナックなどと一緒に並べられていた。紙巻タバコの種類の多さといったら目がくらむほどで、魅力的な銘柄が、いくら試しても試しきれないほどあった。

喫煙者には、ざっと三〇〇種類もの選択肢があったのだ。[10] トルコ産やエジプト産の葉を使ったものは、たとえばアブドゥラ、ベンソン&ヘッジス、シンシナティクラブ、エジプシャンストレーツ、ハッサム、モーグル、オマール、ポールモール、フィリップモリス、ラムセス、ターキッシュトロフィーズ。トルコ産とアメリカ産の葉をブレンドしたものは、バーキングドッグ、キャメル、チェスターフィールド、ダンヒル、ファティマ、ラッキーストライク、マルボロ、ペップ、ピカユーン、ストローラーズ、スリーキャッスルズ。純国産派には、ヴァージニア州とノースカロライナ州産の葉だけを使ったプレイヤーズやリッチモンドに、西インド諸島産の葉を使ったエル・トロやハバナ。

喫煙があまりに広まっているために、一酸化炭素の血中飽和度の研究に支障が出ていることにアレグザンダー・ゲトラーは気づいた。

タバコの煙に一酸化炭素が含まれていることを、科学者たちは一九世紀の終わりから知っていた。ヴィクトリア朝時代にはすでに、煙に含まれる一酸化炭素ガスの量が計算され、紙巻タバコでは最大四パーセント、ゲトラーも好む葉巻の場合は六から八パーセントという数値も割り出されていた。

ゲトラーは最新の研究で、チェーンスモーカーは軽い一酸化炭素中毒にかかっているかもしれないという学説を立てた。彼は一九三三年の研究報告書で、「ヘビースモーカーが経験する頭痛は、一酸化炭素を吸いこむことが原因のひとつである」[11] と推測した。だが彼が本当に知りたいのは、そうした中毒症状よりもむしろ、血液中に一酸化炭素がどれだけ蓄積しているか、そしてそれが死因の計算にどれだけ影響を及ぼすのかという点だ。

ゲトラーはまたいつものように、その問題にひたむきに取り組んだ。喫煙による一酸化炭素汚染についてより深く理解するため、三つのグループの被験者を選んで比較した。比較的空気がきれいな田舎にある州政府機関で働く職員、車の排気ガスで曇る埃っぽい道路で日々働く街路清掃人、そしてヘビースモーカー。

予想どおり、田舎に住む人々のカルボキシヘモグロビン血中飽和度は平均一パーセント未満だった。マンハッタンの街路清掃人は、そのゆうに三倍の三パーセント。だが最も高いのは喫煙者で、ゲトラーの予測も一九世紀の計算も大幅に上回る数値だった。アメリカ人はタバコの煙を以前よりもかなり多く吸っており、血中飽和度は八から一九パーセントに及んだ。（一九パーセントという数値は、ブロンクスのタクシードライバーのもので、ゲトラーの実験室に向かう途中で続けざまに六本の紙巻タバコを吸ったと認めた）。

ゲトラーはいつものように几帳面かつ慎重に、「喫煙は明らかに血中の一酸化炭素を増やし、検査結果の解釈において無視できない」と推定してまちがいないだろうと記録している。

もうひとつ、喫煙の煙に含まれる毒として有名なのがニコチンだ。ニコチンはタバコの葉から発見された天然アルカロイドで、炭素と水素、窒素がきつく結びついている（$C_{10}H_{14}N_2$）。[12] タバコの葉はじつは、かなり悪名高いナス科植物に属する。マンダラゲ（マンドレーク）、ヨウシュチョウセンアサガオ、そして猛毒を生むベラドンナなど、有毒植物を数多く含む科である。ニコチンは一九世紀に分離・合成された。純粋なニコチンでは、平均的な大人を殺すのに必要な量はせいぜい一オンス（二八・三四九五グラム）だ。

毒物学者のあいだで、ニコチンは死体から検出された初めての植物性アルカロイドとして有名だ。

この画期的な進歩は一八五一年にフランスで遂げられた。ジャン・セルヴェ・スタースという意志強固な若き化学者が、胃の組織からニコチンを抽出したのだ。その胃は裕福な貴族のもので、金に困った妹とその夫に殺害された。死にぎわの苦悶の跡に触発された孤高の化学者は、実験室にこもって一心不乱に研究に打ちこみ、ついに死体からニコチンを分離する方法を見つけたのである。

大量に摂取すると、ニコチンは恐ろしい毒になる。水膨れをつくりながら口から胃までの通り道を焼き、激しい嘔吐に次いで痙攣を引き起こし、神経系を完全に麻痺させてしまう。一九世紀にはすでに、ニコチンは猛毒として名を馳せていた。ある医学の教科書には「毒の回りが非常に速く、数時間ではなく数分単位で死に至る」とあり、ニコチンを使って自殺をはかった不運な男が、毒の入った薬瓶をテーブルに戻す間もなく息絶えた例が示されている。また別の著者は「呼吸器の麻痺によって死に至る」とし、あまりにも急速に麻痺が起きるため、肺が機能を停止したあとも少しのあいだ心臓が動きつづけることもあると付け加えている。

数オンス分のタバコの葉を飲みこむだけで自殺をはかった人々もいる（もっとも、その場合は純粋なニコチンと比べて作用が緩慢ではあるが）。しかし、タバコの煙に含まれるニコチンがどの程度危険なのか、どれだけ吸いこめば死に至るのかは誰も知らなかった。その理由のひとつとして、ニコチンは計量が驚くほど難しいという点がある。一九二九年に行われたある分析では、タバコの葉に含まれる毒の量は生産地によってまちまちであることが指摘された。[13] たとえばヴァージニア州産のタバコの葉には、西インド諸島産の三倍ものニコチンが含まれていた。また、人によって吸いかたも異なる。スパスパと吹かす人もいれば、肺まで深く吸いこむ人もいる。ゲトラーが喫煙者について調べた一酸化炭素の血中飽和度に八から一九パーセントと幅があったのも、吸いかたの違いによるものと考えれば納得がいく。

一九二〇年代の終わりには、タバコの煙に含まれるのはニコチンと一酸化炭素だけではないことが判明していた。シアン化合物、硫化水素、ホルムアルデヒド、アンモニア、そしてピリジン[14]。最後のこのピリジンとは、工業用溶剤などに含まれる成分だ。こうした含有物が明らかになる一方で、数人の医師によって、喫煙が体に及ぼす慢性的影響が挙げられた――喉の痛みと咳、気管支炎、そして頻脈や動脈閉塞など心臓および循環器系の問題。なかには、タバコの煙に含まれる化学物質が癌の発生に関係しているのではないかと考えた医師もいたが、それに対しては懐疑的な見かたが多かった。

まだ実証されないリスクよりも、喫煙がもたらすメリットを主張する医師のほうがはるかに多かった。タバコに含まれる化学物質が神経系に良い刺激を与え、覚醒をうながす一方で鎮静効果ももたらすとされていたのだ。食欲を抑えて肥満を防止する効果もあった。タバコの煙には自然の殺菌効果があり、感染症を予防すると信じている医師もいた。イギリスの医学雑誌《ランセット》には、二〇世紀初頭の複雑な世界を生きる人々がストレスを乗り切るのにタバコが役立ったという前向きな意見が多数寄せられている。

同様に、《米国医師会誌》に掲載されたある論文では、喫煙がもたらす数々の効果のうち、とくに有益なものとして社交とリラクゼーションが挙げられている。この論文の著者は効果を熱く語る一方で、自身が医師として診てきた喫煙者の約三分の一が、息切れや慢性的な咳、もしくはその両方に悩んでいると認め、「このような代償を払ってでも喫煙の楽しみをとるかどうかは本人が決めることだ」としている。

また、この論文には異例の注意書きが付されていた。喫煙の生理学的効果については医学界の把握するところではない、と通告しているのだ。煙に含まれる化学的要素がすべて解明されたわけではなく、「それがもたらしうる臨床効果」もまだ完全にはわかっていなかった。確かに喫煙の価値を認めるべき理由はあったが、同様に慎重になるべき理由もあったのである。

一〇月の第一週、マリーノとその仲間――パスクア、クリーズバーグ、マーフィーがついに裁判にかけられた。

殺人罪で起訴されてから五カ月のあいだに、ブロンクス地区検事の指示により、マロイの死体が掘り起こされ、分析のためにベルビュー病院へ送られた。実際、老いた大酒飲みは何カ月ものあいだ地中にいたのだが、死因が灯用ガスならば、一酸化炭素の痕跡が見つかるはずだとゲトラーは請け合った。一酸化炭素が死後もしばらく体内にとどまりつづけるかどうかは、その年ゲトラーが熱心に取り組んでいたもうひとつの問題だった。[15]ドイツの研究者たちが二年前に発表したところでは、埋葬されて三カ月後に掘り出された死体にもまだカルボキシヘモグロビンは含まれていた。それが限界なのだろうか、とゲトラーは考えた。それとも、もっと長く残存するだろうか？

彼は一六本の瓶に、マロイも含め、一酸化炭素中毒で死亡した人から採取した血液を入れた。それらの血液はすべて、カルボキシヘモグロビンがたっぷり含まれている。一六本のうち半分は実験室のアイスボックスに入れられ、残りの半分は実験室の壁に沿ってつくられた長い木の棚に置かれた。冷蔵保存した場合と常温保存した場合とで、細胞の腐敗の進みかたがどう違うかを比べようというのである。ゲトラーと彼の部下たちは、保管がスタートした時点から二四時間後から定期的に瓶をチェックし、八四日目までそれを続けた。「いずれのケースでも、腐敗による一酸化炭素の増加は見られなかった」とゲトラーは記し、人体は死後に一酸化炭素をつくりだすことも吸収することもないという事実を再確認した。

彼はまた、血液細胞が腐敗するにつれてカルボキシヘモグロビンの量が減ることを発見した。しかし消滅の速度はゆるやかで、最初のころの計測ではかろうじて検出できる程度だった。最長のインターバル、つまり一日目と八四日目で比較しても、一酸化炭素の血中飽和度は七五・三パーセントから七〇・八パーセントと、わずかに減少したにすぎなかった。どちらも致命的な高さである。では、マイク・マロイの血液はどうか？[16] 計測された数値は七〇パーセントとまだまだ高い。だが、そればかりではない。死体を解剖してみると、マロイの心臓と肺は、一酸化炭素中毒の動かぬ証拠である、あの鮮紅色に染まっていた。

一九三三年一〇月一九日、マロイ殺害計画の共謀者四人に第一級殺人で有罪判決が下った。翌日、彼らは電気椅子による死刑を宣告された。刑執行日は上訴期間中、シンシン刑務所のスケジュールに合わせて設定される。

マンハッタンでは、すこぶる不評だった禁酒法時代の終わりが刻々と近づくにつれて、街のホテルやクラブ、レストランでは、期待と祝福の混じり合った熱狂的なムードが高まっていった。[17] 高級ホテル〈ウォルドーフ＝アストリア〉では、新しい三つのバーの開業準備を進めていた。小ぢんまりとした居心地のいいバーが二つ、もうひとつはこのホテルで人気のラウンジ〈ピーコック・アレー〉のそばにできるバーだ。鏡張りの青い天井に、銀色の貝殻でできた壁、青と金色に輝く柱と、どこよりもきらびやかな光彩を放っていた。〈ホテル・ニューヨーカー〉では上等なウイスキーを一〇万ドル分購入し、地下二階のワインセラー、屋内バー、エレガントなオープンテラス・レストランを建設中だった。

〈イェール・クラブ〉、〈ハーバード・クラブ〉、〈ラケット・クラブ〉はみな、バーの再開を願い出た。一一月の下旬になると、ニューヨーク市庁舎では日に一〇〇〇件のペースでリカーライセンスの申請があり、国全体でも急ペースで製造許可が与えられ、禁酒法時代が正式に終わるとすぐに一億二五〇〇〇万ガロンのアルコールが供給される見込みだった。

　一一月末の時点で三二州が禁酒法の廃止を可決、さらにオハイオ、ペンシルベニア、ユタの三州も一二月五日に投票を控えていた。ニューヨークでも最高級の〈ホテル・ピエール〉の料理長は、ふたたび高級料理と優雅なダンスのブームが訪れ、禁酒法時代の「せわしないジャズとヒップフラスクの時代は終焉を迎えるだろうと予言した。この料理長は共感を示す記者に本音を明かし、人々が料理を待つあいだテーブルのまわりを踊りまわったりせず、じっくりワインを味わってくれることを切に願うと語っている。

　パーク・アベニュー三〇〇番地にあるスタイリッシュな二階建てのレストラン〈ルイス・シェリー〉の経営者は、客が各料理に合うワインをまた一から覚えなおさなければならないだろうと心配していた。ウェイターが覚えているかどうかもあやしいものだ。なにしろ、誰もが密造ジン《バスタブ》と変性アルコールの味しか知らないのだから。シェリーの厨房では、新しいメニューを考案中だった。キャビアとウォッカ、食用カメ《テラピン》とソーテルヌ（甘口白ワイン）、プレストダックとシャンパン（できれば一九二一年のヴーヴ・クリコ）、そして食後の飲み物としてカフェ・ブリュレ（ホットコーヒーとコニャック、シナモンスティックを、縁に砂糖をまぶしたグラスに注いで出す）。

「これで羽目をはずす酔っ払いはいなくなる」シェリーのドアマンは言った。「パーティーのあとで店を捜索し、テーブルの下にこっそりもぐりこんだ若い男女を発見することもなくなるだろう。以前のようなマナーのいい時代がまたやってくる。それはまちがいないね」

一二月五日、東部標準時で午後五時三三分ちょうど。最後となったユタ州が禁酒法廃止を可決、これで廃止に必要な州の数が満たされた。[18] ニューヨークなどいくつかの州にとって、じつに腹立たしいタイミングだった。廃止に至った時刻が遅すぎたため、すでに五〇〇〇を超える酒屋がライセンスを取得していたにもかかわらず、その大半が、せっかく合法となった酒をその晩に間に合うように仕入れられなかったからだ。

だが準備万端のホテルでは、バー・カートを引いてロビーを巡り、カクテルを提供した。ぬかりなく酒類販売の許可を取得していた高級デパート〈ブルーミングデールズ〉では、ラジオがユタ州の投票結果を速報で伝えた瞬間、待っていた客たちに輸入物のスコッチウイスキーとライウイスキーを販売した。

ブルーミングデールズにできた長蛇の列は、入り口を出て、人々の歓声でにぎわう街の通りまで続いていた。

祝福すべき変化はもうひとつあった。ジミー・ウォーカーがスキャンダルで退陣したのち、一五年にわたるタマニー・ホールの支配に終止符が打たれ、新たにまた改革派の市長が誕生したのだ。しかし残念ながら、チャールズ・ノリスはそれまでの歴代市長と同様、新市長フィオレロ・H・ラ・ガーディアとも馬が合わなかった。

ラ・ガーディアは一一月に市長に選ばれるとすぐ、市の惨憺たる財政赤字（三一〇〇万ドル）の削減に乗り出した。市職員の俸給を削り、人員を削減し、公共料金を引き上げた。そして一九三四年一月、各部局の予算からすべての〝ぜい肉〟をカットするよう指示を出した。ラ・ガーディアの熱心な部下たちは、余分と思える時計まで撤去し、それは監察医務局の壁時計にまで及んだ。

ノリスはすぐさま自腹で代わりの時計を購入するが、腹に据えかねて、またしても新聞各紙に苦情を投稿した。それで市長の面子がつぶれようと知ったことではない。

ぜい肉を削る削らないの問題ではない、とノリスは噛みついた。「何年ものあいだ、我々の予算は削りに削られ、もう骨しか残っていない。いまやその骨までもが削られようとしている」。監察医務局がどのように運営されているかを市長は何も知らないのか？「法の定めにより、我々は案件が報告された正確な時刻を記録するよう義務づけられており、スタッフは正確を期するために時計に頼る。へたな倹約が何を意味するか、言わずともわかるだろう」

ノリスは悟った。市長には法医学という科学の真価を教えこまなければならない――わかるまで何度でも。

一九三四年六月三日、トニー・マリーノ、フランシス・パスクア、ダニエル・クリーズバーグは電気椅子に送られた。[19]彼らの共犯者レッド・マーフィーは、裁判所が彼の精神状態を判定するあいだ二週間の猶予を与えられた。三人は家族に別れを告げ、それぞれの精神的助言者と面会し、待機房《ダンスハウス》で執行の呼び出しを待った。

ニューヨーク・デイリー・ミラー紙の記者ロバート・キャンベルは、短い簡潔な文でマシンガンさながらにその出来事を記録した。「午前一一時ちょうど。運命の瞬間。ぴたりと止まる足音。ドアの錠が開く」囚人たちは、いわゆる〝ラスト・マイル〟を進んでいく。わずか二〇歩そこそこの距離だ。パスクアが最初に入る。「キューンという発電機《ダイナモ》の音。二〇〇〇ボルト一〇アンペア。人を引き裂くのこぎりのような電流。三度の衝撃」。次はマリーノの番だ。また三度の衝撃。そしてクリーズバーグ。ふたたび三度の衝撃。一七分後には三人とも死んでいた。それからちょうど一カ月、最後の訴えもかなわず後悔の念よりも激しい怒りを抱えたまま、レッド・マーフィーもまた電気椅子に座ることとなった。

キャンベルはこの顛末を次のように総括した。甲高いダイナモの調べ、電流の暗い炎、石の床を死体が運ばれていく低い車輪の音。そのすべては、肉体から解き放たれたひとりのウイスキー愛好者のため――「国が〝丈夫なマイク〟のために挙げた祝杯なのだ」

第11章 タリウム（Tl） 一九三五〜一九三六年

機械化が進み近代化された〝マシンエイジ〟を迎えたアメリカには、社会そのものが毒物中毒になっているのではないかと思われる時代があった――しかも、そういう時代は頻繁に訪れ、毒物依存の話は日々語られた。[1] 朝の通勤時間帯の排気ガスで霞む空気、夜のマティーニ、ガスレンジの青い炎、食後に一服するタバコのやわらかな煙、ストレスの多い一日の終わりに多くの人が服用するバルビツール系睡眠薬――毒物はいたるところにあふれていた。

ベストセラーとなった『100,000,000 Guinea Pigs（一億匹のモルモット）』（一九三五年までに九刷りまでいった）で、消費者運動活動家であるふたりの共著者は、顧客の健康に無関心な化学産業のためにアメリカ国民は実験動物にされ、政府もそれに加担していると訴えている。規制は存在しないも同然だった。創設から二九年たったＦＤＡ（米国食品医薬品局）はなんの役にも立たず、最低限の安全基準を決める力さえもっていなかった。消費者団体と連邦議会内の支援者たちは、ＦＤＡに実質的な権限を与える新たな法案を通過させようと二年間努力したが、うまくいかなかった。

彼らの要求は、けっして法外なものではなかった。提案された法案とは、製品が発売される前に安全検査を義務づけ、有害な製品を市場に出すことに対する企業の責任を明確にするというもので、そのひとつが、薬品や家庭用洗剤、化粧品のパッケージに成分等の基本情報の表示を求めるものだったが、製造業者と特許医薬品会社が結束してこれに抵抗した。

一九三五年、ある女性が睫毛を黒くしようと、角膜潰瘍と失明を引き起こす可能性のあるベンゼン化合物が染料に含まれているとも知らずに〈ラッシュ・ルアー（睫毛の誘惑）〉というマスカラを使用し、実際に失明した。〈アクメ・ヘア・リジュベネーター〉という養毛剤を使っていた薄毛の男性は、自分が頭皮に酢酸鉛を塗りつけているとは夢にも思っていなかった。そばかすを消すという〈スティルマンズ・フレックル・リムーバー〉は、医学的検査の結果、水銀がたっぷり含まれていることが判明した。人気の毛染め剤〈ミセス・ポッターズ・ウォルナット・ティント・ヘア・ステイン〉は「鉛、硫黄、銀の不使用」を売りにしていたが、そのかわりアニリン染料を含んでいた。コールタールから抽出される毒性の高い染料で、ヨーロッパでは使用が禁止されていたが、アメリカの連邦政府機関には当然ながら、予防措置をとる力などなかった。

『一億匹のモルモット』を書いた消費者研究所のアーサー・カレットとF・J・シュリンクは、本のかなりの部分を、最悪の事態を引き起こしたある化粧品に割いていた。それは金属元素タリウムを含む脱毛クリームだ。タリウムに毒性があるのは周知の事実で、多くの農薬や殺虫剤の主成分となっていたが、化粧品メーカーは少量ならば安全だと主張し、顔の――さらには、女性が望むあらゆる部分の――ムダ毛を除去してくれると、そのすばらしい効果を宣伝していた。

この脱毛クリームは一九三〇年代のはじめにそこそこ流行し、それによってもたらされた重大な結果が《米国医師会誌》で詳しく報告されている。[2] クリームを顎に塗った女性は、うなじのあたりにわずか一〇〇本ほどの毛を残し、あとは完全に禿げてしまった。ミネソタ州のある女性は鼻の下にクリームを塗ったところ、髪が束になって抜け落ち、立っていることもままならなくなって入院した。メイン州の女性は視力を失い、主治医が米国医師会の専門医に「このクリームには鉛が入っているのでしょうか？」と手紙で問い合わせた。というのも、激しい吐き気を含むその他の症状が、角膜を濁らせることがある急性鉛中毒を思わせたからだ。

カレットとシュリンクは、タリウムを主成分とするクリームに対する警告を何度も発し、あらゆる毒物のなかで「最も致死性の高いもののひとつ」だとして、このような成分の使用を規制するよう議員に働きかけるべきだと消費者に呼びかけた。米国医師会はこうした製品に反対するキャンペーンを何年にもわたって展開していた。政府の規制がないため、独自の調査機関を創設して数多くの製品を分析し、タリウムを使ったクリームは「国民の健康にとっての脅威である」と再三警告してきたのだ。

だが、女性たちはそれでも購入しつづけた。《ヴォーグ》などの女性雑誌が、見苦しいムダ毛を除去して肌に美しい白い輝きを与えるクリームの効果を絶賛する広告を掲載していたからだ。実際、ちまたにあふれる毒物には、宣伝どおりの効果があった。テトラエチル鉛はエンジンのノッキング問題を解決したし、一酸化炭素は確かに安価で信頼性のある燃料となり、シアン化合物はフィルムに鮮明な画像を焼きつけるのに役立った。

そしてタリウムもまた能書きどおり、痛みもなく毛を抜け落ちさせ、思いがけず訪れた暖かい朝の雪のように、毛は跡形もなく消え去った。

一九三五年の四月、夏の兆しを感じさせる気持ちのいい風が吹き、人々は昼になるとこぞってコニーアイランドの遊歩道へと繰り出し、午後はロングアイランドのビーチで日光浴を楽しんだ。フレデリック・グロスにはビーチへ出かけるゆとりはなかったが、日光はいくら浴びても無料《ただ》だ。夕暮れのやわらかい陽射しのもと、隣人たちと安アパートのポーチに腰かけ、通りで缶蹴り遊びに興じる子どもたちを眺めながらパイプをくゆらせ、その日の出来事を語り合う。そんなひとときが彼は好きだった。

とてもいい人――グロスのことを、隣人たちは口をそろえてそう言った。[3] 彼は身障者であることをけっして愚痴らなかった。義足をつけているためゆっくりとしか動けず、人よりも少し時間がかかる、ただそれだけだ。故郷のフィラデルフィアで馬車の事故に遭い、右脚の膝から下を切断したのだ。彼はロウアー・マンハッタンの輸入会社で一三年間、帳簿係として働いていた。職場でも好かれており、同僚たちは彼のことを、やさしい性格で、働き者で、控えめだが親しみやすい人だと評した。

グロスは妻のバーバラと五人の子ども、それに義理の母親と一緒に、ブルックリンのブッシュウィックにあるお湯の出ない小さなアパートで暮らしていた。その地区にずらりと並んだ家々は、細かく分割され間貸しされていた。隣に住む女性は、壁がとても薄いのでグロス家で交わされる会話は一言一句すべて聞こえるが、彼が怒って声を張り上げるのは一度も耳にしたことがないと警察に話した。はい、確かに、四月の終わりには奥さんも四人の子どもたちも死んでいました。ええ、残った男の子と義理のお母さんが入院したのも事実です。ですが、あの人の好い帳簿係のご主人がみんなを殺したなどとは絶対に思いません。隣の女性はそう語った。

グロス家にとって物事が悪いほうへ――とてつもなく、信じがたいほど悪いほうへ――向かいはじめる最初の兆しは、三月下旬のごくありふれた日にあらわれた。グロスが夕食をとりに家に戻ると、妻のバーバラが、九歳になる長男フレディの具合が悪いと言った。

フレディのような年頃の男の子というのは、しょっちゅう風邪をひいたりお腹をこわしたりするものだ。グロスがパジャマに着替えさせてベッドに寝かせたあとも、フレディはまだ顔色が悪かった。症状が悪化したときのことを考えて、グロスはその部屋にいることにした。椅子に座ってうとうとしていると、フレディが急に起き上がって嘔吐し、苦しそうに喘いだ。そして夜が明ける前に死んでしまった。翌日には三歳のレオの具合が悪くなり、四月の最初の週にやはり死んでしまった。

一家のかかりつけの医者は、ふたりの死を気管支肺炎によるものとして保健局に届け出た。だがそのころには、妻バーバラ・グロスも重体になっていた。そしてレオが死んだ二日後の四月四日に死亡する。病院の医師は、死因を脳炎と診断した。グロスは愕然とし、職場に数日間の休みを申請すると、義母と協力して残った子どもたち——七歳のキャサリンと五歳のフランク、それにまだ一歳半のバーバラ——の世話をした。

なぜか父親だけが健康に見えた。残りの家族はぐったりとして、いつもは元気いっぱいの子どもたちまでが疲れたようすで、わずかな痛みを訴えていた。グロスの義理の妹が毎日のようにやってきて、食事の準備を手伝ったり、自分の子どもたちをグロス家の子どもたちと遊ばせたりするようになった。だが、事態はさらに悪化するばかりだった。

その月のうちに、脳炎と診断された幼い娘が二人とも死に、義母と五歳のフランクも入院した。そしてその四人全員が、ほとんど完全に禿げていたのだ。隣人たちは何週間も前からそれを不思議に思っていた。末の娘バーバラは、以前はじつに美しい茶色の巻き毛で、母親はそれが自慢で、住んでいるエルダート・ストリートのあちこちで幼い娘を見せびらかしていた。だが四月のなかばには、バーバラの髪がすっかり薄くなり、地肌が透けて見えるようになっていた。そして亡くなる二日前には、ある隣人いわく「手のようにつるんとして」いた。

「タリウム（thallium）」という名前は、芽生えたばかりの若葉が春の日の光を受けて緑色に輝く植物を意味する、古代ギリシャ語の「タロス（thallos）」に由来する。[4] 地中にあるときは銀白色で、空気に触れると色が濃くなり光沢のない灰色に変わる、鮮やかな色彩とはほど遠い金属元素を描写するには、奇妙なほど鮮烈な名前に聞こえる。

だが、この物質発見にまつわる話とそれにともなう科学の進歩が、その名前の由来を説明している。タリウムは一八六一年、英国の有名な化学者によって初めて存在が確認された。ウィリアム・クルックスは、鉱業で使われる硫酸の分析を依頼されていた。その硫酸は、何やら未知の不純物によって汚染されていた。クルックスはいつもの手順に従い、まず単純な炎色試験を行なった。白金線を硫酸に浸し、それをブンゼンバーナーの無色の炎にかざしたのだ。

すると、熱せられた白金線が急に鮮やかな緑色に輝きはじめた。

それまで何百回となく炎色試験を行なってきたクルックスは、銅やバリウムなどが緑色の光を放つのは見たことがあったが、このような新緑を思わせる鮮やかな緑は初めてだった。そこで彼は、スペクトロスコープ（分光器）という最新の装置を使って、さらに精密な試験を行なうことにした。この装置も炎色試験と原理は同じだ。物質は白熱状態になるまで熱せられると、それを構成する原子に応じて異なる色の光を放射する。スペクトロスコープでは、まず未知の化合物を光が発するまで熱し、放射された光をスリットを通してプリズムに当てると、プリズムがその光を屈曲させ、スペクトルが得られる。拡大管を通してその明るい輝きを見ながら既存の化学物質一覧と照らし合わせることで、加熱した試料の各成分を特定できるのだ。

だが、クルックスがスペクトロスコープで目にした鮮やかな緑色は、それまで見たことのないものだったため、新しい元素を発見したことに気づいたのだった。発見したその物質を、彼は原子スペクトルの色から「タリウム」と名づけたが、発見者としての成果を別の人物と分かち合わなければならなくなった。同じ年、フランスの化学者クロード＝オーギュスト・ラミーが、鉱業残留物の試験で驚くべき緑色の光線を発見したと報告したのだ。ラミーはその発見からさらに進め、元素を単体分離して金属の小さな鋳塊《インゴット》を成型した。彼はまた、タリウムが危険な物質であるという疑念を最初に提起した人物でもあったが、それが評価されるのはずっとあとのことだった。

タリウムの単体分離に費やした数カ月のあいだに、ラミーの健康はしだいに損なわれていった。よろめくほどの極度の疲労と、両脚の激しい痛みに悩まされるようになったのだ。その後、健康を回復するものの、さらにタリウムを犬やアヒルやニワトリに食べさせる実験を行なった彼は不安を感じていた。数日ですべて死んでしまったからだ。動物たちは衰弱し、震え、呼吸困難となり、最悪の場合は両脚が麻痺した。

一方のクルックスは、ラミーの実験を自身の発見を盗もうとする行為と見なして腹を立て、ライバルの懸念を受け入れようとしなかった。タリウムは大量に摂取すれば危険な物質かもしれない——クルックスはそう認めながらも、少量ならば健康にはなんの影響もないと評価し、実際に自分でも試してみた。

クルックスは一流の化学雑誌の編集にたずさわっていたため、化学界では、広く公表された彼の評価が受け入れられた。だが残念なことに、当然ながらこの点についてはクルックスがまちがっていた。

「めずらしい毒物で、家族の五人が死亡」これは、五月一一日のニューヨーク・タイムズ紙の見出しだ。グロス家の話が新聞の一面を飾ったのだ。週給二〇ドルの事務職員が非常にめずらしい毒物を使って自分の子どもを殺すなどという事件は、めったにあるものではない。記事にはそう書かれていた。

死者の数があまりに多かったのと、同じ家族内の出来事だったために、捜査は避けがたかった。グロス家の子どもで唯一生き残った幼いフランクと、グロスの義理の母親であるオルガ・ベインがブッシュウィック病院に入院すると、警察の捜査が始まった。病院で採取された組織片が、ちょうどスペクトロスコープを入手したばかりの地元の医師のもとへ送られた。試験をしてみると、まぎれもない、あの有毒物質が放つ緑色のきらめきが確認された。そこで地区検事は、グロスの妻と長男の遺体を掘り起こさせた。そして試験をすると、やはりタリウムが放つあの緑色の光が認められた。

警察は二八時間かけてグロスを尋問し、殺人を自供させようと躍起になった。だが彼は無罪を主張しつづけ、一貫して困惑を示した。なぜ家族の体内からタリウムが見つかったのか見当もつかなかったのだ。そしてようやく独房に連れていかれて簡易ベッドのうえに腰をおろすと、一張羅のスーツを着たまま眠りに落ちた。

アレグザンダー・ゲトラーはタリウムを「比較的めずらしく、高価なもの」[5]と描写したが、実際は驚くほど簡単に入手できた。化粧品のほか、幅広い種類の工業製品に含まれていたからだ。

タリウムは、タングステン電球のフィラメントを強化するのに使われるほか、金属のタリウムをガラスに混ぜると光の屈折を強める効果があるため、眼鏡レンズの製造や、人工宝石に輝きを与えるのに珍重されていた。また、温度計に使われているアマルガム（水銀合金）にタリウムを加えると、摂氏マイナス六〇度まで正確に測定できるようになった。

濃縮されたタリウム塩はネズミの駆除に使われ、一九二〇年以降、〈ゼリオ・ペースト〉や〈サルラット〉といった殺鼠剤が販売されていた。〈サルグレイン〉という商品名で売られていたベイト剤（毒餌）にも毒の成分として入っていた。二〇世紀初頭には、子どもが白癬菌症などの頭皮感染症にかかったさい、医者が菌を見つけて治療しやすいように毛髪を除去するのにタリウムが使われていた。だが多くの幼児が死亡したため、この方法は用いられなくなっていた。

アメリカ公衆衛生局が薬剤へのタリウムの使用に関する報告書で言及しているように、ハツカネズミ、ラット、モルモット、犬、ウサギ、サルなどの実験動物はすべて、日常的にタリウムを与えられると毛が抜け落ちた。[6]

研究者たちには、その理由がはっきりわからなかった。金属性の毒物のうちタリウムだけが脱毛を引き起こすのは奇妙だが、動物実験の結果は、皮膚細胞が異常なほど急速に破壊されることとの関連を示していた。のちの研究によって、タリウムがそうした急速な損傷を引き起こす原因のひとつが、別の軟質金属であるカリウムと非常によく似た原子構造をもつことにあると判明する。ラジウムが人体のもつカルシウムに対する親和性を巧みに利用するのと同じように、タリウムは、カリウムを選択的に透過させる〝カリウムチャネル〟を通ってすばやく細胞核のなかへ入りこむのだ。

しかし、カリウムは細胞壁内の適切な体液バランスを維持するのを助け、筋肉の動きを制御する神経細胞に栄養を与えるのに対し、タリウムは細胞の代謝を阻害し、化学結合を引き裂いてしまう。カリウムチャネルもまた、この毒物の効果を悲しいほど効率的に広める手段を提供していた。ある政府の研究者は「タリウム中毒で死んだ動物を調べてみると、体のほぼすべての組織にタリウムが見つかった」とし、タリウムの殺傷能力はあまりにも見境がないため、殺虫剤や殺鼠剤としても使うべきではないと主張した。

一九二〇年代の後半から数年間、カリフォルニア州ではタリウムを混入した穀物を餌に使い、南部沿岸部でジリスの駆除を行なった。この計画は効果を発揮した。だが、州の野生生物保護団体の職員が目にしたように、タリウムで汚染されたリスを食べた動物たちまで死んでしまったのだ。[7] ジャコウネコ、コヨーテ、イタチ、キツネ、アカオノスリ、イヌワシ、ヒメコンドル。さらに、不運にも食べ残しの餌を見つけて食べてしまった、ナゲキバト、ウズラ、ウサギ、キジ、五種類の野生のガン、マキバドリ、スカンク、ネズミ、カラス、三種類のスズメ、三種類のキツツキ、カンガルーネズミ、ユキヒメドリ、シロアシネズミ、ペットの猫や犬、家畜のニワトリ、羊、牛までが――。

この計画は、ある農場労働者の一団が、小屋で見つけたひと袋の穀物を使って夕食をつくってしまったのを機に、ようやく廃止された。その穀物は、タリウム入りの毒餌だった。七人が死亡し、一〇人以上が、命はとりとめたものの部分的に麻痺が残った。そして当然のことながら、タリウム中毒の証拠である脱毛を免れることはできなかった。

グロス家の悲劇に拍車をかけられる形でタリウムの毒性に関する詳細な分析を行なったゲトラーは、約三分の一オンスのタリウム塩で、ほぼ誰でも即死するという結論を得た。

ゲトラーの記録によると、高濃度のタリウムを摂取した場合、吐き気、嘔吐、体の震え、息切れなどの症状があらわれ、およそ三〇時間以内に死に至る。じつはこうした症状は、たちの悪い肺炎とよく似ていて、真っ先に死んだグロス家のふたりの男の子も、まさにそう診断されていた。「患者が数日から三、四週間生存する亜急性の場合、唯一の特徴的な兆候は脱毛症（抜け毛）だが、それは少なくとも二〇日以上生きのびなければわからない」[8]とゲトラーは書いている。

こうしたゆっくりと進行する中毒においては、最初に見られる兆候はさまざまだ。吐き気、下痢、脚の痛み、震え、麻痺、「さらには脳炎を疑わせるような症状や兆候、ときには抑鬱や興奮などの精神的症状、せん妄や認知障害、ひきつけ、中枢神経系の麻痺や呼吸不全による昏睡状態や死も見られる」。これらの症状は、感染症や、場合によっては神経症とまちがわれることもあり、実際しばしばそう診断された。ある有名な殺人事件では、オーストリアに住む女が、一九二四年から一九三四年の一〇年間に、ふたりの夫、息子そして乳幼児の娘をタリウムで殺害した。この女がようやく逮捕されたのは、自分が営む下宿屋の住人を殺しはじめるようになってからだった。しかも逮捕のきっかけは、警察が女に疑惑を抱いたからではない。母親の遺体を掘り出して調べてほしいと、健康だったにもかかわらず突然死亡した下宿人の息子が言い張り、それが殺人事件の発覚につながったのである。

タリウムは無色無臭で味もない。少しじゃりじゃりすることがあるヒ素とは違って、液体にも簡単に溶けるため、コーヒー、紅茶、ソーダ、ココア……ほぼどんな飲料にも、わからないように混入させることが可能なのだ。警察の捜査によって、グロスが勤める輸入会社が、販売品目に加えようとココアを少し買い入れていたことがわかった。そして販売計画がとりやめになったあと、会社はこのココアを従業員にひと缶二〇セントで販売した。フレデリック・グロスは、家族が次々と死にはじめる直前に、半ポンド入りのココア缶を四つ購入していた。

ひとりで飲む量ではない――ブルックリンの刑事たちはそう考えた。[9] グロスは家族にココアを飲ませようと画策していたように思えた。さらなる捜査で、社屋のネズミ駆除用に、会社がつねに硫酸タリウムを用意していたことがわかった。警察はグロス家のアパートに残っていたココア缶のひとつを、これまでも捜査に協力してきた医師のもとへ送った。

そして医師が試料をスペクトロスコープで調べたところ、またしても、まぎれもないあの緑色の光が確認されたのである。

「いまのところ、貧しさ以外にはこれといった動機は見つかっていない。ただ、貧しさは相当なもので、グロスはかなり苦労していた」[10]とブルックリン地区検事は発表した。

フレデリック・グロスは稼ぎの良かったことは一度もないが、世界大恐慌のせいで経済状態は極貧に近いものになっていた。一九三四年当時、彼が勤めていた輸入会社ファルツ・アンド・バウアーの業績はかなり悪化し、社員は減給を受け入れるか辞めるかの選択を迫られ、グロスの給料は週三五ドルから二〇ドルに減っていた。

お湯も出ず、明かりも暖房もないアパートの家賃は月額二〇ドル。そのためグロス家では、週にわずか一五ドルで残りすべての出費をまかなわなくてはならなかった。一家の食事は、毎食ホットシリアルだった。ココアを買ったのはそのためだとグロスは言った。甘くて飲みごたえがあるからだと。温めた穀粉《ファリーナ》に少しの牛乳と砂糖をかけたものと、熱い一杯のココア。それが毎晩のグロス家の食事だった。妻のバーバラは、昼にもよく子どもたちにココアを飲ませていた。ココアにシリアル、たまに少量のオレンジジュースがつく日もあった。

それでも一家の負債はかさんでいった。グロスの一張羅――青いサージのスーツは分割払いで買ったもので、まだ支払いが終わっていなかった。三〇ドルで買ったスーツの未払い金は、逮捕された時点でまだ一七ドル残っていた。さらに家賃も二カ月分滞納しているところへもってきて、四月に入り、バーバラがまた妊娠していることがわかった。「そのすべてがグロスには重荷だった。それが殺害の動機となったのだろう」と検事は発表した。

しかし、記者たちはかすかな疑念を抱いた。それはグロスが一貫して無実を主張していたからだけではなかった。彼が毒物を購入したり盗んだりした証拠を、警察は何ひとつ入手していないのだ。彼がココアに何かを混ぜているところを見た者もいない。食事のしたくは妻と義母にほとんど任せっきりだった。生命保険をかけたわけでもなく、家族の死で彼が得るものなど何もなかった。

さらに言えば、刑事たちは彼を有罪だと信じる者をただのひとりも見つけ出すことができずにいた。通常、被告人のことは前々からあやしいと思っていたと言う人物を見つけるのはさほど難しいことではない。だが今回は、隣人、親族、友人のなかに、そう主張する者はひとりもいなかった。まだ入院中でタリウム中毒から回復しつつあった義理の母親は、ただ信じられないと警察に語った。義理の妹も同じで、フレデリックは根っからの善人で、家族のことをとても大事にしていたと断言した。

「今回の死にまつわる謎は、すぐに解明されると確信しています」地区検事ウィリアム・ゲーガンは記者たちにそう告げた。「事故の可能性は完全に排除されています」と。だが、内心ではそれほど確信をもっていなかった検事は、地元の医師以外の意見も聞いてみようと思い、遺体から採取した組織、ココア、試験結果などの証拠物を、ベルビュー病院にある市の研究所へ送った。

タリウム中毒の場合、検死で白黒をつけられるとは限らない。[11] 鮮紅色の痕跡を残す一酸化炭素や、骨をぼろぼろにするラジウムとは異なり、タリウムでは決め手となる特徴的な損傷がないのだ。ベルビューの病理学者たちは、急性タリウム中毒では胃壁の炎症や、ときに臓器に多少の血斑が認められることもあると気づいてはいたが、そうした兆候は他の多くの病気でも見られるものばかりだった。

ゆっくりと死に至る量を摂取した場合には、たいてい脱毛が引き起こされた。だがやはり、内臓には劇的な痕跡は何も残らない。血管内での血液の凝固、心臓や腎臓での脂肪変性、肺鬱血、脳内の血液過多といった兆候が見られることもあるが、グロス家の子どもたちのうちふたりの遺体を掘り返して解剖を行なった結果、どちらからも決定的な証拠は何も見つからなかった。

このように、さまざまな要素が積み重なって、タリウムによる死は容易に他の原因による死とまちがわれ、誤った判定が頻繁になされていたのである。研究所で調べてはじめて、タリウムは正体をあらわした。ヒ素など他の金属性の毒物と同様、タリウムは体内にしぶとくとどまり、死後数週間、場合によっては数カ月たってもなお組織に浸透しつづける。そのため、知識のある法毒物学者なら誰でも見つけることができた。

タリウムは、言わば〝化学者の毒物〟なのである。

ブルックリンの医師と同じように、ゲトラーは人体組織とココアをスペクトロスコープで分析した。するとやはり、それぞれの試料で例の緑色の光が認められた。だが、そこはゲトラー、ひとつのテストではけっして満足しない。

彼は次に、スペクトログラフという、スペクトロスコープと似ているが、光のラインを画像におさめるカメラがついている装置を使って分析を行なった。法廷で証言するさい、その画像が非常に役に立つとわかっていたのだ。彼が「フォトグラフィック・フラッシュ」と呼んだ画像からも、すべての試料にタリウムが含まれているのは明らかだった。

しかしゲトラーは、ココアが発するスペクトルには確信がもてなかった。色がどこかおかしい。それに、ココアからはかすかに腐ったような異臭がした。缶から何かの金属が溶け出したのだろうか。缶の素材に銅が含まれているなら、ココアのスペクトルに緑っぽい色があらわれてもおかしくないかもしれない。

そこでゲトラーは、ココアと組織の両方に一連の化学的検査を行なうことにした。最新の装置と比べると旧態依然としているが、信頼のおける手法だ。こうして四日間にわたり、彼は満足のいくまで検査をくり返した。

ゲトラーが検査をくり返しているあいだに、警察は今回の殺人事件の謎を解くまったく新しい説を検討しはじめていた。

エルダート・ストリートにある一家のアパートを捜索したさい、ブルックリン警察は、見返しのページにグロスの妻バーバラの名前が書かれた本を何冊か見つけていた。そのうちの二冊は、さまざまな毒物の情報が載った医学書だった。また、最後に見つけた一冊は、哲学者アルトゥール・ショーペンハウアーの『悲観主義の研究（Studies in Pessimism）』で、要は、この世は理性ある存在が希望を抱ける場所ではないという絶望的な内容の本だった。

地区検事のゲーガンは、最初はこれらの本を重要ではないとはねつけたが、そのうちに隣人たちからバーバラに関する話が次々に伝わってきた。二軒先の部屋に住む女性は、一連の死が起こりはじめる数週間前に交わした会話について語り、陳述書に署名した。またもや妊娠したと知ったバーバラが、子どもたちと母親を殺鼠剤で殺し、自分も死ぬつもりだと話していたというのだ。

すでに毒物は入手してある、苦痛もなくゆっくりと効いていき、確実に死をもたらす毒だとバーバラは言った。「あなた、子どもたちに毒を与えて、苦しむのを見ているつもりなの？」隣人があきれてそう訊ねると、「私がもっている毒なら、苦しまずに確実に死ねるのよ」とバーバラは答えた。そして、その毒のことはフィラデルフィア病院で電話交換手をしていたときに知ったのだと言った。「一日で死ぬかもしれないし、一ヵ月かかるかもしれない」彼女はただ、絶望的な貧困のなかで子どもたちを育てていくのに、もう耐えられなかったのだ。

けれどもバーバラは夫を毒殺したいとは思っていなかった、と隣人は警察に語った。大家族にかかる出費がなくなれば夫はもっといい人生が送れる、そう考えていたというのだ。隣人の陳述によると、バーバラはこう言っていた。「私は女なら誰もが望むようないい夫に恵まれた。でも、こうやって貧乏しながらあくせく暮らさなくてすむなら、なんだってするわ」

妻の犯行説に最も強硬に異議を唱えたのは、まだ収監されていたフレデリック・グロス本人だった。彼はバーバラとフィラデルフィアで出会い、二〇年にわたり結婚生活を続けてきた。バーバラはいい妻で、いい母親だった――グロスは警察にそう語り、「そんなことが起こるはずはない。とても信じられない」と検事に訴えた。

しかし隣人たちからは別の話が次々に伝わってきて、検事さえも気持ちが揺らぎはじめていた。

タリウムを検出する化学的検査は、複雑で慎重を要する作業だ。[12]

ゲトラーはまず、組織をペースト状になるまですりつぶし、そこに硝酸を少し加え、大きなフラスコのなかで一時間ほど寝かせた。そのあとフラスコを二時間ほど蒸気に当て、組織を完全に分解させる。次にその溶液を冷まし、固まった脂肪をガラス綿《グラスウール》ですべて濾過したのちフラスコをバーナーで熱し、慎重に硫酸を注ぎこんだ。

酸が蒸発すると濃縮された沈殿物《スラッジ》が残り、バーナーの熱で黒い泡が立ちはじめる。「この時点でバーナーの火をいったん弱め、黒くなった液体から泡が出なくなったらふたたび火を強くするといい」ゲトラーは、この検査法を詳述する論文のなかでそう勧めている。液体が落ち着いたら、硝酸をゆっくりと滴下する。すると液体の色が黒から赤、黄色、そして最後に無色透明になる。こうして他の混入物質を徹底的に取り除き、それからようやくタリウムの有無を調べる検査に入る。

タリウムの検出方法はいくつかある。ひとつは古くからの定番である炎色試験だ。そのほかタリウムを溶液内で沈殿させる方法もある。たとえば、透明になった液体に二酸化硫黄（亜硫酸ガス）を送りこみ、ある水素溶液を加えると、タリウムを豊富に含んだ淡黄色の層がフラスコの底に沈殿する。ヨウ素化合物を加え、ヨウ化タリウムを沈殿させることもできる。また、アンモニアとクロム酸カリウムを加えれば、クロム酸タリウムを含む鮮黄色の沈殿物がフラスコの底を覆う。

当然ながら、タリウムが入っていない場合も結果は一目瞭然だ。タリウムが含まれていなければ、フラスコ内の液体は清らかに透きとおったままだ。ゲトラーの検査の結果、驚いたことに、タリウムの禍々《まがまが》しい黄色と、雨水のように透明で無害な液体の両方が得られたのである。

ゲトラーの実験室で行なわれた化学検査によって、死亡した子どもたち全員からタリウムが見つかったが、母親の体内からは発見されなかった。当初の診断どおり、バーバラの死因は脳炎にまちがいなかった。子どもたちは毒を盛られたが母親はそうではなかったという事実が、また新たな説を呼んだ。夫とこれから生まれてくる子どもだけでやり直したいと思うほどバーバラは追いつめられていた、というものだ。

ゲトラーの検査結果は、子どもたちがそれぞれ異なる量のタリウムを与えられていたことを示していた。ふたりの女の子は母親よりもあとに死亡していることから、地区検事は父親が犯人だと確信した。だが、ゲトラーがそれに異議を唱えた。亡くなる何週間も前から脱毛が進んでいたことから、母親が生きているうちに毒を与えられていたと考えたのだ。男の子たちよりも与えられたタリウムの量が少なかったために、死ぬまでに時間がかかったのだ。

さらにココアの分析をくり返したところ、グロスの会社で使っていた殺鼠剤の成分である硫酸タリウムの痕跡は認められなかった[13]。缶入りココアにタリウムが含まれていたならば、腐敗しかけた人体組織よりも、缶のほうからもっと高濃度のタリウムが検出されたはずだとゲトラーは指摘した。ゲトラーの分析結果にもとづき、ベルビュー病院で遺体の解剖とその他の病理学的な検査が行なわれ、子どもたちはタリウム中毒で死亡したが、その死を父親に結びつける証拠は何もないという報告書が提出された。

ブルックリン警察、さらに最初に検査を行なった医師は困惑した。医師は恥をかかされたと腹を立て、ゲトラーはスペクトロスコープの扱いに慣れていなかったのではないかと言いだした。誰にでもまちがいはある、たとえ完全無欠なニューヨーク市の毒物学者でもたまにはまちがうものだ。医師はそう主張し、公然とゲトラーに検査のやり直しを勧めた。

これにはチャールズ・ノリスも黙ってはいられなかった。ろくな給料ももらわず身を粉にして働いている研究者を批判されることに我慢がならなかったのだ。アレグザンダー・ゲトラーがなんの痕跡も見つけられなかったのなら、「タリウムは入っていない」ノリスはきっぱりと断言した。

五月二〇日、ブルックリンの判事はフレデリック・グロスに対する告訴を棄却した。[14] 彼の雇い主は釈放されたばかりの帳簿係に電話をかけ、会社の席は空けてあると告げた。グロスがその足で病院へ行くと、フランクはサンルームに置かれたベッドに寝ていた。ベッドのなかの髪の毛のない小さな息子の姿を目にして、フレデリックは泣きだした。五歳のフランクは、面会日の日曜日になぜ会いに来てくれなかったのと父親に訊ねた。

「忙しかったんだ」とグロスは答えた。彼は記者たちに向かって、息子が元気になったら、いっぱい遊んで丈夫になるようサマーキャンプに連れて行くつもりだと語った。家事はまた義母が引き受けてくれることになっていた。残った家族をこれまで以上に大切にしたい、グロスはそう思った。

そのためにも、できるだけ早く仕事に復帰するつもりだった。検事のことを責めるつもりはないと彼は言った。疑われてもしかたがない状況だと、わかっていたからだ。ただ、ひとつだけお願いしたいことがある――今後のことを聞くために集まっていた記者たちにグロスは言った。私の潔白をみんなに伝えてほしい、世間に広く報じてほしいと。

日常生活に有毒な化合物をあふれさせる「無関心、無知、強欲に対して、もっと抗議の声を上げよう。健康を脅かす混ぜ物や不実表示を、これ以上容認してはならない」[15] コンシューマーズ・リサーチ・ユニオン（CRU）のカレットとシュリンクは、一九三五年のマニフェストにこう書いている。

いったいどんな中毒事件が起きれば、政府は行動を起こすのか。FDAはジンジャー・ジェイクの問題に向き合おうとせず、調査を財務省の酒類取締官の手に委ねた。〈ラディトール〉などラジウム入り健康飲料の使用を終わらせる手段は講じたが、こうした危険な製品の州際通商を禁じる法律はまだなかった。問題に対応するべく連邦議会がFDAの強化を図ることもなく、それどころか立法府の議員は、さらにはローズヴェルト大統領までが、経済危機の時代にビジネスの妨げになると、法律の制定に抵抗していた。

そう大惨事が起きなければ制度改革は進まないのではないか、CRUは危惧していた。二年後、カレットとシュリンクおよびその仲間たちのその懸念が正しかったことが証明される。一九三七年、テネシー州の小さな製薬会社が、サルファ剤を溶媒のジエチレン・グリコールに溶かした新しいタイプの咳止めシロップを開発した。ジエチレン・グリコールは炭素、水素、酸素が複雑に結合した構造をもち（$HO\text{-}CH_2\text{-}CH_2\text{-}O\text{-}CH_2\text{-}CH_2\text{-}OH$）、不凍剤にも使われていた。ジエチレン・グリコールにはもともと甘味があったが、薬の味をもっと良くしようとした製薬会社がラズベリー香味料を添加した。

この咳止めシロップ〈エリキシール・スルファニルアミド〉によって、一〇〇人以上が死亡した。[16] その多くが子どもだった。それにもかかわらず、FDAのなきに等しい規則に沿って製薬会社に科されたのは、不実表示に対するわずかな罰金のみ。しかも理由は、エリキシール（アルコール性液剤）と表示したからにはアルコールを含んでいるべきだが含まれていないというものだ。遺族の悲しみが世間の怒りをかきたてた。そこへさらに、憤慨した消費者保護団体や患者を死なせてしまったと苦悩する医者たちの怒りが加わった（ある医者は、自分に治療を求めた友人たちが目の前で死んでいったと書いている）。製薬会社の社長は、不実表示の件を除けば完全に合法的な製品であり、「我が社にはいっさい責任はないと認識している」と述べ、さらに国民の怒りを買った。
翌一九三八年、連邦議会は食品医薬品化粧品法を通過させ、ローズヴェルト大統領が署名した。この法律によって、FDAは安全試験と正確な表示を要求し、顧客に損害を与えた場合に製造業者に法的責任を負わせる権限を得たのである。

一九三五年の春、グロスの事件がうまく解決したにもかかわらず、チャールズ・ノリスは疲れを覚えていた。新たな毒物、新たな殺人。そしてまた不必要な死がくり返され、心痛む悲劇が生み出される。
その年の四月、ノリスは警察官基金協会が毎年アスター・ホテルで開催するパーティーを（「外出をできるだけ控えている」という理由で[17]）何年ぶりかで欠席し、寄付を送るにとどめた。母校のイェール大学が同窓会基金への寄付を求めてくると、取りまとめ役の旧友への返事に正直にこう書いた。「調子はどうだという質問だが、たちの悪い風邪がやっと治りかけたところだ。我々ももう年だな。だいぶくたびれてきている。おまけに支出が収入をはるかに上回る状態がしばらく続いている」[18]
ノリスは五〇ドルの小切手を送ると約束したが、五月になって、まちがいなく決済できるとわかってからという条件付きだった。金に余裕があれば監察医務局につぎこみ、時間に余裕があればラ・ガーディア市長への対応に費やした。この市長は、部局長を長年つとめる者はすべて不正を働いていると信じこんでいるらしく、すべての部局の調査を命じた。そして五月下旬、市長の支持者たちが市民予算委員会を結成し、死亡診断書の発行等の定型業務がらみで、ノリスの部下が不法に手数料を着服していると嫌疑をかけた。

この委員会は、監察医務局が扱う案件の四〇パーセントがなんらかの証明書の発行を必要とすると計算した。[19] そうなると、過去一七年間で収入を得る機会は二万件以上あり、他の部局と同じように証明書一通につき二〇ドルを請求したとすれば、ノリスが局長になってから、監察医務局では少なくとも四〇万ドル近くを不正に取得したことになるというのだ。

この報告を、ノリスはとんだお笑い種とはねつけた。「いったいどこから四〇万ドルなどという数字が出てくるんだ。保険会社が死体検案書の写しを入手するために少額の手数料を払うことはあるが、あってもせいぜい週に二回、手数料は五〇セントから一ドル程度だ。それに、貧しい人にはいつも無料で証明書を発行している」

一カ月以内に市の会計局長による正式な調査が行なわれ、監察医務局が不正な利益を得ているという嫌疑は晴れた。[20] 実際、長い資料の場合にはタイプ代を請求していたが、手数料は五〇セント程度だった。職員はこれを合法な作業として堂々と行なっていた。ノリスが局長になってからこの作業で得た収入は四〇万ドルどころか四〇〇〇ドル程度、一年に二〇〇ドル余りにすぎず、それをタイプ課で分配していた。

その金がノリスおよび科学研究員に渡ったことは一度もない、会計局の報告書はそう結論づけている。調査官たちは、ノリスが「疑われた不法行為にはいっさい関与していない」と判断した。それどころか、ノリスは「監察医務局の費用をまかなうために、かなりの自費を投じていた」ことがわかったのだ。

ノリスは威厳のある態度で調査結果を受け止めたが、内心では激怒していた。あるときラ・ガーディア市長への賛辞を求められた彼は、残念だがそれはできかねる、市長の素晴らしさを語れるほどご本人をよく知らないと断った。

その後、ノリスはめったにとったことのない休暇をとった。彼は疲れていた。何もかもに、とにかく疲れ果てていた。


八月下旬、ノリスは休暇から戻ってきた。南米の熱帯地方へのクルーズをゆっくり楽しんできたのだが、なぜかまだ疲れを引きずっており、オフィスでもあまり元気がなかった。それでも本人は軽く笑い飛ばした。なんといっても、もう六七歳、この仕事をするには年をとりすぎたのかもしれないと。

九月一一日の朝、ノリスは急な吐き気に襲われて目を覚ました。[21]かかりつけの医者は、旅先で赤痢にでも感染したのだろうと考えたが、病状はみるみる悪化し、夜の八時三〇分、ノリスはベッドのなかで息を引き取った。死因は心不全とされたが、友人たちの多くは、きっと働きすぎがたたったのだと考えた。

五番街と五三丁目の角にあるセント・トーマス教会で行なわれたノリスの葬儀には、三〇〇人以上が参列した。馬に乗った五人を含む三〇人の制服警官が、教会の入口で儀仗隊を組んでいた。祭壇の正面に置かれた棺はシダで覆われ、赤いバラで飾られていた。聖歌隊が讃美歌「見よや十字架の旗高し」を歌うなか、警官たちが棺を抱えて通路を進み、そのあとに妻のユージェニー、妹、姪とその夫が続いた。ヨーロッパで休暇を過ごしていた娘は、まだ帰国の途にあった。

参列者のなかには、ニューヨーク州酒類取締局局長、ニューヨーク市警警視長、市立病院運営局長、医学アカデミー会長、ベルビュー研究所所長、ニューヨーク大学医学部長、ボストンの監察医務局長、ニューヨーク医師会会長がいた。ハリソン・マートランドと、監察医代行となったトーマス・ゴンザレスの姿もあった。ほかにも監察医務局の医師、化学者、事務員、速記者たちが参列し、市の毒物学者アレグザンダー・ゲトラーは最前列に静かに座っていた。

ニューヨークの新聞には、葬儀に参列した要人の名前がすべて掲載されたが、ラ・ガーディア市長の名前はなかった。いつもうるさくつきまとい市長を悩ませていたノリスは、きっとそれを面白がったことだろう。

そしてまた、ともに働いてきた仲間たちが見せた敬意と愛情を知って、ノリスはきっと感動したに違いない。

部下たちは寄付を募ってノリスの肖像画を描かせると、それを監察医務局のオフィスに飾った。[22] 速記者、事務員、病理学者、化学者、長いつきあいの運転手、清掃係の女性まで、誰もが寄付をした。ゴンザレスは資金を集めてチャールズ・ノリス奨学金を創設し、ニューヨーク大学に新設された法医学課程で学ぶ有望な学生を支援することにした。彼はある支援者への手紙に、「あなたのように、ノリス博士に深い友情と尊敬の念を抱くかたがたくさんおられるので[23]」寛大な寄付が寄せられたのも不思議でありませんと書いている。ノリスに対する賛辞は国内外から寄せられたが、最も熱烈な声は一緒に働いていた仲間たちからのものだった。

スタテン・アイランドの監察医からの手紙がその典型的な例だ。その手紙は厳かな調子で始まり、病理学者としてのノリスの手腕や、法医学を立派な科学に昇華させた先駆的としての努力を称えたのち、最後は一個人としての気持ちがこもったコメントで締めくくられている。「局長には、何度手をさしのべていただいたことでしょう。まだ駆け出しで何もわからない私を、寛大な心で、親身になって支えてくださいました。また、仕事に行き詰まり、世界から希望の光が消えたように思えた時期、励ましの言葉をかけ、笑顔で元気づけてくださいました。その友情への感謝のしるしに、ささやかな寄付をさせていただきます」[24]

チャールズ・ノリスとその偉業の真価を知るには、おそらくニューヨーク市監察医務局の仕事ぶりをじっくり観察するのがいちばんの方法だろう。ノリスが入念に組織した科学捜査チーム――努力によって手に入れた名声と、訓練と科学的手法に強いこだわりをもつ彼らは、ノリスの葬儀が終わったあとも多忙をきわめることになる。

自動車事故、アルコール依存による急死、発砲や殴打事件、多くは破滅へとつながる人生のバックビート……その多くは、なんら目新しいものではなかった。ノリスが亡くなったあとの秋、監察医務局はさまざまな事件の捜査で警察に協力した。意地の悪い主人が飲むスープに酢酸鉛を混ぜた執事。妻との浮気を疑って、ブロードウェイのカフェテリアで友人の喉をかき切ったペンキブラシのセールスマン。チップの支払いを拒んだ男を刺殺した、クイーンズの地下鉄で働くポーター。七一歳のパン屋の主人を殺し、従業員に払う給料を盗んだ夜間警備員。ノリスが熟知し、闘い、ときにはただ嘆くしかなかった、お決まりのリズムでくり返される死――。

ところが、ノリスの葬儀が終わって二週間もしないうちに起きたある事件は、ひときわ異彩を放っていた。その殺人が印象的だったのは、冷酷な計算と、性的に倒錯した動機もさることながら、容疑者のひとりがどこかで見覚えのある顔だったからだ。少なくとも、アレグザンダー・ゲトラーにとっては——。

その事件は、九月のなかばに始まった。[25] ロングアイランドに住む三六歳の主婦エイダ・アプルゲイトが突然激しい吐き気に襲われて何度も嘔吐し、ひどい腹痛に体を折るようにして苦しみだした。かかりつけの医者は胆嚢の発作を疑い、彼女を入院させた。エイダは一週間後に家に戻ったが、足がまだ少しふらつき、そのままベッドへ直行した。あいかわらず気分が悪く食べ物を受けつけず、ときどき卵と砂糖を少し加えながら牛乳だけを飲んでいた。

退院して二日後の九月二七日、エイダはひどく具合が悪くなって目を覚ましたが、すぐに意識を失ってしまった。夫のエヴェレットは医者と警察に連絡し、酸素を持ってきてほしいと頼んだ。医者が到着したとき、警察は呼吸の止まったエイダをまだ蘇生させようとしていた。彼女はしばらく前から肥満の治療を受けていた。体重が一二〇キロ近くあったのだ。そのため、酷使された心臓がついに機能しなくなったのだと医者は判断し、死亡診断書の死因欄に「冠動脈閉塞」と書き、遺体を葬儀場へ移送させた。

それで終わりのはずだった。だが、アプルゲイト夫妻はある夫婦と同居していた。かつてヒ素による殺人の容疑で裁判にかけられた、悪い意味で有名な夫婦——ジョン・クレイトンとその妻メアリー・フランシス・クレイトンである。

一二年ほど前に無罪判決を受けてから、クレイトン夫妻はひっそりと暮らしていた。ニュージャャージー州にあった家を売ってロングアイランドのボールドウィンという町に小さな平屋の家を買い、夫のジョンは郡の技師事務所で働き、一五歳になる娘のルースと一二歳の息子ジャックは地元の学校に通っていた。

ジョンは米国在郷軍人会に入り、そこで知り合った友人たちのなかに、会の地元支部で働くエヴェレット・アプルゲイトがいた。アプルゲイトは退役軍人救済局の調査員で、妻のエイダと娘とともにエイダの両親の家で暮らしていた。ところが夫婦はエイダの父親と仲違いをした。するとクレイトンが、家賃を少し払ってくれるなら一緒に住まないかと持ちかけてきた。クレイトンの家は一階に寝室が二つあるだけだったので、大人たちがその寝室を使い、ルースとアプルゲイト家の娘アグネスは屋根裏部屋で、クレイトンの息子ジャックはポーチに置いた折り畳み式のベッドで寝た。

だいぶ居心地がよかったのか、狭い家でひしめくように暮らしていたが、当時はなにしろ「大恐慌の時代だったので、小さな家にふた家族が暮らしていても誰も驚きはしなかった」と、のちにロングアイランドの殺人事件の裁判を報じるジャーナリスト、ドロシー・キルガレンは書いている。

隣人たちはみな、エイダのことをあまり好きではなかった。彼女には気に障る相手を酷評する癖があり、ほぼどんな相手でも気に障ったようだ。とはいえ、家族どうしうまくいっているように見え、ブライアント・プレイスにあるこの家でもめ事が起きているとは誰も知らなかった。

エイダの死後、クレイトン夫妻の過去を考え、警察はエイダの解剖を指示していいかとアプルゲイトに訊ねた。すると意外にもアプルゲイトが拒否したので、地区検事は彼を呼び出し、強制的に解剖を行なうこともできるが、夫の同意があったほうが体裁がいいと諭した。

アプルゲイトがしぶしぶ同意すると、病理学者はエイダの臓器を摘出し、ゲトラーの実験室へ送った。分析の結果は、すべての臓器にヒ素が認められるというものだった。ゲトラーの計算では、エイダは致死量の三倍を超える量のヒ素を摂取していた。さらに数日間にわたり捜査を行なったのち、ナッソー郡警察は一〇月六日、そのときは〝フラン〟と名乗っていたメアリー・フランシス・クレイトンとエヴェレット・アプルゲイトに殺人嫌疑をかけた。

メアリー・フランシス・クレイトンがふたたび登場したことに、ゲトラーは衝撃を受けた。ジャーナリストのキルガレンが裁判に関する記事で指摘しているように、ゲトラーはかつて、ヒ素殺人の裁判でメアリーの弁護側証人となり、自身が行なった化学分析が、彼女にきせられた義母殺しの罪を晴らしたのだった。

ゲトラーはほっとしたに違いないが、今回の新たな捜査によって、義母殺しの件で彼がまちがっていたという証拠は出てこなかった。だが、弟の殺害というもうひとつの罪をうまく逃れていた可能性が濃厚になった。警察が雇った精神分析医との面談で、メアリーは当時まだ一〇代だった弟をじつは殺したと打ち明けたのだ。保険金を手に入れるためだった。そのときに選んだ毒物は、警察が発見したヒ素の含有量が少ない〈ファウラー溶液〉ではなく殺鼠剤の〈ラフ・オン・ラッツ〉で、彼女はそれをうまく処分していたのだった。

ヒ素を多く含むこの薬剤は、ゲトラーがネズミの餌に含まれる他の成分と一緒にエイダの体内で見つけた毒物と同じものだった。法科学者が一九世紀から目にしていたパターンが、ここでもくり返されていた。ヒ素を使った殺人者は、最初の殺人が非常にうまくいくために、次もきっと逃げきれると思ってしまうのだ。

一九二三年の裁判以降、メアリーはいい年のとりかたはしていなかった。黒髪の聖母のような面影は跡形もなく、三重顎のずんぐりした姿は三六歳という年齢よりも老けて見え、写真の姿はなぜか妙にカエルに似ていた。共犯者とみなされたエヴェレット・アプルゲイトは同い年だったが、ずっと年下に見えた。引き締まった体で、茶色の髪と青い目をもつこの男は、自分の容姿に自信をもっていた。フラン・クレイトンとの関係が殺人の動機なのかと刑事が訊ねると、エヴェレットは慌てて否定し、彼女はただの同居人で友人であり、それ以上の関係はないと答えた。

このとき警察は、わずかに的を外していた。その正しい答えこそが、ハースト社のニューヨーク・ジャーナル・アメリカン紙のトップ記者が、郊外で起きたいかがわしい殺人事件をわざわざ記事にした理由であり、その記事のタイトルを「毒物と小児性愛」とした理由でもあった。

エヴェレット・アプルゲイトは、メアリー・フランシス・クレイトンと関係をもってはいなかった。彼が性的関係を結んでいたのは、美しい一五歳の娘ルースだった。

問　あなたは奥さんも寝ているベッドでルースと性行為に及んだのですか？

答　はい。

問　それについて、奥さんはなんと言いましたか？

答　妻はそのことを知りませんでした。

問　あなたは裸で寝ていた？

答　はい。

問　奥さんも裸でしたか？

答　はい。
問　ルースも裸で寝たのですか？
答　服を着たまま入ってきました。
問　だが、すぐに服を脱いだ。
答　はい。
問　つまりこういうことでしょうか？　奥さんとルースとあなたはひとつのベッドに入っていた
　　──裸で。
答　はい。

この裁判は一九三六年一月一三日に始まった。

アプルゲイトは、ルース・クレイトンと結婚したかったと証言した。彼は妻エイダがその関係に気づいていなかったと主張したが、証人たちの話はそれと食い違った。

ルースは、エヴェレットがあるとき、もし自分が独身だったらもっと好きになってくれるかと訊いたと証言した。また、アプルゲイト夫妻の車で帰宅したときのことを詳しく語った。夫婦は言い争いをしていて、家に着くなり、エイダは車をおりてドアをバタンと閉めた。するとエヴェレットがあとを追っていき、エイダを地面に叩きつけた。彼女は起き上がると、夫に向かって金切り声で「相手がルースなら、あんなことはしなかったくせに」と言った。

ジョン・クレイトンも証人として呼ばれ、労働者の日《レイバー・デー》のパーティーのときの話をした。その日、アプルゲイト夫妻はまた口論になり、エヴェレットはエイダの頬を平手打ちすると、無理やり椅子に座らせた。するとエィダは夫に向かって噛みつくようにこう言った。「今度やったら、ばらしてやる。そしたらあんた、行くところへ行くことになるよ」

そのときはなんの話かわからなかった、とクレイトンは語っている。だが、のちにエヴェレットが、ルースをできればアパートに住まわせたいと言いだした。「彼女を家から遠ざけておきたいんだよ。もし何かあったら医者を呼んで診てもらうから。どうだろう？」

証言によると、クレイトンはびっくりしてこう訊ねた。「それはどういう意味だ？　うちの娘に何かするつもりじゃないだろうな？」

アプルゲイトはきっぱりと否定した。「まさか。おれのことはわかっているだろう。ルースを傷つけたりするもんか」

ジョン・クレイトンはこの友人を信じていたが、信じた自分が馬鹿だったとは言わないまでも、まちがいだったらしいとようやく気がついた。


アプルゲイトによれば、クレイトン家で何も知らずにいたのはジョンひとりだった。メアリーはルースが彼と寝ているのを知っていた。それどころか、ルースの生理日まで教えていたという。娘が結婚して、人の多すぎる家から出て行ってくれればいいと考えていたのだ。

アプルゲイトは、〈ラフ・オン・ラッツ〉を買いにいくメアリーを安売りのドラッグストアまで乗せていき、代金まで渡したことを認めたが、家のネズミを駆除するためだと聞いていたと主張した。妻が死んだときはショックだったと彼は言った。だが、メアリーの証言はそれとは異なり、アプルゲイトにドラッグストアへ連れていかれ、二五セントを渡されて殺鼠剤を買ってくると、彼はそれを受け取り自分のポケットにしまったというものだった。
殺人が行なわれた晩について、メアリーはこう語った。「夕食が終わってすぐ、私がアイスボックスから牛乳を出してグラスに注ぐと、彼は粉を差し出して、その牛乳に入れろと言いました。灰色がかった白い粉で、白い紙に包まれていました」

問　その粉がヒ素だと知っていたのですか？
答　彼がそう言ったので。
問　つまり、そのエッグノッグをエイダの前に置いて彼女が飲むのを待っていたとき、ヒ素が入っていると知っていたわけですね？
答　そうです。
問　そしてあなたは、死にかけているエイダをそばで見ていた。
答　死にかけているなんてわかりませんでした。
問　わからなかった？
答　そう……はっきりとは。

一月三〇日、メアリー・フランシス・クレイトンとエヴェレット・アプルゲイトは第一級殺人で有罪判決を受け、シンシン刑務所での死刑を宣告された。五月、ニューヨーク州控訴裁判所はクレイトンの「有罪性に合理的な疑問の余地はない」とし、「アプルゲイトについても、陪審員が彼を有罪としたのは正当な判断である。妻を殺害した動機は明らかであり……彼の行動がそれを物語っている」と、その判決を支持した。

ふたりの死刑は七月一六日の夜一一時に執行されることが決まった。刑務所が比較的静かだったのは、野次馬が殺到するようなたぐいの殺人者ではなかったからだ。約一〇年前のルース・スナイダーのように、同情含みの強い関心をかきたてることもなかった。それでも、この事件を追っていた記者たちはやってきて、堅い木の席に座り、有罪となった殺人者たちが、スナイダーと同じように黒い電気椅子にベルトで固定されるのを見つめていた。

アプルゲイトは覚悟を決めたようにしっかりとした足取りで電気椅子に向かうと、看守が革のベルトを締めるあいだ、「死ぬ前に言っておく、私は無実だ」とひと言発した。メアリーのほうは看守たちに押されるようにして入ってきた。恐怖のあまり歩けなくなってしまったのだ。処刑室へ連れてこられるあいだ、ロザリオをしっかりと握りしめていたのは、その日の午後に刑務所の教戒師と面談し、もっと信仰心をもてば神様が助けてくださるかもしれないと諭されたからだ。長いあいだプロテスタントとして生きてきた彼女は、「そうすれば少しは楽に死ぬことができる」と考え、その日の午後四時にカトリックの洗礼を受けていた。

電気椅子に座らされたとき、メアリーはひと言も発しなかった。けれども電流が流される直前、ロザリオビーズを床に投げ捨てた。

メアリー・フランシス・クレイトンの有罪判決は、ゲトラーにとってほろ苦いものだったに違いない。一二年ほど前に彼女の容疑を晴らすのに手を貸したことで、彼はまちがいなく苦しんだはずだ。

最初の裁判は、科学もときに誤りをまぬがれないことを痛感させる苦い経験となった。だが今回の裁判は、ゲトラーとその仲間たちが遂げた大きな進歩をはっきりと示していた。法毒物学はいまや、法廷で立派に尊重される存在となった。弟の死をめぐる最初の裁判で、被告人側弁護士は検察側が示した科学的証拠を無視することができた。けれども二度目の裁判が行なわれるころには、監察医務局の評判が高くなりすぎ、またゲトラーがあまりにも尊敬されているために、陪審員が彼の言うことならなんでも受け入れてしまうと被告人の弁護士が不満を述べるまでになっていた。

世論のこの劇的な変化は、法毒物学を進歩させたノリスとゲトラーのたゆみない献身があってこそ可能になったものだ。報われないことの多い仕事――遅くまで実験室で過ごした日々、市長との絶え間ないバトル、連邦政府や大企業との闘い――ふたりの努力がいまようやく、真の成果をあげた。ノリスとゲトラーは、ポイズンゲームの流れを変えたのだ――。

科学的証拠によって正義がなされたクレイトン裁判。そこでの勝利は、このふたりの男たちのものだ。ノリスは生きてこの成果を祝うことはなかったが、裁判の約一年前にベルビュー病院の実験室で撮影された一枚の写真が、ふたりがともに歩んだ足跡を称えている。[26] いまでは市の公文書館にしまいこまれているその写真のなかで、ノリスはスツールに腰かけ、ガラスのビーカーやノートが散らばる長テーブルに置かれた顕微鏡で何かを見ている。その肩越しに、ゲトラーが真剣な面持ちでのぞきこんでいる。真面目な口調で説明するゲトラーの穏やかな声が聞こえてきそうだ。その写真はもちろん白黒だが、ふたりの頭上で金色に輝く白熱光や、後ろの実験台で揺らめくブンゼンバーナーの幻想的な青い炎を容易に思い浮かべることができる。おそらく、それは夕方遅い時刻だったのだろう、琥珀色に輝く窓の外には闇が迫っていた。ふたりが実験を行なうのは、たいてい遅い時間だった。実験室の中は、何ごともない静けさに包まれていたに違いない。だがふたりは知っていたのだろう――外の闇のどこかで、また新たな毒殺者がじっと身を潜め、何かをたくらんでいることを。

エピローグ　最も確実な毒

タバコ、コーヒー、アルコール、ハシシ、青酸、ストリキニーネ――これらは弱い希釈物だ。
最も確実に人を殺す毒は、時間である。
ラルフ・ワルド・エマーソン
「老齢期」アトランティック・マンスリー　一八六二年一月号

ノリスが亡くなったとき、トーマス・ゴンザレスと、マンハッタンオフィスの他のふたりの監察医モーガン・ヴァンスとミルトン・ヘルパーンは、法科学の包括的なテキストづくりに取り組んでいた。そして二年後に刊行された『法医学と毒物学』は、亡きノリスに捧げられた。一九五四年に第二版を刊行するさい、著者たちは手順や毒物に関する改訂は行なったが、「初代ニューヨーク市監察医務局長、チャールズ・ノリスの思い出に」という献辞はそのまま残した。

アレグザンダー・ゲトラーは、一九五九年一月一日までニューヨーク市の主任毒物研究員を務め、七五歳で退任した。定年は七〇歳だったが、ゲトラーの場合は市が特例を認めたのだ。職場を去る日、これまで自分が調べた死体は一〇万体以上にのぼるだろうとゲトラーは語った。

彼はまた、書庫がひとつできるくらいの膨大な数の論文を執筆しており、そのテーマは、エチルアルコールとメチルアルコール、シアン化合物、一酸化炭素、フッ化物、クロロホルム、ベンゼン、タリウム、体組織からの揮発性毒物のマイクロ・アイソレーション、ラインシュ法の研究など多岐にわたり、なかには毒物とはなんの関係もない社会事業に関する論文もある。ゲトラーは新しい世代の育成にも努め、彼が育てた法医毒物学者たちは〝ゲトラー・ボーイズ〟と呼ばれ、のちにロングアイランドからプエルトリコまで、各地の法医学研究所の長となった。

ゲトラーのかつての教え子で、アルコール中毒の研究をしていたエイブラハム・フライライクは、米国法科学会議の毒物学部門の創設者のひとりであり、「〝米国における毒物学と法化学の父〟と呼ぶにふさわしい人物がいるとすれば、それはゲトラー博士だ」[1]という彼の言葉は、多くの人々の共感を呼んだ。

ゲトラーとともに一酸化炭素中毒の研究を行ない、のちにメリーランド州ボルチモアの監察医務局で主任毒物研究員になったヘンリー・フライマスは、ゲトラーが行なう化学分析はすべて、いまの毒物学者が〝ウェット・ケミストリー〟と呼ぶ、試験管やブンゼンバーナー、ビーカー、人体器官に頼った方法でなされていたと指摘している。[2]たとえば、脳内のアルコール含有量を何度もくり返し調べるために、ゲトラーは半ポンドもの脳組織を必要とすることがあった。これは、最新機器によって可能となった〝ドライ・ケミストリー〟がわずかな試料しか使わないのとは対照的である。

かなり気味が悪い作業が多かったため、ゲトラーは彼のもとで働きたいという志願者の度胸を試すテストを考え出した。[3]崩れた脳組織をほうろう引きの白い缶に入れて冷蔵庫に保管しておき、未来の毒物学者たちに、それを使って蒸留実験をさせるのだ。まず腐敗しかけた脳組織をすりつぶし、灰色のどろどろした懸濁《けんだく》液にするのだが、それが手袋を通してにじんでくると、怖気づいて実験室から逃げ出す志願者もいた。「ここで逃げ出さなければ、選考の第一段階をクリアしたということだ」[4]このテストに合格しゲトラーのもとで研究をするようになったアーヴィング・サンシャインはそう書いている。彼はのちに全国有数の法医毒物学者となり、クリーヴランドのケース・ウェスタン・リザーブ大学で教鞭をとるかたわら、オハイオ州カヤホガ郡の主任毒物研究員を務めた。

サンシャインは、わずかな量の試料でも分析できるガスクロマトグラフ質量分析計のような高感度機器を使うことで、この職業をウェット・ケミストリーからドライ・ケミストリーへ移行させるのに貢献した。この移行が非常に重要だと考えていた彼は、機器メーカーとじかに連携し、自分の研究所で試作機のテストを行なうこともよくあった。二〇世紀初頭とは比べものにならないほど速いペースで有毒化合物が次々に生み出されている時代には、こうした機器が必要なのだとサンシャインは語る。だが、アレグザンダー・ゲトラーの時代はもっとずっと大変だった、とサンシャインは付け加える。当時はすべてにおいて科学者の直感や発想力だけが頼りで、化学反応についても完璧に把握していなければならなかったのだから。ゲトラーはかつて徹夜をして、赤ん坊の脳から出る化学溶液のしずくを集める小さな器具をつくった。ある子守が熱意余ってシラミ駆除薬を赤ん坊に塗りたくり、結果的に毒殺してしまったことを証明するためだった。ゲトラーと彼のもとで働く若手の化学者たちが「こんにちの難解な技術の土台となる基礎を築いたのだ」とサンシャインは語る。「彼らは試験管とビーカーで仕事をこなしていた。いまの毒物学者は、もし電気が止まったらどうするのだろうか？」

ゲトラーの上司であるチャールズ・ノリスは有名人であり、自身の立場を利用して頻繁に表舞台に出ていたが、ゲトラーのほうは、注目される仕事につきながらも根っからの引っこみ思案だった。彼の研究をもとにテレビシリーズをつくりたいという提案も、妻が嫌がっているという理由で断った。彼の一風変わったところを、教え子たちはなつかしく思い出す――ブックメーカーに電話をかけるためにこっそり抜け出すようすや、競馬への執着、ニューヨーク・ヤンキースとカードゲームへの情熱……。シャツの袖をまくりあげ、口の端に葉巻をくわえて立ち、処理を施した肝臓抽出物の入ったビーカーが並ぶトレイに向かい、毒物を突きとめていくゲトラーの姿を彼らは憶えていた。

〝先生〟が抽出物に古典的なカラー・スポット試験（シアン化合物の青色を見つけるさいに用いられるような）を行なうところを目にする機会に恵まれた者は、ほんのわずかしかいなかったが、「みごとに原因薬物を特定するさまに、誰もが目をみはった」とサンシャインは記している。

しかし、仕事について取材を受けるときは、カメが甲羅に身を隠すように用心深くなった。情報開示には非常に慎重で、ときには何も明かさないこともあった。あるジャーナリストは、ゲトラーのことをまるで聖職者のようだと書いた。これほど学問一辺倒でなければ、もっと有名になっているはずだと書いた記者もいる。一九五五年にハーパーズ・マガジンに掲載されたプロフィール記事「The Man Who Reads Corpses（死体を読み取る男）」のなかで、著者はゲトラーのことを「七〇歳の気難しく几帳面な人物で、つねにくわえている葉巻が、堅苦しい雰囲気をわずかに和らげている」と描写している。

引退して数年後、ゲトラーは脳卒中を患い、そのせいで体の自由がきかず杖を使って歩くようになった。彼と妻のアリスは、ニューヨーク大学で化学の教授をしている息子ジョゼフとその家族のそばで暮らせるように、ブルックリンからヨンカーズへ引っ越した。一九六八年八月三日にゲトラーは亡くなり、ホーソーンのゲイト・オブ・ヘヴン墓地に埋葬された。「かつての学生や助手に対する関心は、けっして薄れることがなかった」とエイブラハム・フライライクは書いている。[5]「亡くなる少し前に訪問したときは、半日かけて弟子たちの近況や活動状況を伝えた。彼の影響力は、この国の主要な毒物学研究所の多くで、いまも生きつづけている」

ゲトラーの自己評価は、概してもっと謙虚なものだった。細部にこだわり、慎重に実験を重ね、長年かけて化学情報のデータバンクを構築してきたが、それがもたらした結果は、いまでも心に重くのしかかっている――彼はつかのま心を開き、ハーパーズの記者にそう語ったことがある。ゲトラーの化学は、チャールズ・ウェッブ、フランチェスコ・トラヴィア、フレデリック・グロスといった無実の人々を殺人の罪から救った。だが一方で、ルース・スナイダーとジャッド・グレイ、マイク・マロイを殺害したトニー・マリノとその共犯者たち、メアリー・フランシス・クレイトンとエヴェレット・アプルゲイトらに有罪判決を下し、電気椅子送りにする手助けをしたのだ。

ゲトラーの息子で有機化学者のジョゼフはあるとき、自分は法医毒物学の道には進まないと宣言したことがある。[6]多くの生と死を心に抱えこむのには耐えられないからだという彼の気持ちを、ゲトラーはよく理解してくれたという。なぜなら、現に死者たちが彼の眠りのなかにあらわれ、シンシン刑務所の黒い電気椅子でがたがたと痙攣したりすることがあったからだ。心の内を見せた最後のインタビューで、ゲトラーは「自分のしてきたことはすべて正しかったのだろうかと、私は何度も自問しつづけている」と打ち明けている。

著者あとがき

大学生のころ、私は化学者になるのを夢見ていた（子どもたちに言わせると、それが私の性格の中核をなすかなり風変りな面を表しているそうだ）。その考えを改めたのは、自分の髪の毛を燃やしてしまった日だ。一九七〇年代風の長い三つ編みと、ブンゼン・バーナーのあいだで何が起きたか想像してみてほしい。「なんだか煙くさくない？」教室実験を仕切っていた大学院生が訊いた。それとも、できれば忘れてしまいたい毒ガスがらみのある出来事で、私がクラス全員を教室からあぶり出してしまった日だったろうか。

化学実験室というのは、ぼんやりした空想癖のある学生――つまり私のことだ――には危険な場所だ。だが、実験室にいるのが集中力が高く几帳面な研究者なら、砂糖の結晶からストリキニーネの入り組んだ構造まで、あらゆる複雑な内部機構に光を当てることができる。授業でそれを目の当たりにしたときの目のくらむような感動を、私はいまでも憶えている。だから、たまに自分は化学者崩れだと語るとき、切ない気持ちになるのだろう――もう何十年も前の話だというのに。

たとえ短い期間でも化学にたずさわれば、どんなものでも度を越せば害になるとわかる。生命の源である水だって大量に飲みすぎれば命取りになるし、毒物学者が言うように「薬も量しだいで毒になる」のだ。けれども、水の害毒は私たちをさほど不安にはさせない。本当の恐怖は、その毒性が数滴単位という微量で測られる成分や化合物によってもたらされる。私たち人間にとっても、地球上のその他の生物にとってもありがたいことに、そうした物質は非常にまれだ。ところが人間はどういうわけか、その手の物質を数多く発見し、つくりだしてきた。そして実際に〝善〟に役立て――薬は、数えきれないほどの有毒化合物に依存している――一方で意図的に〝悪〟にも使っている。

毒物をテーマにした殺人ミステリの楽しみというものが存在し、とりわけ二〇世紀初頭、犯罪小説家たちは死をもたらす陰謀の話を数多く生み出した。私はそうしたヴィンテージ小説のスタイリッシュな書きかたにいつも感服していた――といえば体《てい》がいいが、要はヒ素やシアン化物による殺人の物語を数えきれないほど読んで、楽しんできたのだ。だからといって、現実の世界で起きる毒殺は、あらゆる殺人のなかで最も不穏なものだという私の考えが変わったわけではない。

毒殺者とは、用意周到で血も涙もない、まるでホラー・ストーリーに出てくる悪党のような存在だと思う。銃を手にした麻薬中毒者よりも、むしろ〝クローゼットにひそむ怪物〟、つまり姿の見えない恐怖に近い。麻薬中毒者の方がマシだと言っているのではない。どちらも恐ろしい結果を引き起こすのは同じなのだが、やはり事前に周到な殺人計画を練って、友人や妻や愛人をうまくだまし、人体組織を溶解させたり、皮膚に水膨れをつくったり、筋肉がよじれるほどの痙攣を起こさせたりする何かを飲ませる殺人者のほうがよけいに怖い。何が起きるかをすべて知りながら、それでも実行するのだから。

毒殺には、人間の最悪な面があらわれている。そこには道徳心のかけらもない。その一方で、私たちの多くは毒殺を忌み嫌い、それを暴き、処罰しようと力を尽くす。つまり、人間の良識のほうが大きく勝っているのだ。毒物の歴史は、人間があわせもつその二つの面を暴き出す。これはモラルの優位性の探求の物語であり、その輝きに、われわれのなかにいる毒殺者たちの不気味な魔力もついに色を失うはずなのである。ところが執筆中、クローゼットにひそむ怪物はまだそこにいたことを私は知った。冷たい冬の光がさす朝、私がこの本に出てくる毒物の話を始め、危険な専門知識を披露していると——語りながら、私はそっと観察していた——夫が無意識のうちに、自分のカップを私の手の届かないところへ移動させたのだ。

二〇〇九年五月
ウィスコンシン州マディソン

デボラ・ブラム

謝辞

こうしてチャールズ・ノリスとアレグザンダー・ゲトラーについて本を書けたことを名誉に思っている。いまの世代にはほとんど忘れ去られているが、このふたりは公職にありながら革命を起こした。それが称賛に値することは誰もが知っている。彼らの話を書く機会に恵まれた幸運に、そして私にそうさせてくれたすべての人々に感謝を捧げたい。

いつもながらすばらしいエージェントであるスーザン・グルックは、私にこう言ってくれた。「あなたがいつも書きたがっていた、あの毒薬の本を書いたらどう？」そして実際に書かせてくれた。

卓越した編集者アン・ゴドフは、当初私が抱いていた夢のようなアイデアに賭け、ばらばらの素材をまとめあげる作業を根気よく手伝ってくれた。おかげでずっとよい（より洗練された）本になった。

そのほかペンギン・プレスの優秀なスタッフ、リンジー・ウェイレン、ビーナ・カムラニ、キャロライン・ガーナー、ジャネット・ビールのすばらしい支援に厚く感謝したい。

アルフレッド・P・スローン財団、とりわけプログラム本部長ドロン・ウェーバーは、本書に織りこまれた化学を重視し、必要な調査を行えるよう補助金を出してくれた。

ウィスコンシン大学マディソン校の大学院は、私が執筆に専念できるよう夏期給与を提供してくれた。とくに私の希望を支持してくれたアーネスト・リヴォルニは、申請書を見ただけで私がいかに必死であるかがわかってじつにおかしかったと、のちに打ちあけてくれた。私はこう書いたのだ。「締切があるんです。お願い、助けてください！」

大学院の優秀な研究者カイサ・ダルリンプルは、名前がわからない毒物や毒殺者の調査に多くの時間を費やし、一九二〇年代と三〇年代の科学雑誌を見つけ出し、全国のアーキビスト（公文書保管係）や毒物学者と連絡をとり、文書保管庫をあさり、とっくの昔に廃刊となったニューヨークの新聞のマイクロフィルムに目を通してくれた。そしてまた、禁酒法時代のカクテルを片っ端から飲んでみようという私のアイデアを支持してくれた。それほどたくさんの種類を飲めたわけではないが、私のイチ押しは、ビーズ・ニーズ〔ジンとハチミツを使ったカクテル〕だ。

信じられないくらい寛大なアレグザンダー・O・ゲトラーのご家族。ゲトラーの義理の娘にあたるヴァージニア・ゲトラー、その息子ポール・ゲトラー、ゲトラーの孫娘ドロシー・アツェル、その娘ヴィッキー・アツェル。彼らは忙しいスケジュールのなか時間を割いて会ってくれただけでなく、家族の書類や思い出の品を探し出してくれた。ドロシーとヴィッキーは、ヴィッキーが行なった曽祖父に関するプレゼンテーションのすばらしい資料を見せてくれた。そのなかには手紙や発表された論文、ビデオテープまで含まれていた。感謝してもしきれない。

ニューヨーク市公文書館のスタッフは、チャールズ・ノリスが市の監察医を務めていた期間の通信文書が入った大量の箱を掘り出してくれた。ペンシルベニア大学出身のアーキビストであるナンシー・ミラーはさらに、アメリカ初期の毒物学に関する背景情報を私のために集めてくれた。コロンビア大学公文書館のジェニファー・カミンズは、ノリスとゲトラーに関する卒業生情報を見つけ出してくれた。ベルビュー病院情報室のスティーヴン・ボーレンは、病院の歴史を教えてくれただけでなく、昔のファイルを調べさせてくれた。ニューヨーク公共図書館の司書たちとニューヨーク歴史協会には、ジャズ・エイジのニューヨークに関する資料の収集を手伝っていただいた。

ウィスコンシン大学エブリング・ヘルス・サイエンス・ライブラリーの医学史担当司書メアリー・ヒッチコックには、とくに感謝を申し上げたい。なんでも見つけ出すことのできる彼女は、私が一九三〇年代のタリウムに関する情報を探していたとき、大いに助けてくれた。

非凡な法医毒物学者であるジョン・トレストレイル三世は、私があらゆる種類の質問をするのを許してくれ、証拠となる書類を示しながらそのすべてに答えてくれた。

ウィスコンシン大学のバッサム・シャカシリと、カリフォルニア工科大学のハリー・グレイ。このふたりの名高い化学者は、一酸化炭素中毒を分子レベルでわかるように説明してくれた。おかげで、なぜアレグザンダー・ゲトラーの色による判定が有効だったのかが理解できた。そう、私はそこまでこだわっているのだ。

私のために原稿を読んでくれた三人の親友たち。ロビン・マランツ・ヘニッグは、前半の章で多くのことを明確にする手助けをしてくれた。キム・ファウラーは、タイプミスや時制の誤りから救ってくれた。そしてデニーズ・アレンは、私を激励するために、二〇世紀初頭の犯罪小説の傑作をひとそろい提供してくれた。

そして最後に——最後だからといって、感謝の度合いがいちばん低いわけではけっしてない——わが息子たち、マーカス・ホーゲンとルーカス・ホーゲン。ふたりが母親の私を真似て言う「あっちに行ってて。いま本を書いているんだから」は、残念ながら、そっくりと言わざるをえないときがある。

ふたりは私を笑わせてくれるし、たまに皮肉も言うけれど、私を幸せにしてくれる。それは夫のピーターも同じだ。彼は勇敢にも原稿を読み、数えきれないほど多くの点を改善してくれた。この場を借りてみなさんに約束します——私が夫のコーヒーに毒を入れることは永遠にないということを。

手帖のための手引き

私たちは巨人の肩の上に座っている小人のようなものだ。私たちが彼らよりも多くのものを、そしてより遠くにあるものを見ることができるのは、視力が優っているからでも、背が高いからでもない。ただ彼らの巨体によって高く持ち上げられているからなのだ。

ソールズベリのジョン
『メタロギコン』一一五九年

私が人よりも遠くを見ることができたとすれば、それは巨人の肩の上に立っていたからです。

サー・アイザック・ニュートン
ロバート・フックへの手紙、一六七六年二月一五日

本書はチャールズ・ノリス、アレグザンダー・ゲトラー、そして二〇世紀初頭の毒物学に関するものなので、ふたりの業績と歴史上の位置づけに焦点を当てている。しかし、それ以前の時代に最初に毒殺者を捕えようとした人たちから、こんにちその仕事をしている人たちまで、ほかにもたくさんの科学者がこの分野に貢献してきた。多くの国で働く献身的な研究者たちが少しずつ前進しながら、法医毒物学の分野を確立したのだ。現代の毒物学者たちはゲトラーとノリス、そして彼らと同時代の人々の業績を土台にしている——ちょうど、ゲト

ラーとノリスがそれ以前の世代の業績を土台にしたように。以下は、そうした過去の研究分野や歴史に関して、私が非常に有用だと思った文献の一部である。

AUTENRIETH, WILHELM, AND W. H. Warren. *Laboratory Manual for the Detection of Poisons and Powerful Drugs*（London: J & A Churchill, 1928）.

BAMFORD, FRANK. *Poisons: Their Isolation and Identification*（London: J & A Churchill, 1947）.

BOOS, WILLIAM F. *The Poison Trail*（Boston: Hale, Cushman & Flint, 1939）.

CHRISTISON, ROBERT. *A Treatise on Poisons*（Philadelphia: Ed. Barrington and Geo. D. Haswell, Philadelphia, 1845）.

EMSLEY, JOHN. *The Elements of Murder: A History of Poison*（New York: Oxford University Press, 2006）.

ESSIG, MARK R. *Science and Sensation: Poison Murder and Forensic Science in Nineteenth Century America*（Ph.D. diss., Cornell University, 2000）.

GERBER SAMUEL, ED. *Chemistry and Crime*（Washington, D.C.: American Chemical Society, 1983）.

GERBER, SAMUEL, AND RICHARD SAFERSTEIN, EDS. *More Chemistry and Crime*（Washington, D.C.: American Chemical Society, 1997）.

GLAISTER, JOHN. *The Power of Poison*（New York: William Morrow & Co., 1954）.

GONZALES, THOMAS, ET AL. *Legal Medicine: Pathology and Toxicology*（New York: Appleton-Century-Crofts, 1954）.

GONZALES, THOMAS, MORTON VANCE, AND MILTON HELPERN. *Legal Medicine and Toxicology.*（New York Appleton-Century Co., 1937）.

GRANT, JULIUS. *Science for the Prosecution*（London: Chapman & Hall, 1941）.

LUCAS, A. *Forensic Chemistry and Scientific Criminal Investigation*（London: Edward Arnold & Co., 1921）.

MAGATH, THOMAS B., ED. *The Medicolegal Necropsy: A Symposium Held at the Twelfth Annual Convention of the American*

Society of Clinical Pathologists at Milwaukee, Wisconsin, June 9, 1933 (Baltimore: Williams & Wilkens Co., 1934).
MARTEN, EDWARD, AND BEVERLY LEONIDAS CLARKE. *The Doctor Looks at Murder* (New York: Blue Ribbon Books, 1940).
MCLAUGHLIN, TERENCE. *The Coward's Weapon* (London: Robert Hale, 1980).
MITCHELL, C. AINSWORTH. *Science and the Criminal* (Boston: Little, Brown & Co., 1911).
PETERSON, FREDERICK, WALTER S. HAINES, AND RALPH WEBSTER, EDS. *Legal Medicine and Toxicology* (Philadelphia: W. B. Saunders Co., 1923).
SMITH, JOHN GORDON. *The Principles of Forensic Medicine* (London: Thomas & George Underwood, 1821).
SMITH, SYDNEY. *Forensic Medicine* (London: J & A Churchill, 1940).
SUNSHINE, IRVING, ED. *Was It a Poisoning? Forensic Toxicologists Searching for Answers* (New York: American Academy of Forensic Scientists/Society of Forensic Toxicologists, 1998).
THOMPSON, C. J. S. *Poison Mysteries in History, Romance and Crime* (Philadelphia: J. B. Lippincott Co., 1923).
THORWALD, JÜRGEN. *The Century of the Detective* (New York: Harcourt, Brace & World, 1965).
———. *Dead Men Tell Tales* (London: Thames & Hudson, 1966).
ULLYETT, KENNETH. *Crime Out of Hand* (London: Michael Joseph, 1963).
VON OETTINGEN, W. F. *Poisoning* (London: Wm. Heinemann, 1952).
WITTHAUS, RUDOLPH, AND TRACY BECKER. *Medical Jurisprudence, Forensic Medicine and Toxicology*, Vol. 4. (New York: William Wood & Co., 1896).

以上の文献は、本書のプロローグに書いた法医毒物学の概要のための背景を提供してくれた。また、さまざまな毒物の歴史、さらに個々の事例に特有の物質に関連し、各章の注においても言及されている。これらの文献は、チャールズ・ノリスやアレグザンダー・ゲトラーのような革新的な科学者もまた〝巨人の肩の上に立ち〟、仲間と協力して成功をおさめたのだということに気づかせてくれる。

原注

第1章　クロロホルム

1 "Blanket of Ice Covers the City," *New York Times*, February 3, 1915, p. 5.

2 "Caught at Last," *New York Sun*, March 31, 1915, p. 6; "Typhoid Mary Reappears," New York Tribune, March 29, 1915, p. 8.

3 "Wallstein Attacks Coroner Riordan," New York Times, January 10, 1915, p. 20; "Shonts asks for Coroner's Removal," New York Times, January 28, 1915, p. 8; "Riordan Drunk, Murphy Declares: Assistant District Attorney Tells of His Conduct at Accident Inquest," New York Times, April 7, 1915, p. 6.

4 フレデリック・モースの話はWikipediaに登場し、シリアルキラーとして扱われている。http://en.wikipedia.org/wiki/Frederick_Mors. 実際にあった犯罪を集めたウェブサイトCrimeZZZ.netのシリアルキラーリストに、彼はCarl Menarikという名で載っている。http://www.crimezzz.net/serialkillers/M/MENARIK_carl.php.

5 "Squad Room"のブログでは、ジャーマン・オッド・フェローズ・ホームを「ニューヨーク市警が捜査することになる、初のシリアルキラーによる大量殺人事件の現場」と呼んでいる。http://brooklynnorth.blogspot.com/2002_03_01_archive.html. オッド・フェローズ・ホームは、シリアルキラーに殺人の場を提供したことを別としても、あまり評判のいい場所ではなかった。新聞記事によれば、この施設では州の予算を投じて孤児に職業訓練をほどこしていたが、実態は訓練というよりも、つまらない雑用仕事の斡旋だった。ニューヨーク市の慈善事業委員による調査では、この施設を「ただ働き」や「児童労働」が恒常的に行なわれている孤児院の代表例と結論づけている。

6　モースは決まってシリアルキラーと評されるが、捜査官たちは彼を裁判にかけることすらできなかった。著者が調べた彼の逸話の多くは、以下のニューヨーク・タイムズの記事を含む新聞記事が出典である。"Killed 8 In Home He Tells Perkins," February 3, 1915, p. 9; "Indorse Queer Tale of Killing The Aged," February 6, 1915, p. 1; "May Indict Three For Deaths in Home," February 7, 1915, p. 1; "Chloroform Burns Point to Murders," February 8, 1915, p. 1; "Girl Saw Mors in Death Chamber," February 9, 1915, p. 1; "Deaths Continued After Mors Denial," February 10, 1915, p.1; "Mors Killed As Act of Kindness, He Says," February 12, 1915, p. 6; "Mors May Go Free Despite 8 Deaths," February 11, 1915, p. 18; "May Not Try Mors on Murder Charge," February 13, 1915, p. 10; "Bangert Confronts His Poison Accuser," February 15, 1915, p. 5; "Mors Escapes From Asylum," May 12, 1916, p. 11.

7　クロロホルムの歴史については、次の興味深い著書で扱われている。Linda Stratmann, *Chloroform: The Quest for Oblivion* (Phoenix Mill, Gloustershire: Sutton, 2003). また、以下も参照。Witthaus and Becker, Medical Jurisprudence, pp. 850–54; Peterson, Haines, and Webster, Legal Medicine, pp. 639–49; Gonzales, Vance, and Helpern, Legal Medicine and Toxicology, pp. 742–45; Gonzales et al., Pathology and Toxicology, pp. 795–96.

8　ヒューストンにあるライス大学のウェブサイトには、一九〇〇年九月二三日に「ウィリアム・ライスが殺害」され、翌年アルバート・パトリックが収監されたと書かれているが、のちに釈放されたことには触れていない。ライスの死の謎および矛盾する医学的証言については、実際にあった犯罪を扱う以下のサイトを参照されたい。"The Malfactor's Register," http://markgribben.com/?page_id=61; Marguerite Johnston, *Houston: The Unknown City* (College Station: Texas A&M University Press, 1991), pp. 117–23; 法律に関する以下のオンライン百科事典も参照。*Law Library: American Law and Legal Information: Great American Trials*, vol. 1, http://law.jrank.org/pages/2737/Albert-

Patrick-Trial-1902.html. 著者は以下のニューヨーク・タイムズの記事にも目を通した。“Cause of Death: Patrick's Counsel Try to Prove It Was Due to Heart Disease,” February 4, 1902, p. 16; “Jones Tells How He Murdered Rice,” February 21, 1902, p. 2; “Patrick Defense Opens: Counsel Will Try to Show That Rice Was Not Murdered,” March 7, 1902, p. 7; “Dr. Lee at Patrick Trial,” March 11, 1902, p. 7; “Tests in Patrick Trial,” March 13, 1902, p. 2; “Grover Cleveland Asks Clemency for Patrick,” December 30, 1905, p. 4; “New Patrick Evidence for Last Appeal,” January 14, 1906, p. 14; “Patrick Tells Why He Expects Pardon,” December 19, 1910, p. 1; and “Dr. Flint Believes Patrick Innocent,” December 20, 1910.

9　以下を参照。“Bellevue Hospital's Story,” *New York Times*, April 18, 1926, p. XX18; “How the Bellevue Capitals Were Saved,” *NYU Physician* (Fall 1990), pp. 47–48; Page Cooper, *The Bellevue Story* (New York: Thomas Y. Crowell Co., 1948), pp. 113–225; Sandra Opdyke, *No One Was Turned Away: The Role of Public Hospitals in New York City Since 1900* (New York: Oxford University Press, 1999); Bellevue Hospital Milestones, unpublished list, courtesy Bellevue Public Relations Office.

10　一九〇七年五月七日にワシントンDCで開催されたAmerican Medico-Psychological Associationの会合で読み上げられた“Reception Hospitals, Psychopathic Wards and Psychopathic Hospitals,”は、同情と革新的思潮の模範例である。

11　検視官制度に関するウォールスタインの報告書については、“Oust Coroners, Says Wallstein,” *New York Times*, January 4, 1915, p. 1; および“Coroners' System Sheer Waste of Public Money,” *New York Times*, January 10, 1915, p. 44を参照。チャールズ・ノリスが登場する以前のニューヨークおよびその他の地域における検視官制度の惨状については、以下に記載がある。“The Coroner and the Medical Examiner,” *Bulletin of the National Research Council*, July 1928, no. 64; Luke May, *Crime's Nemesis* (New York: Macmillan: 1916), pp. 107–108; Julie Johnson, “Coroners, Corruption and the Politics of Death: Forensic Pathology in the United States,” in Michael Clark and Catherine Crawford, eds., *Legal Medicine in History* (New York: Cambridge University Press, 1994), pp. 268–89.

12　モースの事件が起きた当時のクロロホルムに関する知識については、以下を参照。Witthaus and Becker,

Medical Jurisprudence, pp. 850–54; Peterson, Haines, and Webster, Legal *Medicine; Lucas*, Forensic Chemistry.

第2章　メチルアルコール　パート1

1　〝レッド・マイク〟ことジョン・F・ハイランの公式な人物紹介は、ニューヨーク市のウェブサイトにある。www.nyc.gov/html/nyc100/html/classroom/hist_info/mayors.html#hylan. また、以下のオンライン百科事典にも彼のプロフィールが掲載されている。NationMaster.com: www.nationmaster.com/encyclopedia/John-F.-Hylan 同様に、以下。and in "Sketches of American Mayors," *National Municipal Review*, 15, no. 3, (pp. 158–65).

2　監察医の座をめぐる政争については、ニューヨーク・タイムズ紙が入念に追っている。"Civil Service Board Backs Hylan Move," January 14, 1918, p. 12; "Try to Stop Riordan's Pay," January 27, 1918, p. 14; "Move for Riordan by Civil Service," January 28, 1918, p. 5; "Civil Service Board Again Aids Riordan," January 29, 1918, p. 11; "Norris Succeeds Riordan," February 1, 1918, p. 10.

3　*Time*, September 23, 1935 p. 27.

4　チャールズ・ノリスの経歴については、以下を参照。"Resolutions Passed by the Faculty of Medicine of Columbia University on the Death of Dr. Charles Norris," filed October 25, 1935, Columbia University archive; unpublished historical summary of Charles Norris's family history and life, including a list of scientific publications from the files of the medical examiner's office for 1918, New York City Municipal Archive; Frank J. Jirka, "A Great Scientific Detective," *American Doctors of Destiny* (Chicago: Normandie House, 1940), pp. 216–29; William G. Eckert, "Charles Norris (1868–1935) and Thomas A. Gonzales (1878–1956): New York's Forensic Pioneers," *American Journal of Forensic Medicine and Pathology* 8, no. 4 (1987), pp. 350–53.

5 Draft editorial written for the *Journal of Forensic Medicine*, 1918, city examiner's file, New York City Municipal Archive.

6 Milton Helpern and Bernard Knight, *Autopsy: The Memoirs of Milton Helpern, the World's Greatest Medical Detective* (New York: St. Martin's Press, 1977), p. 47.

7 Riordan's inventory of possessions, January 8, 1918, medical examiner's files, New York City Municipal Archive.

8 ノリスによる監察医務局の組織整備については、以下を参照。S. K. Niyogi, "Historic Development of Forensic Toxicology in America up to 1978," *American Journal of Forensic Medicine and Pathology* 1, no. 3 (September 1980), pp. 249–64; W. G. Eckert, "Medicolegal Investigation in New York City: History and Activities, 1918–1978," *American Journal of Forensic Medicine and Pathology* 4, no. 1 (March 1983), pp. 33–54.

9 Charles Norris to John F. Hylan, December 18, 1918, medical examiner's file, New York Municipal Archive.

10 同右。

11 同右。

12 Charles Norris to Richard Enright, police commissioner, April 4, 1918, police department, New York City Municipal Archive.

13 Charles Norris to Seymour Mork, assistant district attorney, Borough of the Bronx, April 17, 1918, New York City Municipal Archives.

14 Charles Norris to George D. O'Hanlon, general medical superintendent, Bellevue and Allied Hospitals, April 16, 1918, New York City Municipal Archives.

15 Superintendent of Methodist Episcopal Hospital to Charles Norris, June 7, 1918, New York City Municipal Archive.

16 Norris to Deputy Police Commissioner Lahey, April 19, 1918, New York City Municipal Archive.

17 Norris to Dr. George Teng, medical examiner's office, Brooklyn, June 10, 1918, New York City Municipal Archive.

18 Norris to Dr. John Reigelman, medical examiner's office, Bronx, April 5, 1918, New York City Municipal Archive.

19　アレグザンダー・ゲトラーの略歴は、以下より。Joseph Gettler, unpublished, handwritten tribute, and personal interviews, courtesy of the Gettler family; A. W. Freireich, "In Memoriam: Alexander O. Gettler, 1883–1968," *Journal of Forensic Sciences 14, no. 3* (July 1969), pp. vii–xi; Henry C. Freimuth, "Alexander O. Gettler (1883–1968:): A Reflection," *American Journal of Forensic Medicine and Pathology 4, no. 4* (December 1983); The Toxicologist: A Modern Detective, November 25, 1933, p. 22; Sunshine, *Was It a Poisoning?*; Edward D. Radin, "The Professor Looks at Murder," in *12 Against Crime* (New York: G.P. Putnam's Sons, 1950); "The Chemistry of Crime," *Science Illustrated 2*, no. 5 (May 1947), pp. 44–47; Eugene Pawley, "Cause of Death: Ask Gettler," *American Mercury*, September 1954, pp. 62–66; "Test-tube Sleuth," *Time*, May 15, 1933; "The Man Who Reads Corpses," Harper's Magazine, February 1955, pp. 62–67.

20　Alexander O. Gettler, *The Historical Development of Toxicology,* presentation to the annual meeting of the American Academy of Forensic Sciences, Chicago, February 26–28, 1953.

21　メチルアルコールの化学構造については、以下に詳しい。Medline Plus, www.nlm.nih.gov/medlineplus/ency/article/002827.htm. アルコールの歴史については、以下を参照。http://science.jrank.org/pages/186/Alcohol-History.html. 本書以前、実際の出来事とほぼ同時代に行なわれた考察は、以下。"Wood Alcohol's Trail: Many Deaths Before Prohibition Throw Light on Methods Needed to Combat Evil," *New York Times,* January 15, 1922, p. 86.

22　二〇世紀初頭における製造および変性方法については、以下が参考になる。Rufus Herrick, *Denatured or Industrial Alcohol* (New York: J. Wiley and Sons, 1907); H.W. Wiley, *Industrial Alcohol: Sources and Manufacture* (Washington, D.C.: U.S. Department of Agriculture, 1911).

23　A. O. Gettler and A. V. St. George, "Wood Alcohol Poisoning," *Journal of the American Medical Association*, January 19, 1918, pp. 145–49. メチルアルコール特有の有害な代謝作用については、上記記事および以下で論じられている。John M. Robinson, "Blindness for Industrial Use of a .4 Per Cent Admixture of Wood Alcohol," *Journal of the American Medical Association*, January 19, 1918, pp. 148–49, and Charles Baskerville, "Wood Alcohol: Cooperative Caution," *Journal of*

Industrial and Engineering Chemistry, January 1920, pp. 81–83.

24 International Film Service, "Mustard Gas Warfare," *New York Times*, July 7, 1918, p. 52; "Vast U. S. Poison Plant Was Working at Full Blast for 1919 Campaign," New York Times, December 8, 1918, p. 45.

25 See "The Influenza Pandemic of 1918," http://virus.stanford.edu/uda/;"TheGreatPandemic:StatebyState,"www.pandemicflu.gov/general/greatpandemic2.html;http://virus.stanford.edu/uda/;"TheGreatPandemic:StatebyState,"www.pandemicflu.gov/general/greatpandemic2.html; "The Deadly Virus," www.archives.gov/exhibits/influenza-epidemic/records-list.html. インフルエンザとの闘いにおいてベルビュー病院が果たした役割については，以下を参照。Sandra Opdycke, *No One Was Turned Away: The Role of Public Hospitals in New York City Since 1900* (New York: Oxford University Press, 1999); Page Cooper, The Bellevue Story (New York: T.Y. Crowell, 1948); and correspondence by Charles Norris.

26 Norris to Major General Crowder, provost marshal general, Washington, D.C., September 6, 1918, medical examiner's files, New York City Municipal Archive.

27 Alexander O. Gettler, "Critical Study of Methods for the Detection of Methyl Alcohol," *Journal of Biological Chemistry 42*, no. 2 (1920), pp. 311–28.

28 Hylan to Norris, December 19, 1918, medical examiner's files, New York City Municipal Archive.

29 Norris to S. F. Wynne, Department of Health, medical examiner's files, New York City Municipal Archive.

30 "Poison Drink Killed 51 Here; Blinded 100," *New York Times*, December 27, 1919, p. 3.

31 同右。

第3章　シアン化合物

1　ニューヨークにおける禁酒法時代の文化については、以下によくまとめられている。Michael A. Lerner, *Dry Manhattan* (Cambridge, Mass.: Harvard University Press, 2007).

2　"Will Try to Indict for Poison Alcohol," *New York Times*, January 6, 1920, p. 4; "Four More Deaths from Wood Alcohol," *New York Times*, January 12, 1920, p. 10.

3　Stephen Graham, New York Nights (New York: George H. Doran Co., 1927), pp. 60–68.

4　"Prohibition a Joke, Dale Says on Bench," *New York Times*, August 12, 1920, p. 10.

5　Graham, *New York Nights*.

6　一九二〇年代のカクテルのレシピについては、他にも多数の文献があるが、以下を参照。*The Savoy Cocktail Book* (London: Constable and Co., 1930, reprinted London: Pavilion Books, 1999), among many other sources.

7　"Norris Explains Why the Death Rate Mounts," *New York World*, November 21, 1920, p. 3.

8　Norris to John F. Hylan, June 12, 1922, medical examiner's files, New York City Municipal Archive.

9　Federal Writers Project, *The WPA Guide to New York City* (1939).

10　"Autopsy Deepens Jackson Mystery," *New York Times*, April 28, 1932, p. 36.

11　シアン化合物の歴史、化学組成、用途については、以下を参照。Witthaus and Becker, *Medical Jurisprudence*, pp. 4: 602–40; Thompson, *Poison Mysteries*, pp. 143–76; Alexander O. Gettler and A. V. St. George, "Cyanide Poisoning," *American Journal of Clinical Pathology* 4, no. 9 (September 1934) pp. 429–37.

12　Gettler and St. George, "Cyanide Poisoning," p. 430.

13　Witthaus and Becker, *Medical Jurisprudence*, pp. 4: 610–12. 内臓の損傷および解剖によりわかったことの出典は以上。同様に、以下にも記述がある。Gettler and St. George, "Cyanide Poisoning"; Peterson, Haines, and Webster, *Legal*

Medicine, pp. 674–82, and Gonzales et al., *Pathology and Toxicology*, pp. 802–804.

14　Gettler and St. George, “Cyanide Poisoning,” p. 433.

15　Gettler and St. George, “Cyanide Poisoning,” pp. 435–37; Witthaus and Becker, *Medical Jurisprudence*, pp. 4: 610–12; Peterson, Haines, and Webster, Legal Medicine, pp. 680–82; Gonzales et al., *Legal Medicine*, pp. 1050–52.

16　モリノー事件については、Harold Schecter, *The Devil's Gentleman: Privilege, Poison and the Trial That Ushered in the Twentieth Century* (New York: Ballantine Books, 2007) でみごとに語られている。また、実際に起きた事件を扱う多くのウェブサイトでも再現されている。とくに私が気に入っているのは、“Packaged Death,” *Legal Studies Forum 12*, no. 2. また、http://tarlton.law.utexas.edu/lpop/etext/lsf/29-2/packaged.html および “The Molineux Case” on Jim Fisher's forensics Web site, http://jimfisher.edinboro.edu/forensics/mol1.html. ニューヨーク・タイムズ紙に掲載されたこの事件の記事は、たとえば以下。“Molineux Jury Complete,” November 30, 1900, p. 3; “Molineux Murder Trial,” January 6, 1900, p. 4; “Molineux's Next Ordeal,” February 15, 1900, p. 12; “Molineux's Trial Progresses Rapidly,” October 21, 1902, p. 1; “The Influences Acquitting Molineux,” November 16, 1902, p. 11; “Tales From Jail,” February 14, 1903, p. BR12; 以下の公判記録も参照。*New York v. Molineux*, appellant, Court of Appeals of New York, argued June 17, 1901, decided October 15, 1901, Opinion of the Court.

17　“Wood Alcohol Clue in Jackson Deaths,” *New York Times*, April 29, 1922, p. 7.

18　“Izzy, the Rum Hound, Tells How It's Done,” *New York Times*, January 1, 1922, p. 3.

19　ニューヨーク・タイムズ紙は、ジャクソン事件を裁判が終わるまで追っている。“Thinks Fumigant Killed Jacksons,” May 3, 1922, p. 10; “Rats in Poison Test May Solve Tragedy,” May 4, 1922, p. 12; “2 Held for Deaths of Jackson Couple,” May 9, 1922, p. 10; “Jury Frees Bradicich,” August 3, 1922, p. 20; “Hotel Manager Cleared,” December 13, 1922, p. 11.

20　Gettler and St. George, “Cyanide Poisoning.”

21 Norris to Joseph Gallagher, assistant district attorney, Brooklyn, August 16, 1922; Norris to Gallagher, August 24, 1922, both in medical examiner's files, New York City Municipal Archive.

22 Alexander O. Gettler and J. Ogden Baine, "The Toxicology of Cyanide," *American Journal of the Medical Sciences* 195, no. 2, (February 1938), pp. 182–98.

23 Richard D. Lyons, "Work Starting on Embattled Site," *New York Times*, May 4, 1986.

第4章　ヒ素

1 " 50 Ill of Poison Pie Eaten on Broadway," *New York Times*, August 1, 1922, p. 1; "Six Deaths Result From Arsenic Pie," *New York Times*, August 2, 1922, p. 1.

2 以下参照。"Poison Pie Clue in Similar Mystery," *New York Times*, August 8, 1922, p. 13.

3 "Six Deaths Result from Poison Pie; Boasts of Poison Plot, Threatens Deaths in Letter," *New York Times*, February 17, 1916, p. 1; "Homicide in Chicago," http://homicide.northwestern.edu/context/timeline/1916/18/.

4 ヒ素の歴史およびヒ素にまつわる逸話については、以下に詳しい。Witthaus and Becker, *Medical Jurisprudence*, pp. 4: 325–509. 古代史からウィットハウスの味見、彼のデータ収集の試み、ヒ素によるミイラ化に関する不気味な描写にいたるまで、広く概説している。Emsley, *Elements of Murder*, pp. 141–69 もまた、「ヒ素を使った歴代の殺人者たち」に関するすばらしい研究書である。ヒ素が毒殺において果たしてきた役割は突出しているため、ニューヨーク市監察医務局が制作したこの二冊を含め、本書の参考文献リストに挙げた法科学のテキストには、いずれもヒ素に関する記述がある。

5 監察医務局における解剖の手順については、以下を参照。

Marten and Clarke, *Doctor Looks at Murder*, pp. 85–120; Milton Helpern, "The Postmortem Examination in Cases of Suspected Homicide," *Journal of Criminal Law and Criminology* 36, no. 6 (March–April 1946), pp. 485–522; Charles Norris, "The Medicolegal Necropsy," in *The Medicolegal Necropsy: A Symposium* (Baltimore: Williams & Wilkins Co., 1934), pp. 24–33.

6 "Sure Poisoned Piece Was Meant to Kill," *New York Times*, August 3, 1922, p. 1.

7 W. A. Jackson, "To Die or Not to Dye: Poisoning from Arsenical Pigments in the Nineteenth Century," *Pharmaceutical History*, September 3, 1996, pp. 27–31; "Arsenics and Old Places," *Lancet*, July 8, 2000, p. 170; "Arsenic and Old Myths," *Rhode Island Medicine*, July 1994, p. 234; Witthaus and Becker, *Medical Jurisprudence*, pp. 350–93.

8 "Gunmen Shoot Six in East Side Swarm," *New York Times*, August 9, 1922, p. 1; "Nearly Pinch Izzy Chasing Rum Truck," *New York Times*, August 9, 1922, p. 13; "Gunman Kills Two," *New York Times*, August 12, 1922, p. 20.

9 "Say Red Hook Carried 32 Percent Poison," *New York Times*, September 10, 1922, p. 20.

10 ゲトラーの家族へのインタビュー。

11 A. O. Gettler, "On the Detection of Benzene in Cadavers," *Journal of Pharmacological Experimental Therapy* 21 (1923), pp. 161–64.

12 "Creighton's Life Fight Today," *New York Daily News*, June 18, 1923, p. 1; "Death For Creightons Asked," *New York Daily News*, June 19, 1923, p. 1; "Dead Boy's Love Affair Denied," *New York Daily News*, June 19, 1923, p. 1; "Mrs. Creighton Faces Jury Calmly," *New York Evening Post*, June 19, 1923, p.1; "Women Called in Creighton Poison Case," June 20, 1923, p. 1; "Try Woman for Killing Brother," *New York Evening Journal*, June 18, 1923, p.1; "Boy of 18 Murdered with Slow Poison," *New York Times*, May 13, 1923, p. 1; "To Exhume Bodies of the Creightons," *New York Times*, May 14, 1923, p. 3; "Dig Open Graves for Poison Clue," *New York Times*, May 16, 1923, p. 40; "Powdery Matter in Creighton Body," *New York Times*, May 19, 1923, p. 15; "Hints Young Avery Was a Poison Suicide," *New York Times*, May 20, 1923, p. 13; "Testifies to Poison in

Body of Youth," *New York Times*, June 19, 1923, p. 11; "Creightons Freed of Murder Charge," *New York Times*, June 23, 1923, p. 13; "Mrs. Creighton Calm As New Trial Begins," *New York Times*, July 10, 1923, p. 40; "Creighton Defense to Rely on Experts," *New York Times*, July 13, 1923, p. 8; "Jury Again Acquits Mrs. Creighton of Murder Charge," *New York Times*, July 14, 1923, p. 1.

第5章　水銀

1　"Rich Woman Dies in Biltmore Club; Poison Suspected," *New York Times*, September 28, 1923, p. 1.

2　"Mrs. Webb Murdered With Slow Poison, Her Uncle Declares," *New York Times*, September 29, 1923, p. 1.

3　Witthaus and Becker, Medical Jurisprudence, pp. 542–72では水銀中毒の歴史について概観し、水銀元素と昇汞《しょうこう》について述べている。以下も参照。Gonzales et al., *Pathology and Toxicology*, pp. 749–51; Peterson, Haines, and Webster, *Legal Medicine*, pp. 184–98; and Emsley, *Elements of Murder*, pp. 37–50. オンライン百科事典Medline Plusでは、水銀元素と水銀塩化物の毒性の違いについて概説している。www.nlm.nih.gov/medlineplus/ency/article/002476.htm.

4　オリーヴ・トーマスの話は、数多くのウェブサイトで詳細に扱われているが、著者が気に入っているのは以下。"The Life and Death of Olive Thomas" at www.public.asu.edu/~ialong/Taylor33. txt. このサイトでは、*Variety*、*New York Telegraph*、Tim Lussierといった新聞や雑誌の記事を通じて紹介している。"The Mysterious Death of Olive Thomas," は以下のサイトに掲載。Silents Are Golden Web site at: www.silentsaregolden.com/articles/lpolivethomasdeath.html.

5　"Rich Woman Dies in Biltmore Club; Poison Suspected," *New York Times*, September 28, 1928, p. 1.

6　A. O. Gettler and A. V. St. George, "Suspected Case of Mercuric Chloride Poisoning," *Proceedings of the New York*

Pathological Society 17, new series (1917), pp. 55–61. ラインシュ法を使ったゲトラーの実験については、以下に記述がある。Sidney Kaye, "The Rebirth and Blooming of Forensic Medicine," *American Journal of Forensic Medicine and Pathology* 13 (1992), p. 299; Peterson, Haines, and Webster, *Legal Medicine*, pp. 195–97.

7　Gonzales et al., *Pathology and Toxicology*, pp. 750–52.

8　"Police Here Take Up Death of Mrs. Webb; Open Inquiry Today," *New York Times*, October 1, 1923, p. 1; "Webb Is Questioned About Wife's Death; Trace Poison Found," *New York Times*, October 2, 1923, p. 1; "Webb Offers Aid in Death Mystery; Knows of No Poison," *New York Times*, October 3, 1923, p. 1.

9　"Mercury Revealed in Mrs. Webb's Body by Chemical Test," *New York Times*, October 4, 1923, p. 1; "Not Enough Poison to Cause Her Death in Mrs. Webb's Body," *New York Times*, October 5, 1923, p. 1; "Sudden New Turn in Webb Mystery Is Now Expected," *New York Times*, October 8, 1923, p. 1; "To Exonerate Webb in a Report Today," *New York Times*, October 19, 1923, p. 6; "Jury Clears Webb in Death of Wife," *New York Times*, October 21, 1923, p. 1.

10　A. O. Gettler, C. P. Rhoades, and Soma Weiss, "A Contribution to the Pathology of Generalized Argyria with a Discussion on the Fate of Silver in the Human Body," *American Journal of Pathology* 3 (1927), pp. 631–61.

11　"Relatives Attack Mrs. Webb's Will," *New York Times*, December 11, 1923, p. 18; "Webb Wins on Will by Order of Court," *New York Times*, December 12, 1923, p. 1; "Surrogate Upholds Will of Mrs. Webb," *New York Times*, December 23, 1923, p. E1; "Webb Kin Claim House and $250,000," *New York Times*, July 16, 1924, p. 36.

12　"Odd Gas Kills One, Makes Four Insane," *New York Times*, October 27, 1924, p. 1; "Third Victim Dies From Poison Gas," *New York Times*, October 29, 1924, p. 3; "Bar Ethyl Gasoline As 5th Victim Dies," *New York Times*, October 30, 1924, p. 1.

13　ガソリンにテトラエチル鉛（ＴＥＬ）が用いられるようになった背景と、それを考案したトマス・ミジリー・ジュニア（彼はフロンガスの開発者でもある）については以下を参照。"Thomas Midgley's Dubious Legacy," http://expertvoices.nsdl.org/highlights/2008/03/17/thomas-midgleys-dubious-legacy/. 異なる見解については、以下。 Invent Now's Hall of Fame, at www.invent.org/hall_of_fame/193.html.

14 "Stops Jersey Sale of Ethyl Gasoline," *New York Times*, November 4, 1924, p. 37.

15 "Tetraethyl Lead in Victim's Brain," *New York Times,* November 13, 1924; "Nine of DuPont Plant Died," *New York Times*, November 2, 1924, p. 22.

16 "Another Man Dies from Insanity Gas," New York Times, October 28, 1924, p. 25.

17 Alexander O. Gettler and Charles Norris, "Poisoning by Tetra-ethyl Lead: Postmortem and Clinical Findings," *Journal of the American Medical Association*, 8 (1925), pp. 818–20; "Report Condemns Making of Lead Gas," *New York Times*, November 27, 1925, p. 14.

18 William Kovarik, "Ethyl: The 1920s Environmental Conflict Over Leaded Gasoline and Alternative Fuels," a paper given to the American Society for Environmental History, Providence, Rhode Island, March 26–30, 2003, www.radford.edu/~wkovarik/papers/ethylconflict.html; Jamie Lincoln Kitman, "The Secret History of Lead," *Nation* 270 (March 20, 2000), www.thenation.com/doc/20000320/kitman.

19 Norris to Frank. J. Monoghan, health commissioner, November 14, 1924, medical examiner's files, New York City Municipal Archive.

20 "Grandmother Held as Girl's Poisoner," *New York Times*, May 24, 1925, p. 25.

21 Norris to John T. Walsh, Department of Health, May 19, 1925, medical examiner's files, New York City Municipal Archive.

22 Norris to Hylan, June 5, 1925, medical examiner's files, New York City Municipal Archive.

23 "Webb Gross Estate Set at $1,0333,765," *New York Times*, July 21, 1928, p. 26.

24 "Webb Gives Tract to City for Park," New York Times, June 21, 1929, p. 29; "City Accepts Playground," *New York Times*,

April 24, 1930, p. 31; “Gorman Park,” New York City Department of Parks and Recreation, www.nycgovparks.org/parks/M031/highlights/12328.

第6章　一酸化炭素　パート1

1　“Noisiest Spot Here, Sixth Avenue At 34th Street,” *New York Times*, January 16, 1926, p. 7.

2　Hylan to Norris, May 24, 1924, medical examiner’s files, New York City Municipal Archive.

3　Norris to Albert Goldman, commissioner of plants and structures, January 4, 1926; Goldman to Norris, January 15, 1926; both in medical examiner’s files, New York City Municipal Archive.

4　“Demand State Curb to End Auto Deaths,” *New York Times*, October 7, 1922.

5　“Report No Danger in Ethyl Gasoline,” *New York Times*, January 20, 1925, p. 13.

6　Marten, Doctor Looks at Murder, pp. 246–59; Peterson, Haines, and Webster, *Legal Medicine*, pp. 293–96.

7　Marten, “Asphyxia,” p. 260.

8　Witthaus and Becker, *Medical Jurisprudence*, pp. 4: 847–50; Dieter Pankow, “History of Carbon Monoxide Toxicology,” in David G. Penney, ed., *Carbon Monoxide Toxicity* (Boca Raton, Fla.: CRC Press, 2000), pp. 1–17; “Carbon Monoxide as an Unrecognized Cause of Neurasthenia: A History,”（同上）., pp. 231–55.

9　“5,581 Deaths in 1925 Classed as Violent,” *New York Times*, October 19, 1926, p. 29.

10　Alexander O. Gettler, “The Historical Development of Toxicology,” presented at the annual meeting of the American Academy of Forensic Sciences, Chicago, February 26–28, 1953, pp. 9–10; Gettler, “Toxicology in the Medicolegal Necropsy,” in Magath, *Medicolegal Necropsy*, pp. 60–61; “Wife Smothered Then Gas Turned On,” *New York Times*, November 14, 1923, p.

8.

11 Harrison S. Martland, "Medical Examiners' Findings in Deaths from Shooting, Stabbing, Cutting and Asphyxia," in Magath, *Medicolegal Necropsy*, pp. 143–47; Hendrik J. Vreman, Ronald J. Wong, and David K. Stevenson, "Carbon Monoxide in Breath, Blood and Other Tissues," in Penney, *Carbon Monoxide Toxicity*, pp. 19–61.

12 "Carbon Monoxide," in Peterson, Haines, and Webster, *Legal Medicine*, pp. 296–324; Gonzales, Vance, and Helpern, *Legal Medicine and Toxicology*, pp. 496–521, 956–59.

13 "Accidental Deaths by Illuminating Gas During Month of January 1918," medical examiner's files, New York City Municipal Archive.

14 "Fifteen Are Killed by Gas in One Day," New York Times, January 27, 1925, p. 3. 140: "the public generally does not . . .": "Mine Bureau Warns of Dangers in Gas," *New York Times*, August 26, 1928, p. 20.

15 Alexander O. Gettler and Henry C. Freimuth, "The Carbon Monoxide Content of the Blood Under Various Conditions," *American Journal of Clinical Pathology* 11 (1940), pp. 603–16.

16 "5,581 Deaths in 1925 Classed as Violent," *New York Times*, October 19, 1926, p. 29.

17 "Slayer Is Caught Disposing of Limbs," *New York Times*, December 1, 1926, p. 29; "Police Capture Man Toting Hacked Body," *New York Daily News*, December 3, 1926, p. 1; Frank J. Jirka, *American Doctors of Destiny* (Chicago: Normandie House, 1940), pp. 216–29; "Murder Trial Interrupted," *New York Times*, March 16, 1927, p. 17; "Acquitted of Murder, Held on New Charge," *New York Times*, March 18, 1927, p. 7.

第7章　メチルアルコール　パート2

1　"Says Alcohol Deaths Will Soon Increase," *New York Times*, August 3, 1926, p. 22; "Defend Poisons Put Into Alcohol," *New York Times*, August 11, 1926, p. 23; "Under Way," Time, August 23, 1926, www.time.com/time/magazine/article/0.9171.729415.00.html; "New Denaturant for Alcohol Near," *New York Times*, September 4, 1926, p. 28; "Drop Two Recipes for Trade Alcohol," *New York Times*, September 11, 1926, p. 6; "Government to Double Alcohol Poison Content and Also Add Benzene," *New York Times*, December 30, 1926, p. 1.

2　"23 Deaths Here Laid to Holiday Drinking; 89 Ill in Hospitals," *New York Times*, December 28, 1926, p. 1.

3　同右。

4　"Poisonous Alcohol Stays for Present, Mellon Tells Drys," *New York Times*, December 29, 1926, p. 1.

5　"Dr. Butler Against Prohibition Cause," *New York Times*, February 12, 1927, p. 13; "Says Butler Shows a Yellow Streak," February 13, 1927, p. 21.

6　"Poison Rum Toll Continues to Rise," *New York Times*, January 1, 1927, p. 5; "Government Won't Drop Poison Alcohol Policy; Deaths Here 400 in Year," *New York Times*, January 1; 1927, p. 1; " 'Murder' by Poison Bootleg Liquor," *Literary Digest*, January 15, 1927, p. 1; "Most of Our Liquor Poison, 741 Deaths in City in 1926, Norris Reports to Walker," *New York Times*, February 6, 1927, p. 1; "Dr. Norris's Poison Liquor Report," *Literary Digest*, February 26, 1927, p. 14.

7　"Warns There Is Death in Drinking Methanol," *New York Times*, April 30, 1925, p. 7.

8　"Poison," Time, January 10, 1927, www.time.com/time/magazine/article/0.9171.881577.00.html; "Wets Plan Fight over Denaturants," *New York Times*, January 2, 1927, p. 3; "Congress Wets Denounce Deaths by Poison Alcohol as Government Murders," *New York Times*, January 4, 1927, p. 1; "Senate Calls on Mellon to Tell Part Drys Played in Fixing Poison Alcohol," *New York Times*, January 5, 1927, p. 1; "Congress Requires Poison in Alcohol, Mellon Declares," *New York Times*, January 12,

1927.

9　ルース・スナイダーとジャッド・グレイの話は Landis MacKellar, The "*Double Indemnity*" Murder (Syracuse: N.Y.: Syracuse University Press, 2006) で語られ、以下を含む多くのウェブサイトにも登場する。"The Dumb Bell Murder," Dead Men Do Tell Tales, www.prairieghosts.com/ruth_judd.html, and "The Snyder-Gray Murder Case, Part 1," www.trivia-library.com/a/the-snyder-gray-murder-case-part-1.htm. , and "The Snyder-Gray Murder Case, Part 2," www.trivia-library.com/a/the-snyder-gray-murder-case-part-2.html. ジェームズ・ケインがこの事件を小説の題材に使ったことについては、以下のエッセイで触れられている。*The Postman Always Rings Twice* at www.swisseduc.ch/english/readinglist/cain_james/postman/background.html.

10　ニューヨーク・タイムズ紙の記事は、たとえば以下。"Slayers Indicted; Snyder Case Trial Sought for April 4," March 24, 1927, p. 1; "Poisoned Whisky in Snyder Home Bares Early Plot," March 25, 1927, p.1; "Poison a Mystery in the Snyder Case," March 28, 1927, p. 1; "State Builds Case in Snyder Murder," April 3, 1927, p. 12; "Mrs. Snyder Breaks As Trial Day Nears," April 17, 1927, p. 1; "Full Snyder Jury Picked on Fifth Day; Trial On Monday," April 23, 1927, p. 1; "Snyder Jury Hears Gray's Confession Accusing Woman," April 28, 1927, p. 1; "Child to Testify After Mrs. Snyder Faces State's Fire," May 1, 1927, p. 10; "Gray Denies Wish to Kill; Insists Woman Dominated; Jury May Get Case Today," May 6, 1927, p. 12; "Gray and Woman Make Last Appeals to the Jury Today," May 9, 1927, p. 1; "Courts Refusal to Permit Controversy Sped Case to a Verdict in Eleven Days," May 10, 1927, p. 21.

11　"Two Physicians Arrested," *New York Times*, September 16, 1927, p. 25; "Deny Causing Woman's Death," *New York Times*, September 17, 1927, p. 19; "Dr. Eisenberg is Convicted," *New York Times*, April 18, 1928, p. 18.

12　A. O. Gettler and H. Blume, "Chloroform Content of the Brain Following Anesthesia," *Archives of Pathology and Laboratory Medicine* 11 (1931), pp. B41–53; A. O. Gettler and H. Blume, "Chloroform Content of Brain, Lungs and Liver: Quantitative Recovery and Determination," Archives of Pathology and Laboratory Medicine 11 (1931), pp. 554–60.

13 "She Goes to Death First," *New York Times*, January 13, 1928, p. 1; David J. Kracijek, Scooped! (New York: Columbia University Press, 1999), p. 90.

第8章　ラジウム

1 ハリソン・マートランドの論文は University of Medicine and Dentistry of New Jersey Library Special Collections に保管されている。彼の伝記は、Martland Collection のメインアドレス（以下）に掲載されている。www.umdnj.edu/librweb/speccoll/Martland.html, which also reviews his research projects in occupational health.

2 "Marie and Pierre Curie and the Discovery of Polonium and Radium," at Nobelprize.org.

3 Roger M. Macklis, "The Great Radium Scandal," *Scientific American*, August 1993, pp. 94–99.

4 The story of the dial painters' illnesses is told in the context of industrial health reform in Claudia Clark, *Radium Girls* (Chapel Hill: University of North Carolina Press, 1997) and in terms of toxicology in Harrison S. Martland and Robert E. Humphries, "Osteogenic Sarcoma in Dial Painters Using Luminous Paint," *Archives of Pathology and Laboratory Medicine* 7 (1929), pp. 406–11.

5 "Radium Gift Awaits Mme. Curie Here," *New York Times*, February 27, 1921, p. 10; "How Mme. Curie Discovered Radium," New York Times, February 27, 1921, p. 7; "Mme. Curie Sails May 7," *New York Times*, March 31, 1921, p. E1; "Mme. Curie's Genius," *New York Times*, May 10, 1921, p. 88.

6 Harrison S. Martland, Philip Conlon, and Joseph P. Knef, "Some Unrecognized Dangers in the Use and Handling of Radioactive Substances," *Journal of the American Medical Association*, December 5, 1925, p. 1769; Harrison S. Martland, "Microscopic Changes of Certain Anemias Due to Radioactivity," *Archives of Pathology and Laboratory Medicine* 6 (October

1926), pp. 465–72; Gonzales, Vana, and Helpern, Legal Medicine and Toxicology, pp. 757–59.

7 “Body to Be Exhumed in Radium Poison Test,” *New York Times*, October 10, 1927, p. 9; Irving Sunshine, “Dr. Alexander O. Gettler’s Documentation of a Radiation Hazard,” *American Journal of Forensic Medicine and Pathology* 4, no. 4 (December 1983), pp. 307–09; A. V. St. George, Alexander O. Gettler, and Ralph H. Muller, “Radioactive Substances in a Body Five Years After Death,” *Archives of Pathology and Laboratory Medicine* 7 (1929), pp. 397–405.

8 Harrison S. Martland, “Occupational Poisoning in Manufacture of Luminous Watch Dials,” *Journal of the American Medical Association* 92, no. 6 (February 9, 1929), pp. 466–73; Bill Kavarik, “The Radium Girls,” www.runet.edu/~wkovarik/envhist/radium.html; “Women Ask $1,250,000 in Radium Poisoning; Hear in Court Their Chance to Live Is Slender,” *New York Times*, April 27, 1928, p. 1; “5 Radium Suits Set for Trial on June 8,” *New York Times*, May 20, 1928, p. 7; “Moves to Settle Five Radium Suits,” June 1, 1928, p. 10.

9 “Rogers’ Tip to Speculators: Don’t Sell Democrats Short,” New York Times, June 5, 1928, p. 31.

10 “Four Dead, 18 Ill of Poison Liquor,” *New York Times*, October 3, 1928, p. 11; “11 Dead, 60 Ill in Day Is City Liquor Toll,” *New York Times*, October 8, 1928, p. 1; “20 Speakeasies Raided in Drive Backed by Mayor as Liquor Kills 29 in Day,” *New York Times*, October 9, 1928, p. 1.

11 “Marie Curie Is Guest of Friends in Country,” *New York Times*, October 17, 1929, p. 29; “Mme. Curie to Get Medal,” New York Times, October 21, 1929, p. 16; “Mme. Curie at White House,” *New York Times*, October 30, 1929, p. 21; “Mme. Curie Receives $50,000 Radium Gift,” *New York Times*, October 31, 1929, p. 1.

12 Marten, *Doctor Looks at Murder*, pp. 47–49.

第9章　エチルアルコール

1　Alexander O. Gettler, "A Study of the Alcoholic Content of Autopsy Material, and Its Bearing on the Cause of Death," *Bulletin of the New York Academy of Medicine* 4, no. 6 (June 1928), pp. 715–27.

2　Alexander O. Gettler and Arthur Tiber, "The Alcoholic Content of the Human Brain," *Archives of Pathology and Laboratory Medicine* 3 (1927), pp. 218–26.

3　"Alcohol Deaths Up 300 Percent Since 1920," *New York Times*, October 23, 1930, p. 28; "Dry Conflict Acute After 10-Year Test," *New York Times*, January 1, 1930, p. 3.

4　Gonzales et al., *Pathology and Toxicology*, pp. 781–85; Peterson, Haines, and Webster, *Legal Medicine*, pp. 614–32; www.chemguide.co.uk/organicprops/alcohols/background.html; William Boggan, Ph.D., "Alcohol and You," General Chemistry Case Studies, www.chemcases.com/alcohol/index.html.

5　Alexander O. Gettler and A.W. Freireich, "The Nature of Alcohol Tolerance," *Forensic Medicine*, February 1925, pp. 328–33.

6　Dan Baum, "Jake Leg," *New Yorker*, September 15, 2003, pp. 50–57 および "The Jake Walk Blues: A Toxicologic Tragedy Mirrored in American Popular Music," *Annals of Internal Medicine* 84, no. 6 (December 1976), 804–808. 以下も参照。A. D. Woolf, "Ginger Jake and the Blues: A Tragic Song of Poisoning," *Veterinary and Human Toxicology* 37, no. 3 (June 1995), pp. 252–54.

7　"Arrested as Maker of Deadly Drink," *New York Times*, May 1, 1930, p. 5.

8　"Paralyzing Drink Has Carbolic acid," *New York Times*, March 29, 1930, p. 6; " `Ginger Jake' Is a Puzzle," New York Times, July 13, 1930, p. 13.

9　"Kansas Ginger Jury Indicts Firms Here," New York Times, July 13, 1930, p.5.

10 Gettler and Tiber, "Alcoholic Content"; Alexander O. Gettler, Joseph B. Niederl, and A. A. Benedetti-Pichler, "The Isolation of Pure, Anhydrous Ethyl Alcohol from Non-Alcoholic Human and Animal Tissues," *Journal of the American Chemical Society* 54, no. 4 (April 6, 1932), pp. 1476–85; Alexander O. Gettler and A. Walter Freireich, "Determination of Alcoholic Intoxication During Life by Spinal Fluid Analysis," *Journal of Biological Chemistry* 92 (193 1), pp. 199–209.

11 "20th Newark Death Gives Alcohol Clue," New York Times, October 15, 1930, p. 17.

12 ドランのコメントは、反禁酒派の政治家たちが工業用アルコールに政府がさらに毒を加えるのをやめさせようとした状況でなされた。それまでと同様、その試みは失敗に終わった。"Wets Are Defeated in First House Test on Balking Dry Law," *New York Times*, December 6, 1930, p. 1; "Poison Alcohol Takes Larger Toll," *New York Times*, December 19, 1930, p. 1.

13 A. O. Gettler and H. Freireich, "The Nature of Alcohol Tolerance," *Forensic Medicine*, February 1935, pp. 328–34.

14 "6,525 Fatalities in City Last Year," *New York Times*, May 19, 1931, p. 14.

15 Norris to Charles F. Kerrigan（assistant mayor）, February 10, 1932, medical examiner's files, New York City Municipal Archive.

16 Harrison Martland, "The Occurrence of Malignancy in Radioactive Persons," *American Journal of Cancer Research* 15, no. 4, (1931), pp. 2435–516.

17 Roger M. Macklis, "The Great Radium Scandal," Scientific American, August 1993, p. 99; R. M. Macklis, "Radithor and the Era of Mild Radiation Therapy," *Journal of the American Medical Association* 264, no. 5 (August 1, 1990), http://jama.ama-assn.org/cgi/content/abstract/264/5/614.

18 "Eben M. Byers Dies of Radium Poisoning," *New York Times*, April 1, 1932, p. 1; "Death Stirs Action on Radium Cures," *New York Times*, April 2, 1932, p. 12; "Doctors Seek Ban on Radium Water," *New York Times*, May 12, 1932, p. 3; Alexander O. Gettler and Charles Norris, "Poisoning from Drinking Radium Water," *Journal of the American Medical Association*,

February 11, 1933, pp. 400–403.

19　Norris to McKee, September 19, 1932, medical examiner's files, New York City Municipal Archive; "McKee Says Bankers Force Budget Cuts; Dr. Norris Resigns," *New York Times*, September 21, 1932, p. 1; "Norris Quits Post as Chief Examiner," *New York Times*, September 21, 1932, p. 3; "Doctors Urge McKee to Ask Norris to Stay," *New York Times*, September 24, 1932, p. 2; "Dr. Norris Returns as City Medical Examiner; Withdraws Resignation at the Mayor's Behest," *New York Times*, September 28, 1932, p. 1; "Post Mortem," Time, October 3, 1932, www.time.com/time/magazine/article/0,9171,744511,00.html.

20　"Only Two Deaths Laid to Poison Liquor," *New York Times*, December 27, 1932, p. 2.

第10章　一酸化炭素　パート2

1　この描写は、1933年に *New York Daily News* に掲載され、以下に転載された写真にもとづく。Simon Read, *On the House: The Bizarre Killing of Michael Malloy* (New York: Berkley Books, 2005). マロイの物語の背景については、この Read の本および以下を参考にした。"The Indestructible Man," in Richard Glyn Jones, ed., *Poison!* (New York: Berkley Books, 1987), pp. 58–71; Marshall Houts, *Where Death Delights* (New York: Coward-McCann, 1967), pp. 125–38.

2　David J. Hanson, "Repeal of Prohibition in the U.S.," www2.potsdam.edu/hansondj/controversies/1131637220.html; および以下を参照。Marvin Hintz, *Farewell, John Barleycorn: Prohibition in the United States* (Minneapolis: Lerner Publications, 1996).

3　A. O. Gettler and H. C. Freimuth, "Carbon Monoxide in Blood," *American Journal of Clinical Pathology* 13, no. 79 (1943), pp. 10–17.

4 “Brewers Here Swamped,” *New York Times*, April 8, 1933, p. 1; “Thirsty Throngs Jam City Streets,” *New York Times*, April 8, 1933, p. 2.

5 “Insurance Murder Charged to Five,” *New York Times*, May 13, 1933, p. 1; “Murder Plot Seen in Another Death,” *New York Times*, May 14, 1933, p. 27; “Murder Inquiry Is Widened by Foley,” *New York Times*, May 16, 1933, p. 18; “Indicted as Slayers in Insurance Plot,” *New York Times*, May 17, 1933, p. 8.

6 “NYU Will Train Medical Officers,” *New York Times*, June 11, 1933, p. N4;“Science and Crime,” *New York Times*, June 18, 1933, p. E4: “Program Outline and Requirements,” unpublished document, 1933, medical examiner’s files, New York City Municipal Archive.

7 Edward F. Donovan（funeral director）to Charles Norris, March 7, 1933, medical examiner’s files, New York City Municipal Archive.

8 Norris to George Goodstein, May 13, 1933, medical examiner’s files, New York City Municipal Archive.

9 “July Thirst Sets 3.2 Beer Record,” *New York Times*, September 1, 1933, p. 36.

10 Emil Bogen, “The Composition of Cigarets and Cigaret Smoke,” *Journal of the American Medical Association* (October 12, 1929), pp. 1110–14.

11 A. O. Gettler and M. R. Mattice, “ `Normal’ Carbon Monoxide Content of the Blood,” *Journal of the American Medical Association* 100, no. 92 (January 14, 1933), pp. 92–97.

12 Thorwald, *Century of the Detective*, pp. 296–307; Peterson, Haines, and Webster, *Legal Toxicology*, pp. 554–65; Gonzales et al., *Pathology and Toxicology*, pp. 844–45, 1140–42; “Case Definition: Nicotine Poisoning,” U.S. Centers for Disease Control, www.bt.cdc.gov/agent/nicotine/casedef.asp.

13 Bogen, “Composition of Cigarets.”

14 同右。 W. E. Dixon, “The Tobacco Habit,” *Lancet*, October 22, 1927, pp. 881–85; “Is Tobacco Smoke Carbon Monoxide

Eliminating the `Red-Blooded ' Man?," *New York Times*, November 7, 1926, p. X16.

15 A.O. Gettler and H. C. Freimuth, "Carbon Monoxide in Blood," *American Journal of Clinical Pathology* 13, no. 99 (1943), pp. 79–83; "The Carbon Monoxide Content of Blood Under Various Conditions," *American Journal of Clinical Pathology* 10 (1940), pp. 603–16.

16 "Four on Trial in Bronx Insurance Slaying," *New York Times*, October 5, 1933, p. 16; "Jury Weighs Fate of Four in Killing," *New York Times*, October 19, 1933, p. 42; "Four Men to Die for Bronx Killing," *New York Times*, October 20, 1933, p. 38.

17 "Chefs Jubilant at Dry Law Doom," *New York Times*, November 11, 1933, p. 1.

18 "City Toasts New Era," *New York Times*, December 6, 1933, p. 1.

19 "Three Die at Sing Sing for Bronx Murder," *New York Times*, June 8, 1934, p. 44; "Murphy Goes to the Chair," *New York Times*, July 6, 1934, p. 10; Robert Campbell, "Three Die in Chair for Barfly Murder," *New York Daily Mirror*, June 8, 1934, p. 1.

第11章　タリウム

1 Arthur Kallet and F. J. Schlink, *100,000,000 Guinea Pigs: Dangers in Everyday Foods, Drugs and Cosmetics* (New York: Grosset and Dunlap, 1935); Ruth De Forest Lamb, *American Chamber of Horrors: The Truth About Food and Drugs* (New York: Grosset and Dunlap, 1936).

2 "Dangers from Use of Thallium Acetate," *Journal of the American Medical Association* 94, no. 2 (January 18, 1931), p. 197; "Thallium Poisoning," *Journal of the American Medical Association* 95, no. 3 (January 30, 1932), pp. 406–407; "A Case of

Thallium Poisoning Following the Prolonged Use of a Depilatory Cream," *Journal of the American Medical Association 96, no. 22* (March 30, 1933), pp. 1866–68; "Reports of Thallium Acetate Poisoning Following Use of Koremlu," *Journal of the American Medical Association*, 1868–69; William Mahoney, "Retrobulbar Neuritis Due to Thallium Poisoning from Depilatory Cream," *Journal of the American Medical Association* 98, no. 8 (February 20, 1932), pp. 618–20.

3 "Five in Family Killed by a Rare Poison; Father Is Accused," *New York Times*, May 11, 1935, p. 1; "Five Poisonings Denied by Father in Court; No Motive Is Found," *New York Times*, May 12, 1935, p. 1.

4 Emsley, *Elements of Murder*, "Thallium: The Essentials," www.webelements.com/thallium/; Jefferson Lab, "It's Element al," http://education.jlab.org/itselemental/ele081.html; "Thallium: Statistics and Information," http://minerals.usgs.gov/minerals/pubs/commodity/thallium/.

5 Louis Weiss, *A Study of Thallium Poisoning*, Ph.D. diss., New York University, 1942.

6 Francis Heyroth, *Thallium: A Review and Summary of Medical Literature*, Supplement No. 197 to the Public Health Reports (Washington, D.C.: United States Government Printing Office, 1947).

7 Jean M. Linsdale, "Facts Concerning the Use of Thallium in California to Poison Rodents: Its Destructiveness to Game Birds, Song Birds and Other Valuable Wildlife," *Condor* 33, no. 3 (May–June 1931), pp. 92–106.

8 Alexander O. Gettler and Louis Weiss, "Thallium Poisoning I: The Detection of Thallium in Biologic Material," *American Journal of Clinical Pathology* 13 (1943), pp. 322–26; Gonzales et al., *Pathology and Toxicology*, pp. 756–57.

9 "New Clues Found in Poisoning of Five," *New York Times*, May 13, 1935, p. 1; "Thallium Is Found in Gross Cocoa Can," *New York Times*, May 13, 1935, p. 1.

10 "Prosecutor Hints at Freeing Gross," *New York Times*, May 15, 1935, p. 44.

11 Alexander O. Gettler and Louis Weiss, "Thallium Poisoning III: Clinical Toxicology of Thallium," *American Journal of Clinical Pathology* 13 (1943), pp. 422–29.

12 Gettler and Weiss, "Thallium Poisoning I."

13 "Gross Cocoa Found Free of Thallium," *New York Times*, May 18, 1935, p. 3.

14 "Gross Is Released in Poison Deaths," *New York Times*, May 21, 1935, p. 40.

15 Kallet and Schlink, *100,000,000 Guinea Pigs*, p. 302.

16 U.S. Food and Drug Administration, "Taste of Raspberries, Taste of Death: The 1937 Elixir Sulfanilamide Incident," www.fda.gov/oc/history/elixir.html; Paul Wax, "Elixirs, Diluents, and the Passage of the 1938 Food, Drug and Cosmetics Act," Annals of Internal Medicine 122, no. 6 (March 15, 1995), pp. 456–61.

17 Norris to Philip Hoerter, Detectives' Endowment Association, April 15, 1935, medical examiner's files, New York City Municipal Archive.

18 Norris to Charles Miller, Yale Alumni University Fund Association, April 17, 1935, medical examiner's files, New York City Municipal Archive.

19 "Graft of $170,000 in `Fees' Charged to Aides of Norris," *New York Times*, May 27, 1935, p. 1.

20 "Blanshard Clears Aides of Dr. Norris," *New York Times*, June 28, 1935, p. 23.

21 "Dr. Norris, 67, Dies of Sudden Illness," *New York Times*, September 12, 1935, p. 1; "Dr. Norris Buried with High Honors," *New York Times*, September 15, 1935, p. 38; "Dr. Norris Set Up Trust for Wife," *New York Times*, September 21, 1935, p. 13.

22 "Receipts and Expenditures—Portrait (Painting) of Dr. Charles Norris," September 1936, medical examiner's files, New York City Municipal Archives.

23 Thomas Gonzales to Mendel Jacobi, July 23, 1936, medical examiner's files, New York City Municipal Archive.

24 Mendel Jacobi to Thomas Gonzales, July 21, 1936, medical examiner's files, New York City Municipal Archive.

25 クレイトン－アプルゲイト殺人事件については以下を参照。 Leonard Gribble, "The Long Island Borgia," in

Richard Glyn Jones, ed., *Poison!* (New York: Berkley Books, 1987), pp. 100–12; Dorothy Kilgallen, *Murder One* (New York: Random House, 1967); *The People of the State of New York, Respondent v. Frances Q. Creighton and Everett C. Appelgate, Appellants*, Court of Appeals of New York, 271 N.Y. 263; 2 N.E. 2nd 650; 1936; 以下の新聞記事も参照。"Find Poison Enough to Kill 3 in Wife's Body; Quiz Husband," *New York Daily News*, October 7, 1935, p. 1; "Wife Dead by Poison, Quiz Mate," *New York Post*, October 7, 1935, p. 1; "Woman Confesses Arsenic Slaying," *New York Times*, October 9, 1935, p. 1; "Admits She Poisoned Friend and Own Kin," *New York Daily News*, October 9, 1935, p. 1; "State Maps Case to Send Mrs. Creighton to Chair," *New York Evening Journal*, October 10, 1935, p. 1; "Ruth Creighton Refuses to Save Lover at Altar," *New York Daily News*, October 10, 1935, p. 2; "Suspected Borgia, Kin Asserts," *New York Daily Mirror*, October 11, 1935, p. 1; "Indict Appelgate, Mrs. Creighton," *New York Post*, October 11, 1935, p. 1; "Husband Indicted in Arsenic Murder," *New York Times*, October 12, 1935, p. 2; "Mrs. Creighton Calm in Face of Life Trial," *New York Evening Journal*, October 12, 1935; "Dr. Gettler on Stand at Appelgate Trial," *New York Times*, January 18, 1936, p. 6; "Mrs. Creighton Dies for Poison Murder: Appelgate Follows Her to the Death Chamber for the Slaying of His Wife," *New York Times*, July 17, 1936, p. 1.

26　写真はアレグザンダー・O・ゲトラーの家族より提供された。

エピローグ　最も確実な毒

1　Alexander O. Gettler 1883–1968," *Journal of Forensic Sciences* 14, no. 3 (July 1969), p. vii.

2　Henry C. Freimuth, "Alexander O. Gettler (1883–1968)," *American Journal of Forensic Medicine and Pathology* 4, no. 4 (December 1983).

3　Irving Sunshine, *Was It a Poisoning? Forensic Toxicologists Searching for Answers* (New York: American Academy of Forensic

Scientists/ Society of Forensic Toxicologists, 1998).

4　同右。

5　Freireich, "In Memoriam."

6　Eugene Pawley, "Cause of Death: Ask Gettler," *American Mercury*, September 1954, pp. 62–66.

訳者あとがき

本書は、二〇一〇年にアメリカの The Penguin Press 社から出版された *The Poisoner's Handbook: Murder and the Birth of Forensic Medicine in Jazz Age New York* の邦訳です。著者のデボラ・ブラムは、元新聞記者のサイエンスライター、記者時代にはピュリッツァー賞を受賞、サイエンスを物語風に語る手法に定評があり、著書の多くが邦訳されています。本書は二〇一〇年のアガサ賞ノンフィクション部門で最終選考に残りました。アガサ賞にノミネートされたことが物語るように、まるでミステリ小説を読んでいるような気分にさせるノンフィクションです。

ここで本書の内容をざっとまとめておきましょう。一一の章で扱われているのは、クロロホルム、メチルアルコール、シアン化合物、ヒ素、水銀、一酸化炭素、ラジウム、エチルアルコール、タリウムの九種類の毒物で、メチルアルコールと一酸化炭素にはそれぞれ二章分が割かれています。舞台はおもにニューヨーク、時代は一九一五年から一九三六年、原題にもある「ジャズ・エイジ」と呼ばれた狂騒の一九二〇年代、そして一九二〇年から一九三三年まで続いた禁酒法時代と重なる時期です。

かなり杜撰であった死体検分の状況を改めるべく、ニューヨーク市はそれまでの検死官（コロナー）

制度に代わる監察医（メディカル・エグザミナー）制度を導入します。その監察医第一号としてニューヨーク市監察医務局を任されたのが、医師チャールズ・ノリスでした。彼はみずからも精力的に死体解剖を行なう一方で、優秀な化学者アレグザンダー・ゲトラーを雇い入れ、毒物を化学的に検出し死因を究明するという、それまで行なわれてこなかった犯罪捜査法を構築していきます。

科学捜査または法科学と言うとき、その「科学」には「医学」と「化学」が含まれます。医学者のノリスと化学者のゲトラー、このふたりがアメリカにおける科学捜査の先駆者として、根気強くそれを定着させ、毒殺犯を暴き出し、あるいは毒殺の容疑をかけられた無実の容疑者を電気椅子から救う、そこが本書の最大の読みどころと言えるでしょう。

ふたりが闘ったのは、巷で起きる毒殺事件だけではありませんでした。一九二〇年に施行され一九三三年に廃止された、いわゆる禁酒法。スピーク・イージー（もぐり酒場）、酒の密造、そして独特の文化風俗を生んだ禁酒法は、一方で多くの死者を生みました。メチルアルコールによる死者の急増を目の当たりにしたふたりにとって、禁酒法は政府主導の大量毒殺だったのです。

本書の魅力を挙げるなら、まずは主役のノリスとゲトラーでしょう。原書を読んだ最初の感想が、「このふたり、かっこいい」でした。監察医務局長として、必要とあらば上にもたてつき、マスコミの力も利用しながら悪しき状況を変えていくノリス。一方、人前に出ることを嫌い、納得がいくまでひたすら実験を重ねる不屈の探求者ゲトラー。このふたりがいたからこそ、そしてこのふたりの組み合わせだったからこそ、毒物捜査は飛躍的に進歩したのです。

もうひとつの魅力は、毒物に関する内容です。各毒物について、それがどのように人体に作用し、どのようなダメージを与え人の命を奪うのか、その毒物の存在をどうやって突き止めるのかが、素人にもわかりやすい表現で語られています。

そしてもうひとつは、まるでミステリ小説のような事件の数々。言うまでもなく、すべて実際にあった事件です。ノンフィクションのいいところは、興味を覚えてさらに掘り下げたいと思ったときに、インターネットなどですぐに情報が得られることです。じつはこの本はアメリカではかなり話題になり、ドラマ化もされています。残念ながらドラマ本編を日本で視聴することはできませんが、短くまとめた再現ドラマが動画サイトにアップされており、そこでは本書のエピソードの多くが紹介され、著者デボラ・ブラムも時々登場して事件について語っています。原書のタイトル The Poisoner's Handbook で検索するとすぐに見つかりますから、興味のあるかたはぜひご覧ください。

この本を読んで思うのは、一〇〇年前に使われていた毒物がいまだに使われているということです。日本でも、ヒ素や青酸カリを使った事件が話題になり、記憶に新しいところでは、数年前に起きたタリウムを使った事件が世間を震撼させました。そうした従来の毒物に加え、ノリスとゲトラーの時代にはなかった新たな毒も数多く生み出されています。毒物と科学者が繰り広げてきたポイズンゲームは、この先もずっと続いていくのでしょう。

表紙の写真は、在りし日のチャールズ・ノリスとアレグザンダー・ゲトラーです。おそらく、ベルビュー病院の病理学棟の三階にあったゲトラーの実験室で撮影されたものでしょう。この本を読み終えたあとで見ると、そこに写っていないものまでが色々と見えてくるのではないでしょうか。

最後になりますが、翻訳作業をお手伝いくださった箸本すみれさん、堤朝子さん、吉嶺英美さん、小金輝彦さん、ありがとうございました。そして、すてきな本に仕上げてくださった青土社の篠原一平さん、前田理沙さんに、心から感謝を申し上げます。

二〇一九年一二月

五十嵐加奈子

索引

あ行
アコニチン　8
アセトン　17、53、198
アトロピン　15
アニリン　119、237、303
アヘン　10、15
アルカロイド　8-9、193、293
アルデホール　237
アンチモン　124
アンモニア　124、152、295、318
硫黄　57、135、303
一酸化炭素　58、61、167、169-77、179-82、187、189-90、282-6、292-7、305、315、338、347
イリジウム　7
ウルシ　119
エーテル　17、119、198、262
エチルアルコール（エタノール）　53、87、202、243-9、251、257、259-60、262-4、276、283、338
エリキシール　321
塩化カリウム　124
塩化第二水銀　134、136、138-9、141-2、146-7、150、158-9、193、204、210、265
塩酸　80、95、124、229
塩素　7、18、34、58、124、135-6、147
鉛糖（酢酸鉛）　10、15、303、326
オスミウム　7

か行
苛性アルカリ溶液　34、175
カドミウム　198
カリウム　7、78、124、310、311
カルシウム　7、229、310
ギ酸　55、65、202、248
ギ酸塩　202
キニーネ　198
金　76、124
クレオソート　252、254
クロム酸カリウム　318
クロム酸タリウム　318
クロロホルム　15-26、33-35、85、119、190、198、204、208-215、338
ケロシン（灯油）　69、193
コールタール（クレゾール）　62、119、252、303
コデイン　15
コニイン　8

さ行
酢酸　53、248、257
サリチル酸　119
サリン　254
酸化亜鉛　170
三酸化ヒ素（亜ヒ酸、白ヒ）　103-5、110、112、128-9
シアン化カリウム（青酸カリウム、青酸カリ）　68、75-78、96、106
シアン化ナトリウム（青酸ナトリウム）　75-6、78
シアン化合物　10、61、73-84、89-92、95-98、119、150-1、160、174、201、295、304、338、340
シアン化水素（青酸ガス）　58、75、78、88-90、96、159、160
シアン化水素酸（青酸）　75、76、78、337
ジエチレン・グリコール　321
ジギタリス　119
硝酸銀　151
硝酸　151、152、318
ショウノウ（カンフル）　119、198
水銀塩化物　136、142-3
水銀塩　198
水銀　10、15、23、48、69、82、124-5、134-136、141-3、146-7、234、237、303、310
スズ　112
ストリキニーネ　8、10、15、61、150、337、342
ストロンチウム　7
石炭酸　10、69、119、194、198、254

石灰酸　252
セリウム　7

た行
タリウム　303-4、307-16、318-20、338、347
テトラエチル鉛（四エチル鉛、ＴＥＬ）　154-8、166-7、304
テルペンチン　119

な行
ナトリウム　7、78、175
鉛　43、131、154、156-8、166-7、204、226、228、239、303、304
二クロム酸カリウム　63
ニコチン　8-9、198、237、293-5、
二酸化硫黄（亜硫酸ガス）　318
二酸化炭素　167-9、173、248

は行
パラジウム　7、8
バリウム　7、307
バルビツール　302
ビスマス　124、130-1
ピリジン　193、237、295
ヒ素　7-10、15-6、21-2、58、61、82、101-7、109-15、119-20、123-7、129-31、150、234、312、315、327、329、333、343
ヒドロキシルラジカル　246
フェノール　237
フタル酸ジエチル　237
フッ化物　338
プラチナ　124、207
ブルシン　193
ベラドンナ　9、293
ベンゼン　17、34、118-9、193、198、237、262、303、338
抱水クロラール　10、119
ホスゲン　58
ホルムアルデヒド　55、63、119、198、202、248、295
ポロニウム　221、228

ま行
マグネシウム　7
マスタードガス　57-8
マンダラゲ（マンドレーク）　293
メチルアルコール　48-9、52-6、61-6、69-70、85、87、115、117、119、160、192-5、197-8、201-3、237、243、246、248、261、275-6、280-1、283、286、338
モルヒネ　8-9、10、15

や行
有機リン酸エステル　252、254
ヨウシュチョウセンアサガオ　293
ヨウ化タリウム　318
ヨウ素　198
ヨウ素化合物　318

ら行
ライゾール　62、69
ラジウム　219-41、267-71、310、315、321
ラドン　222、227、228、230、234、270
硫化水素　124、142、261、295
硫酸　57、124、307、318
硫酸アンモニウム銀　124
硫酸アンモニウム銅　124
硫酸タリウム　313、319
硫酸鉄　10
リン酸トリクレジル　252
ルイサイト　58
ロジウム　7

毒薬の手帖

クロロホルムからタリウムまで
捜査官はいかにして毒殺を見破ることができたのか

2019年12月25日　第1刷印刷
2020年1月6日　第1刷発行

著者――デボラ・ブラム
訳者――五十嵐加奈子

発行者――清水一人
発行所――青土社

〒101-0051　東京都千代田区神田神保町1-29　市瀬ビル
［電話］03-3291-9831（編集）　03-3294-7829（営業）
［振替］00190-7-192955

組版――フレックスアート
印刷・製本――ディグ

装幀――大倉真一郎

ISBN978-4-7917-7239-1 C0098
Printed in Japan